异种器官移植
免疫排斥反应研究

霍海龙 著

中国矿业大学出版社

·徐州·

内 容 提 要

本书全面深入地总结了国内外异种移植学科的发展现状、广阔的应用前景以及当前存在的问题,概述了异种移植的发展历程、现今的情形以及未来可预见的发展趋势。从历史背景到现今的科技进步,再到未来的展望,每一章都为读者提供了详尽而深入的剖析。

异种器官移植免疫排斥反应这个领域既充满荆棘,又拥有无限可能性。未来,我们有望通过不懈的研究和创新,开拓出新的解决全球器官短缺的途径。它不仅适合于器官移植研究者阅读,也可以供从事免疫学、基因工程等研究的学者们当作参考。

图书在版编目(CIP)数据

异种器官移植免疫排斥反应研究/霍海龙著.—徐州:中国矿业大学出版社,2024.3

ISBN 978-7-5646-6205-9

Ⅰ.①异… Ⅱ.①霍… Ⅲ.①异种移植－器官移植－移植物排斥－研究 Ⅳ.①R617

中国国家版本馆 CIP 数据核字(2024)第 068694 号

书　　名	异种器官移植免疫排斥反应研究
著　　者	霍海龙
责任编辑	何晓明　耿东锋
出版发行	中国矿业大学出版社有限责任公司
	(江苏省徐州市解放南路　邮编221008)
营销热线	(0516)83885370　83884103
出版服务	(0516)83995789　83884920
网　　址	http://www.cumtp.com　E-mail:cumtpvip@cumtp.com
印　　刷	苏州市古得堡数码印刷有限公司
开　　本	787 mm×1092 mm　1/16　**印张** 15.5　**字数** 304 千字
版次印次	2024 年 3 月第 1 版　2024 年 3 月第 1 次印刷
定　　价	68.00 元

(图书出现印装质量问题,本社负责调换)

前　言

供体短缺是全世界移植学科共同面临的难题。绝大多数脏器功能衰竭患者在等待供体器官的过程中死亡。开辟新的器官来源、缓解供求矛盾是当前移植医学领域的重点研究课题。以猪为供体，可源源不断地提供移植器官，缓解临床同种移植物的严重匮乏，这无疑具有十分广阔的应用前景。

对于脏器功能衰竭患者来说，等待供体器官的过程是漫长而痛苦的。许多患者在等待中不幸离世，这种情况令人深感痛惜。因此，开辟新的器官来源成为当前移植医学领域的当务之急。

猪是一种可供选择的供体，因为它们可以源源不断地提供移植器官。通过利用猪的器官进行移植，可以大大缓解临床同种移植物的严重匮乏。这种方法的应用前景是十分广阔的，因为猪的器官大小与人类的相似，且具有较高的生物相容性。

除了解决供求矛盾外，异种移植还与多个学科互相交叉、互相渗透、密切联系。这些学科包括免疫学、生理学、基因工程技术学、分子生物学、药理学和医学伦理学等。这些学科的互相促进和发展，推动了生命科学基础研究的进步。

虽然目前异种移植的临床效果仍很有限，研究成果还不能立即应用于临床，但令人倍感欣慰的是异种器官和细胞在非人灵长类动物体内的存活时间不断延长，异种移植正逐步走向临床应用。

本书主要目的在于介绍异种移植的发展现状、应用前景和存在的问题,以推动我国异种移植研究的快速发展。

鉴于笔者水平有限且时间仓促,书中难免存在疏漏和不完善之处,恳请广大读者批评指正。希望通过本书的出版,能够引起更多人关注和推动异种移植领域的发展,为解决供体短缺问题提供更多思路和方案。

著 者

2023 年 12 月

目　录

第一章　绪　　论

　　器官移植已成为治疗终末期脏器功能衰竭的首选方法,广受赞誉。全球已有近百万患者通过他人捐献的器官得以重获新生。随着新型免疫抑制药物的出现,同种异体器官移植术后的排斥反应问题逐步得到解决,患者的生存时间也日益延长。然而,迅速增加的脏器功能衰竭患者与人类供体器官数量的严重不足已成为限制临床器官移植发展的主要瓶颈。

　　以肝移植为例,我国是"肝病大国",乙型肝炎病毒携带者超过 1 亿人,每年因慢性肝病死亡人数达 30 万;大量患者需要进行肝移植治疗,但每年能实施手术的总数不到 4 000 例,大部分患者因无法及时获得肝移植治疗而死亡。在其他器官的临床移植工作中,也面临着同样的困境。

　　因此,开展异种器官移植研究,利用动物器官作为桥接或替代人类器官,以解决供体短缺问题,具有重大的现实意义。

　　根据世界卫生组织(World Health Organization,WHO)的定义,异种移植是指将来源于动物并经体外培养的活细胞、组织或器官,以及由这些组织来源的人源性细胞、组织、器官,通过移植、接种或注射的方式引入人体的过程。简而言之,这一医疗手段实现了个体之间细胞、组织和器官的交换。

　　人类对于将动物组织器官移植到人体以治疗疾病或获取特殊能力的追求,在诸多文化中均有体现。这种渴望,无论在西方神话传说还是在古代中国的文献中都有所反映。例如,《封神演义》和《聊斋志异》两部中国古代文学作品中,都描述了拥有人类和动物特征的混合生物,这可能反映了人类对于人兽混合生物的早期想象。而在古埃及文明中,人面狮身像——斯芬克斯可能是人类对于人兽结合体的最早视觉呈现。在希腊神话中,命运女神克罗托曾用象牙为宙斯的孙子珀罗普斯修补缺损的肩胛骨。这些故事和传说承载了人们对异种移植的热切盼望,而临床移植医师正通过艰苦的探索和大胆的尝试,努力将这一美好的愿望化为现实。

　　异种移植作为一门医学新兴学科,它的发展历史已有百年。1902 年,法国医师亚历克西·卡雷尔的血管缝合技术为器官移植从理论走向临床奠定了基础。自那时起,外科医师开始同时尝试同种器官移植和异种器官移植的临床应用。然而,不同物种间在解剖学、生理学、病理学和生物化学等方面存在的巨大差异,使得异种移植比同种移植更具挑战性和风险。经过近百年的发展,虽然同种移植已经取得了显著的成果,但异种移植仍面临着许多科学和技术上的困难与挑战。尽管如此,随着科学技术的进步和移植医学的发展,我们相信未来可能实现异种移植器官的长期存活并应用于临床,从而有效地解决供体器官短缺的问题。

第一节　异种移植的发展历史

一、早期尝试阶段

在 1905 年,法国医生普林斯顿首次尝试了临床异种肾移植,将兔肾组织切片植入尿毒症患者的肾包膜下,但未观察到明显的治疗效果。在同一年,他再次进行试验,成功地在一名肾衰竭的患儿体内实现了良好的肾功能,并成功收集到尿液。然而,遗憾的是该患儿在术后 16 d 死于心力衰竭和肺部感染。1906 年,法国医生扎布莱将猪和山羊的肾移植给肾衰竭的患者,但移植物仅存活了 3 d,随后患者仍死于尿毒症。1910 年,德国医生林格首次尝试利用非人灵长类动物的器官进行异种移植,将黑猩猩的肾植入尿毒症患者体内,但结果患者在术后 32 h 死于移植物血栓。1923 年,美国医生诺伊霍夫将羊肾移植给水银中毒患者,但 9 d 后移植物坏死,受体死亡。在此之后,异种移植的临床尝试基本消失,只有偶尔的动物实验结果报道。直到 1964 年,美国医生雷姆茨马完成了现代外科学历史上第一例成功的异种肾移植,这使得异种器官移植再次吸引了人们的注意力,进入了其发展历史中的第一次研究高潮。早期异种移植尝试的特点是:① 开始应用血管吻合技术;② 没有使用免疫抑制药物;③ 供体动物种类多样,包括猪、兔、羊、猴子等。总体而言,由于对免疫排斥的缺乏了解,这个时期的异种移植研究具有一定的盲目性。

二、第一次临床研究高潮期

1964 年,美国新奥尔良图兰大学医疗中心以雷姆茨马医生为首的医学研究团队,成功地实施了一例黑猩猩肾移植手术,受体为一位濒临死亡的肾衰竭患者。同时,对患者使用了硫唑嘌呤、泼尼松和全身照射等免疫抑制治疗。该患者的生命延续了 9 个月,是首次实现异种器官移植长期存活的案例。这次临床试验表明,即使当时免疫抑制药物相对低效,异种移植物也在人体内存了活较长时间并保持了一定的功能。这一结果大大增强了移植医生对异种移植研究的信心和热情。

同年,美国匹兹堡大学器官移植中心的斯塔齐尔教授完成了 6 例以狒狒为供体的异种肾移植临床尝试,患者最长存活了 60 d。此外,美国密西西比大学医学院的哈迪医生曾实施了世界第一例临床异种原位心脏移植手术,但术后两小时,患者因心排血量不足而死亡,尸检提示有超急性排斥反应发生。

1966 年,斯塔齐尔完成了世界第一例临床异种肝移植,供体也是黑猩猩,但患者仅存活了一天。1969 年,法国医生贝托耶为一例 22 岁的肝衰竭患者移植了狒狒的肝,患者存活了 4 个月。这一时期,还有约 50 例肝衰竭患者接受了体外动物肝脏灌注治疗,获得了一定的疗效并顺利度过肝衰竭期,但最终都没有超过一年的生存时间。

三、低潮期

随着同种移植的快速发展,异种移植逐渐销声匿迹,进入了 20 世纪 70 年代的低潮期。但随着时间的推移,异种移植的研究又重新获得了重视。1982 年,李拉海医师首次成功地进行了犬到犬的异位心脏移植,这一创新性的手术为异种移植的研究开启了新的篇章。随后,科学家们开始探索将异种移植应用于临床医学的可能性。

在 20 世纪 90 年代,异种移植的研究进入了一个高峰期。科学家们开始尝试将猪器官移植到人体中。猪器官的大小和功能与人体的相似性使其成为异种移植的理想供体。这一时期的代表性手术包括 1998 年由卡文德医师完成的猪心瓣膜移植手术,以及 2000 年由哈迪医师完成的猪胰岛细胞移植手术。这些手术的成功为异种移植的进一步发展提供了强大的动力。

进入 21 世纪,随着基因编辑技术的发展,异种移植的研究进入了一个全新的阶段。科学家们通过基因编辑技术,使猪器官中的某些基因与人体的基因相匹配,从而降低排斥反应发生的可能性。这一创新性的技术使得异种移植的可行性得到了更大的保障。2016 年,由来自美国、中国和德国的科学家组成的国际团队成功地完成了全球首例基因编辑猪到人体的肝移植手术,这一重大突破为异种移植的未来发展带来了新的希望。

四、第二次研究高潮期

在 20 世纪 80 年代后期,随着移植外科技术的不断完善以及新型免疫抑制药物的出现,同种移植的疗效逐渐稳定,受体的生存时间也不断延长,导致同种移植的饱和状态迅速形成。然而,这个饱和状态并不是由于患者数量的减少,而是由于人体器官的短缺所导致的。以美国为例,每天都有 114 人被加入器官移植分配网(UNOS)的移植等待名单中,但仅有 1/4 的患者能够等到合适的器官捐献者以接受移植治疗。这种严重的器官供求矛盾再次引发了人们对异种移植研究的热情。

在此阶段,异种移植研究进入了快速发展的阶段,同时也越来越理性化。一个重要的标志性事件是 1984 年 10 月,美国洛玛琳达大学医学中心的巴利医师为一名左心室发育不全综合征的女婴进行了狒狒心脏移植手术。尽管该患儿仅存活了 20 d 就死于心力衰竭,但是这个时间至今仍然是临床异种心脏移植中的最长纪录。此外,斯塔齐尔在 1992 至 1993 年间进行了两次异种狒狒肝移植的临床尝试,其中一例甚至存活了长达 70 d,但最终还是死于真菌感染和脏器出血。而马科娃在 1995 年完成了第一例猪肝异位辅助性肝移植,术后供肝有功能存活 20 h,受体存活 32 h。

在此阶段,除了进行异种器官移植的临床尝试外,还进行了异种组织细胞移植的临床试验,包括猪胰岛细胞、猪神经细胞移植等,但是这些尝试并未获得突破性的进展。在基础研究方面,1984 年,伽利尔领导的研究团队发现了一种能诱导兔红细胞凝集反应的抗 α-1,3-半乳糖(α-1,3-Gal)的异种反应性天然抗体(XNA)。anti-Gal 是一种天然抗体,约占人免疫球蛋白总量的 1%。伽利尔团队接着采用蜜二糖-琼脂糖免疫亲和层析柱实现了该抗体的首次分离。anti-Gal 是引发异种超急性排斥反应的主要因素,它的发现使人们对异种移植免疫反应的本质有了更深刻的认识,这也标志着异种移植研究进入了微观分子阶段。

五、理性发展阶段

在历经百余年的异种移植研究历程后,此领域已进入了一个理性的发展阶段,展现出两个显著的变革。首先,研究重心由原先的临床试验转向了基础研究。其次,供体选择的倾向也由非人灵长类动物逐渐转向了猪。

多方面的因素促成了研究重心的转变。现代医疗模式以患者为中心,医生需要将患者的需求放在首位,因此,在进行异种移植临床试验的同时,也需要关注基础研究。此外,异种移植潜在的安全风险也促使人们更加重视基础研究,暂时放弃临床试验。同时,分子生物学、基因工程等相关学科的飞速发展,使得全面基因改造供体动物成为可能,从而使其更适合进行异种移植。

非人灵长类动物曾是异种移植的首选供体器官来源,因为它们的系统发育与人类接近,种属差异较小。虽然它们提供的器官生理功能与人类近似,引发的超急性排斥反应较轻,但由于其面临绝种的危险和伦理学的限制,以及携带病原微生物感染人体的概率较高,已被公认为不适于成为临床异种移植供体器官的来源。然而,由于它们与人类的高度相似性,非人灵长类动物成为模拟猪对人的异种移植受体的最佳模型动物。

相比其他物种,猪具有许多明显优势。首先,猪资源丰富,价格低廉,易于饲养繁殖。其次,猪的遗传性较为稳定,不易发生变异。此外,部分生理和生化指标与人相似,适合进行基因改造和修饰。同时,人猪共患病发生的可能性相对较小。最后,涉及的动物保护和伦理问题也相对较少。

然而,猪作为供体器官来源仍存在三个主要障碍。首先,移植的脏器功能是否匹配是最大的问题。其次,供受体双方的免疫学障碍能否克服也是一大难题。最后,猪对人移植的疾病风险是否能够承受也是需要考虑的问题。

当前,以转基因猪为标志的异种移植研究已取得了重要的突破,为异种移植向临床应用迈出了重要的一步。然而,仍有许多问题需要解决,如急性排斥反应、供受体间的生理屏障和安全问题等,这些都限制着异种移植的发展。

第二节 异种移植的临床进展

一、建立严格的动物筛选系统和程序

已经确认有超过 500 种传染性疾病可由动物传播给人类,病毒感染是器官移植术后最常见的并发症之一,而供体器官被视为感染源之一。猴病毒 8 型(SA8)、巨细胞病毒(CMV)和 EB 病毒在狒狒中呈高发性。几乎所有灵长类动物都携带这三种病毒。与人类中的 HIV 相对应的 SIV(猴免疫缺陷病毒)可在某些猴体中发现,但在狒狒中并不常见,因此尚不明确 SIV 是否会引发人类疾病。

匹兹堡移植中心在 1992 年进行的一例临床肝移植手术中使用了来自圣安东尼奥的狒狒。在预选阶段,首先排除了 SIV 或 HIV 阳性者。匹兹堡移植中心与圣安东尼奥西南生物医学研究所的病毒专家和动物学家合作,尽量筛选出危害性小的动物作为供体。当血型和个体选择合适后,进行隔离。由两位实验员分别独立进行 20 多种检疫工作,包括逆转录病毒、疱疹病毒、肝炎病毒以及弓形虫等。带有弓形虫病症状或逆转录病毒阳性者均不在考虑范围之内,尽管 foamy 病毒(一种逆转录病毒)并没有发现与疾病有关。

经过严格的检疫程序后,进行供受者组织配型检测、肝功能测定、凝血因子测定等一系列检查。最后,将最佳配合的动物运到匹兹堡移植中心,并进行最后的选择。这一过程几乎重复了预选程序的全部内容。

二、异种移植的临床个案报道

1. 狒狒到人异种肝移植

在 1992 年 6 月 28 日,斯塔齐尔首次实施了狒狒至人类的肝异种移植手术,目的在于治疗乙型肝炎引起的肝功能衰竭。术后,病人恢复顺利,黄疸消退,移植肝体积增加,并未出现排斥反应的迹象。然而,病人在术后 70 d 不幸去世,原因主要是严重的真菌感染和败血症。尸检结果显示,真菌侵入脑内并引发蛛网膜下腔出血是其主要死因。经过分析,免疫抑制剂使用过量被认为是导致肝移植术后感染(HAR)的主要原因,严重削弱了患者的抵抗力,使得其无法抵抗真菌感染。此外,胆道泥样物阻塞也可能是导致患者死亡的原因之一。

另一例狒狒至人肝移植手术的接受者是一位处于肝昏迷期的患者。根据先前手术的经验,为了降低感染风险,环磷酰胺的剂量有所减少,同时将狒狒骨髓白细胞静脉输入至患者体内,以期诱导免疫耐受。然而,该措施并未能充分观察到骨髓输注对延长患者生存期的作用。患者仅在 26 d 后就因胆道肠道吻合口瘘而死于腹膜炎和败血症。

2. 猪到人异种肝移植

在 1992 年 10 月 11 日,美国西达赛奈医院接收了一名患有自身免疫性肝炎引发的暴发性肝昏迷的危重患者。由于当时缺乏合适的可供移植的人体肝脏,为了拯救患者的生命,医生们决定将一个猪肝移植到患者的腹腔内,作为临时性的过渡措施。期望在患者自身的残余肝脏得到再生并恢复功能后,再移植一个人体肝脏。

手术进行顺利,并且观察了 6 个多小时,未发生任何异体抗原反应(HAR)。令人欣喜的是,患者的金黄色胆汁不断流出,凝血功能转为正常,颅内压也有所下降。然而,当人体肝脏即将到来前的 2 h,患者的颅内压突然回升,不幸去世。患者的存活时间大约为 24 h。

这个患者的治疗经历清楚地表明,猪肝脏可以在人体内存活,并能够行使功能。这一发现为异种器官移植研究提供了有益的参考,并可能为未来解决人类器官短缺问题提供新的思路。

3. 猪到人异种胰岛细胞移植

在 1994 年,瑞典斯德哥尔摩的胡丁厄医院实施了一项猪胰岛细胞移植的临床试验。在此试验中,猪胰岛样细胞簇(ICC)被移植给 10 例患有胰岛素依赖性糖尿病并已接受肾移植的病人。结果显示,猪的胰岛内分泌组织能够在人体内存活并保持良好的状态。

2002 年,新西兰 Diatranz 公司、墨西哥儿童医院以及韦士敦大学共同报道了一例接受新生猪胰岛细胞和睾丸支持细胞混合细胞移植的儿童病例。术后 1 年,该儿童在没有使用任何免疫抑制剂的情况下完全摆脱了胰岛素治疗。重要的是,移植的猪胰岛细胞并未受到人体免疫攻击的影响。此外,该受者并未感染 PERV(猪内源性逆转录病毒)。

这些研究结果表明,猪胰岛细胞移植在一定条件下可以在人体内存活并发挥功能,为未来治疗糖尿病提供了新的可能性。但是,仍需要进一步研究和改进以确保安全性、有效性和广泛应用的可能性。

4. 猪到人异种肝细胞移植

目前,国际上有多个研究团队成功地采用了猪肝细胞移植治疗肝功能不全的案例。例如,2002 年,荷兰阿姆斯特丹大学在进行了详细的特异性与无病原体(SPF)猪肝细胞的分离工作后,成功地构建了 AMC 生物人工肝(AMC-BAL),并应用它来治疗一名因 HBV 感染导致的暴发性肝功能衰竭的患者。经过这一方法治疗,患者的肝功能和临床指标均得到了明显的改善,并成功地过渡到了肝移植阶段。此外,意大利费拉拉大学的研究团队也报道了 7 例病人在接受了猪肝细胞构成的生物人工肝治疗后,肝性脑病、血氨水平、转氨酶和凝血功能均得到了明显的改善。这些研究结果表明,猪肝细胞移植治疗肝功能不全的策略具有较高的有效性和良好的应用前景。

5. 猪到人异种神经细胞移植

美国 Diacrin 公司的丁斯莫尔博士及其团队,对猪的神经细胞进行了临床移植治疗人帕金森病、亨廷顿病和局灶性癫痫的研究。在参与治疗的 33 名病人中,每位病人都接受了数量约为 1 200 万个细胞的移植。研究过程中,未发现移植细胞存在 PERV 阳性。这些研究结果表明,在一定程度上,猪的神经细胞可以用于治疗人类神经系统疾病。然而,该领域仍需要进一步的研究和改进。

异种移植,作为潜在的治疗策略,近年来受到了科研领域的广泛关注。尽管存在诸多障碍,包括免疫排斥反应、感染和疾病传播等难题,但基因工程等先进技术的进步为解决这些问题提供了新的可能。通过基因敲除等技术,可以减少外来抗原的表达,降低免疫排斥反应的发生率,提高移植物的存活率。此外,未来研究的重要方向包括诱导耐受或适应异种移植,以消除供体的体液免疫反应,提高异种移植的成功率。

尽管异种移植领域已取得很大进展,但要实现其在临床上的成功应用,还需要更多的研究和改进。未来需要进一步探索异种移植的免疫排斥机制、降低成本和提高安全性等方面的研究,为异种移植的临床应用提供更加坚实的基础。

第三节 异种移植研究面临的挑战与希望

自1905年法国医生普林斯顿成功实施了第一例临床兔肾移植以来,异种移植在百余年的发展历程中,取得了显著的进步。从早期的临床尝试,到GTKO小型猪的诞生,异种移植逐步走向临床,成为医学研究的重要领域。然而,目前阻碍异种移植进入临床应用的主要障碍是受体对跨种系动物器官的不可接受性,其中包括免疫排斥反应、供受体间的生理屏障以及人畜交叉感染的风险等问题。此外,异种移植所涉及的生命伦理学也是社会广泛关注的重大议题。

一、异种移植的伦理学障碍

当前,异种移植技术已经发展到可能对人类自身进行改造,并可能改变人的自然本性的程度,这种强大而难以预测的力量使其所涉及的伦理学问题变得非常尖锐且难以解决。除了在生物学层面上存在的难题之外,异种移植对社会传统观念的冲击也更为巨大,从而引发了众多的争议和关注。为解决人们的困惑,必须从伦理学的角度对这些相关问题进行分析与探讨。

1. 异种移植应遵循的伦理学原则

在异种移植的科研工作中,尽管其应用于临床还需时间,但遵循生命伦理学原则的重要性不容忽视。目前国际上公认的伦理学原则包括四个方面:① 研究工作不能对研究对象造成伤害;② 研究工作应有利于研究对象;③ 应尊重研究对象;④ 公正原则。这些原则的核心是维护人的利益和尊重人的价值和尊严,充分体现了对患者的人文关怀。

除了这四大原则外,异种移植中还应遵循以下特殊的伦理学原则:

首先,所有医学研究和医疗行为必须以患者为中心。医师应将患者放在首位,关注患者的需求和利益,而将科研发展的关注放在次要位置。

其次,异种移植研究存在一定的跨物种感染风险,但目前尚无证据表明其对人体有害。然而,应采取"有罪推定"原则,以确保有益于人类社会。

再次,要保护患者的隐私。在异种移植中,这一点尤为重要。必须对患者的个人信息和病情资料严格保密,确保患者的隐私权得到充分尊重。

最后,异种移植相关行为的伦理框架应该是"尊重生命、不伤害人、有益于人"。这一框架应贯穿于整个异种移植研究过程,以确保研究工作符合伦理要求,维护患者的权益和利益。

2. 异种移植中的伦理学争论

关于异种移植这一议题,一直备受关注和争议。据一项调查显示,支持者和反对者各占一半,这表明该议题在伦理学领域中具有复杂性和多样性。在现实情况下,异种移植会引发许多伦理和道德问题,包括对人类定义的改变、人类尊严和价值的降低以及生命价值与延长的问题。

即使异种移植在技术上可行,也不能忽视它可能带来的风险和缺陷。基因修饰后的器官移植到人体后,虽然可以减少排斥反应的发生,但在人体内环境中是否能发挥其功能并扰乱人体正常的生理功能仍需进一步探讨。此外,异种移植对受体产生的心理和生理影响以及后代的影响也需要深入研究和评估。

动物权利问题也是必须考虑的重要方面。在异种移植过程中,动物权益保护的问题也需要得到充分重视和妥善处理。此外,异种移植还可能带来卫生资源的争夺、贫富差距的扩大以及社会分歧的加深等社会问题。这些潜在问题和风险不容忽视,需要在异种移植真正应用于临床之前认真研究和解决。

总之,异种移植作为一种医疗技术,虽然具有广阔的应用前景,但与之相伴的伦理、道德和社会问题也需要引起足够的重视和关注。在未来的研究和应用中,需要综合考虑各种因素,制定出合理的规范和标准,以确保异种移植的合理性和安全性。

二、异种移植的免疫与生理屏障

1. 异种移植的免疫学屏障

目前,异种移植研究面临的主要挑战是免疫学屏障,即移植免疫排斥反应。抗体介导的 HAR 和急性体液性排斥反应(AHXR)可导致迅速损伤灵长类动物体内移植的血管化器官,同时细胞免疫也在这一过程中发挥重要作用,也为异种移植的障碍之一。

(1) 体液排斥反应

在灵长类动物体内,预存的抗 α-1,3-Gal 的异种 XNA 是引发 HAR(超急性排斥反应)的主要原因。XNA(IgM 和 IgG)能够直接识别猪血管内皮细胞上广泛表达的 α-1,3-Gal 抗原,进而激活补体和内皮细胞,引发凝血级联反应,导致间质出血、水肿和小血管内血栓形成等严重排斥反应。在 HAR 被抑制后的数天到数周内,残留的低浓度 XNA 仍可引发 AHXR。AHXR 的主要病理特征之一是血栓性微血管病和弥散性血管内凝血(DIC)。在非 α-1,3-Gal 抗体和(或)低浓度 α-1,3-Gal 抗体存在的情况下,受体补体的负性调节功能不全,同样会导致 AHXR。将转 DAF 的猪肾植入狒狒体内后,虽然使用可溶性的 Gal 分子聚合物持续清除受体体内的天然抗体,但最终非 α-1,3-Gal 抗体仍引发了急性体液排斥反应。另外,有研究表明清除补体并不能完全阻断 AHXR,提示可能有非补体依赖机制的参与。

在异种移植术后,受体体内凝血途径的激活与 AHXR 有着密切联系。其主要的病理机制是内皮细胞的激活和损伤导致抗凝功能失调。此外,异种移植物内皮细胞表面的凝血途径调节因子与受体循环血液内的可溶性靶分子之间不相容。例如,猪的组织途径抑制因子(TFPI)不能中和人凝血因子 Xa,从而放大了凝血途径的激活程度及血管内血栓形成范围。这种早期由体液免疫介导的排斥反应被称为血液介导的快速炎性反应(IBMIR),其中包括凝血激活、补体活化及血栓形成等过程。

(2) 细胞介导的排斥反应

由于阻断 HAR 和 AHXR 具有很大难度,因此细胞免疫介导的异种移植排斥尚未得到深入的研究。达维拉等首先采用了 α-1,3-Gal 抗原多聚体吸收清除狒狒体内的天然抗体,接着利用单克隆抗体删除外周 B 细胞,然后植入转染了人补体调节蛋白(CD46)的猪心脏,然而术后仍出现了排斥反应,这表明 T 细胞可能发挥了重要作用。有证据显示,在阻断 XNA 介导的体液排斥后,如果继续抑制 T 细胞活性,则能显著延长植入非人灵长类动物体内异种器官的存活时间。

除了细胞毒性 T 细胞发挥直接杀伤效应之外,T 细胞还能通过产生细胞因子、募集和活化其他细胞毒性细胞(如巨噬细胞、中性粒细胞等)等间接途径,发挥细胞杀伤效应。此外,细胞免疫还能辅助 B 细胞产生异种抗体,发挥免疫排斥效应。

近期的研究表明,固有免疫细胞如 NK 细胞、巨噬细胞等也参与了异种细胞免疫排斥反应。XNA 和诱导产生的 IgG 通过 NK 细胞参与抗体依赖细胞介导的细胞毒效应(ADCC)发挥溶细胞作用,破坏异种移植物。自然杀伤细胞受体 G2D(NKG2D)或 NKp44 可与猪内皮细胞表面相应的配体结合而激活人 NK 细胞。利林菲尔德等研究表明,猪 UL16 结合蛋白 1(ULBP1)是人 NKG2D 的活性配体,两者结合后可刺激人 NK 细胞活化;而对猪内皮细胞体外转入 HLA-E 抗原后可激活 NK 细胞的抑制性受体-CD94/NKG2A,可抑制人 NK 细胞的细胞毒效应。其他研究也证明,刺激性 NK 细胞受体可结合猪的糖类抗原决定簇。

NK 细胞也能释放细胞因子,如 γ-IFN、TNF 等,激活巨噬细胞和内皮细胞,并诱导炎性反应。人巨噬细胞可通过非抗体、非补体依赖的方式吞噬猪细胞,发挥免疫损伤效应。其主要机制是异种细胞表面存在巨噬细胞特异性受体以及缺失负性调控因素等。有报道称,人单核细胞表面的半乳凝集素-3 是 α-1,3-Gal 抗原的受体,两者结合后可激活人单核细胞。信号调节蛋白 α(SIRPα,CD172a)是一种重要的巨噬细胞抑制性受体,它的特异性配体是广泛表达的 CD47,两者相互作用可阻止同种细胞间的吞噬作用。近来的研究表明,不同物种间的

SIRPα 和 CD47 不相容,无法发挥抑制性作用,这可能促进巨噬细胞对异种细胞的吞噬作用。猪的 CD47 分子不能与鼠的巨噬细胞 SIRPα 信号相互作用,但在猪体内转入鼠 SIRPα 分子可显著抑制鼠巨噬细胞的吞噬作用。同样,转染人 CD47 的猪细胞可免遭人巨噬细胞的吞噬。

2. 异种移植的生理屏障

由于种属间的差异性,猪的补体系统和凝血-抗凝系统中的部分组分不能在非人灵长类动物体内发挥作用,形成生理屏障。

猪 von Willebrand 因子与人血小板受体有较高的亲和力,可提高促凝物质的活性;但猪 TFPI 不能中和人凝血因子 Xa,因而不能抑制人凝血酶原向凝血酶的转化激活过程。此外,猪血栓调节蛋白能结合人凝血酶和蛋白 C,但该复合物不能发挥蛋白 C 的有效抑制活性,致使凝血系统失去正常的负性调控。清水等将 GTKO 猪心脏异位植入 8 例狒狒体内,移植心脏的中位生存时间为 78 d,最长存活时间为 179 d。病理检查显示移植物内均未发现 HAR,主要的病理改变是大面积的微血管血栓和心肌缺血性坏死。有学者总结相关研究认为,异种移植后的凝血功能紊乱是一个多因素病理过程,除生理屏障外,还与供体猪品系、移植器官种类以及免疫抑制治疗等因素有关。因此,在抑制急性和超急性异种移植排斥反应之后,供-受体间的凝血-抗凝系统生理屏障是亟待解决的下一个问题。

补体系统在体液介导的异种排斥反应中发挥重要的免疫损伤效应,其原因除异种抗原与天然抗体结合激活受体补体系统外,猪补体调节蛋白不能灭活灵长类动物补体成分,也是关键因素之一。目前较为明确的是,猪的 DAF、MCP 和 HRF 与人的补体系统互不相容;一旦受体补体系统激活,猪所产生的上述补体调节因子不能灭活补体蛋白,造成移植物免疫损伤。

猪-非人灵长类动物异种肝移植模型中,受体尸检时常发现有胆汁淤积现象。目前已基本排除免疫抑制药和免疫排斥等因素所造成的胆道损伤,可能的原因是种间不相容造成胆汁黏度升高,引起胆汁淤积。

另外,有研究表明猪促红细胞生成素不能促进灵长类动物的造血祖细胞向红细胞系的分化,因而推测猪-灵长类动物肾移植后受体可能会出现贫血。

3. 解决策略

(1) 克服异种体液免疫排斥反应

目前,解决异种体液免疫排斥的主要策略有:清除 XNA 及其 B 细胞来源;阻止血管内血栓形成;预清除供体器官内的移植抗原(如制备 GTKO 转基因猪);诱导对异种移植物的 B 细胞耐受。

① 清除受体体内的 XNA,并抑制补体活性:通过采用体外血液灌流技术,

可以有效地清除受体内预先存在的 XNA。此外,给受体注射可溶性复合糖类和抗免疫球蛋白抗体,也能够有效地阻止 HAR 的发生。清除 B 细胞,如使用针对 CD20 的单克隆抗体,可以有效地清除由适应性免疫应答所产生的抗体。

除此之外,HAR 也可以通过抑制补体活性而消除。具体的方法包括应用生物类药物,如眼镜蛇毒因子和可溶性补体受体等;或者通过转基因技术,使供体表达人补体调节蛋白,如 CD46、CD55、CD59 等。

尽管这些方法在一定程度上能够降低 HAR 的反应程度,但即使联合使用免疫抑制药物治疗,仍不能完全阻断 HAR 的发生。

② 阻止血管内血栓形成:在实施异种器官移植后,血栓形成可能导致移植器官及受体其他器官的迅速衰竭。使用肝素、阿司匹林、酮咯酸、前列环素等抗凝和抗血小板药物,虽然能取得一定疗效,但无法有效阻止血管内凝血和延长移植物的存活时间。在啮齿类异种移植动物模型中,通过基因转染技术使供体器官表达抗凝分子以对抗血管内凝血,取得了显著的成果。

CD39 是一种重要的外核苷酸酶,可通过水解 ATP、ADP 抑制炎症和血栓形成。对 CD39 进行限制性干预后,可促进异种心脏移植物血管内血小板聚集和纤维蛋白沉积,并导致移植物的存活时间明显缩短;相反,通过表达 CD39 能够延长移植物的存活时间。目前,已有学者成功制备了转染人 CD39 的转基因猪,但单独表达该分子还不足以完全抑制 AHXR,将其转入 GTKO 猪或其他转基因猪模型内可能收到更好的抑制效果。此外,将 TFPI 和水蛭素的基因转入小鼠心脏后再植入大鼠体内,可抑制 AHXR 的发生。

③ 清除猪体内 α-1,3-Gal 抗原的表达:α-1,3-Gal 抗原是引发 XNA 介导的异种排斥反应的主要因素,因此如何清除或降低其在移植物内的表达一直备受异种移植研究领域的关注。一种早期的解决方案是用无抗原性的寡糖替代 α-1,3-Gal 抗原,如在猪体内导入人的 α-1,2-岩藻糖基转移酶(α-1,2-FucT),与 α-1,3-GT 竞争底物 N-乙酰乳糖胺,使 α-1,3-Gal 抗原的表达量降低。尽管这种方法在一定程度上能够减轻人血清介导的细胞溶解作用,但在转基因猪体内仍可检测到低浓度的 α-1,3-Gal 抗原,因此并不能完全抑制非人灵长类动物体内 HAR 的发生。

成功制备 α-1,3-GT 编码基因的纯合子缺失猪模型是异种移植研究的一大突破。以 GTKO 猪为供体进行的异种移植可成功避免 HAR 和 AHXR 的发生。例如,在狒狒体内植入 GTKO 猪的心脏并给予抗 CD40L 的单抗,可完全抑制 HAR,受体存活时间超过 6 个月。当将 GTKO 猪的肾脏和血管化胸腺同时植入狒狒体内时,移植肾可存活 83 d,且未发现明显的体液和细胞免疫排斥现象。然而也有学者报道称,除 α-1,3-Gal 抗原外,还有其他异种抗原也能引发

GTKO 猪-狒狒的异种肾移植 AHXR,所有移植肾在 8～16 d 均被狒狒排斥。当 T 细胞免疫受到抑制后,上述排斥反应可完全消失,这表明对 GTKO 猪肾脏的排斥可能是由 T 细胞依赖的抗体反应所介导的。抑制 T 细胞免疫或诱导 T 细胞免疫耐受可消除免疫排斥。然而,由于人和许多非人灵长类动物体内预存有低浓度的非 α-1,3-Gal 天然抗体,因此如何解决 GTKO 猪器官移植后的 AHXR 是当前需要重点解决的难题。

④ 诱导 B 细胞免疫耐受:经过微嵌合的异种移植,不仅可以促使受体产生 T 细胞免疫耐受,还能够诱导受体对异种移植物产生 B 细胞免疫耐受。有科学证据表明,向 GTKO 小鼠输注表达 α-1,3-Gal 抗原的同种和异种骨髓细胞后,可以在受体体内成功诱导出微嵌合现象,并使分泌针对 α-1,3-Gal 抗原的抗体产生免疫耐受。进一步的研究揭示,在出现微嵌合现象的受体体内,血管化的异种心脏移植物可以长时间存活,而 HAR、AHXR、急性细胞免疫排斥以及慢性排斥的发生率和严重程度显著降低。微嵌合现象诱导的 B 细胞免疫耐受与骨髓移植后出现的 B 细胞可能有一定关联,然而长期耐受还涉及 B 细胞清除、受体编辑等多种机制。此外,产生 B 细胞耐受的过程需要有受体非造血细胞表面补体受体的参与,而吞噬并免疫复合物后形成的滤泡树突状细胞可能在这一过程中发挥关键作用。

基于以上实验结果,有学者采用基因修饰技术成功诱导出对 α-1,3-Gal 抗原的 B 细胞耐受。希雷西等首先将 α-1,3-Gal 抗原重新转入 GTKO 小鼠的骨髓细胞内,然后再将此骨髓细胞注入以致死量射线清髓处理的同系 GTKO 小鼠体内,观察到受体小鼠出现对 α-1,3-Gal 抗原的 B 细胞耐受现象。三桥等以相同的干预策略在灵长类动物体内取得同样的结果。以慢病毒为载体,将 α-1,3-Gal 抗原重新转入 GTKO 猪的骨髓细胞内,然后再将此骨髓细胞注入以致死量射线清髓处理的同系 GTKO 猪体内,观察到受体对 α-1,3-Gal 抗原发生 B 细胞耐受。然而,由于受体体内预存的非 α-1,3-Gal 特异性抗体以及其他未知异种抗原所诱生的抗体也参与了异种排斥反应,因此在骨髓细胞上表达单一异种抗原并不能诱导出对其他异种抗原的耐受,这显然不符合异种移植的切实需要。格里塞默等的研究证明了此观点。他们首先对狒狒进行脾切除、进行 150 cGy 的全身照射和 700 cGy 的胸腺照射,并给予"FK506＋ATG＋LoCD2b"的免疫抑制治疗,而后输注 GTKO 猪的骨髓细胞,发现狒狒对 GTKO 猪骨髓细胞的细胞毒效应显著较低,但狒狒血清中的非 α-1,3-Gal 抗体滴度显著升高,且对 GTKO 猪肾脏仍然具有较强的排斥反应。

使用以氟米特为基础的免疫抑制治疗方案在啮齿类协调性异种移植模型中成功诱导了非 T 细胞依赖性 B 细胞免疫耐受。氟米特不仅具有解热镇痛作用,还具有抗炎和免疫抑制效果。在异种移植模型中应用氟米特可抑制异种反应性抗体和炎性细胞因子前体的表达,并诱导非 T 细胞依赖性 B 细胞和 NK 细胞的免疫耐受。尽管其具体作用机制尚待进一步明确,但氟米特在抑制异种反应性抗体产生和降低异种移植物免疫损伤方面具有良好应用前景。

在 ABO 血型错配的婴儿心脏移植病例中,观察到非 T 细胞依赖性 B 细胞免疫耐受现象,该耐受的诱导与特异性清除受体体内针对供体血型抗原的反应性 B 细胞有关,而耐受效果的维持与抗原的持续表达密切相关。ABO 血型错配引起的同种体液免疫反应与异种排斥存在相似之处,因此深入研究移植受体内出现的 B 细胞免疫耐受现象将有助于克服异种免疫排斥反应。

(2)克服 T 细胞介导的异种免疫排斥

阻断 T 细胞介导的异种免疫排斥反应的主要策略有:使用非特异性免疫抑制药、生物隔离技术和诱导免疫耐受等方法。

① 非特异性免疫抑制疗法:随着非特异性免疫抑制剂的不断发展,同种移植器官的早期成活率得到明显提升,然而长期存活状况仍未得到显著改善。此外,长期使用免疫抑制剂有可能引发严重的毒性反应。考虑到 T 细胞对异种移植组织的排斥作用强于同种移植,在猪与灵长类动物的异种移植模型中,施用安全范围内的免疫抑制剂并不能获得理想的长期存活效果。尽管非特异性 T 细胞免疫抑制剂能够显著延长移植器官的存活时间,但其实际效果尚未达到预期水平,并且同样可能出现严重的毒性反应。

② 生物隔离技术是一种在异种胰岛细胞移植中应用的方法,其目的是通过采用微囊化技术包裹猪的胰岛细胞,并将其植入灵长类动物体内。此方法可在不使用免疫抑制药的情况下使猪胰岛细胞免受异种排斥损伤。近期研究表明,以海藻酸钠制成的微囊包裹猪胰岛细胞后,可使猪胰岛细胞在非人灵长类动物体内存活 6 个月。尽管这些研究都取得了一定的进展,但目前尚无一种微囊化技术能充分延长异种胰岛细胞的生存时间,无法对 1 型糖尿病患者产生长期、稳定、有效的疗效。近期一项临床试验表明,将新生猪的胰岛细胞和睾丸 Sertoli 细胞接种于皮下胶原覆盖的不锈钢管状装置中,再植入 1 型糖尿病患儿体内,结果发现胰岛细胞最长可存活超过 4 年。但遗憾的是,没有客观证据表明胰岛细胞能发挥充分的胰岛素分泌功能。

③ 诱导 T 细胞耐受对于移植物的长期生存至关重要,其目的是诱导受体对异种移植物的 T 细胞免疫耐受。尽管已经报道了许多诱导方法,但在大型动物模型中获得成功的案例并不多见。阻断共刺激信号通路是一种较为经典的策略,不仅可以诱导 T 细胞对抗原的无反应性,同时还能诱导 T 细胞凋亡。

在啮齿类异种移植模型中,采用 CTLA4 融合免疫球蛋白封闭 CD80/CD86-

CD28 途径,或以单抗阻断 CD40/CD40L 通路后,可显著延长异种移植物的存活时间。然而,在猪-非人灵长类动物的异种移植模型中,以 CTLA4 融合免疫球蛋白封闭 CD80/CD86-CD28 途径,或以单抗阻断 CD40/CD40L 通路,虽能延长肾、心及胰岛等移植物的存活时间,但即使是联合应用非特异性免疫抑制药,也未能诱导出 T 细胞耐受。

免疫抑制治疗可能增加受体感染疾病的风险,使胰岛移植受体的死亡率和并发症发生率显著增高。有学者等报道称,联用"抗 CD40L 单抗+CTLA-4-Ig+MMF+CsA"未能阻断心、肾移植后的急性排斥反应(AHXR),且近三分之二的受体合并有消耗性凝血功能障碍,这一结果基本上否定了阻断共刺激信号通路在异种移植中的应用。

供体特异性输血(DST)联合非特异性免疫抑制治疗也能延长啮齿类异种移植物的生存时间。有研究表明,在大鼠-小鼠心脏移植模型中,通过 DST 可激活受体 CD4、CD8T 细胞,诱导 T 细胞免疫耐受。

胸腺是重要的中枢免疫器官。在移植异种器官的同时,切除受体胸腺,再将供体胸腺植入受体体内,胸腺功能恢复过程中会通过阴性选择机制识别异种抗原,并将其认作自身抗原而加以耐受。此方法的优势在于,受体的 T 细胞能够在移植胸腺内继续存活,对异种移植物发生免疫耐受的同时还保留了对其他病原体的正常免疫识别能力,避免机会性感染。但切除胸腺后,受体无法预先产生调节性 T 细胞以适应异种移植物。解决策略是可在移植胸腺内预输注受体的胸腺上皮细胞以完成宿主对调节性 T 细胞的阳性选择。胸腺移植的方式有血管化和非血管化两种。早期研究以非血管化方式为主,但移植胸腺的存活时间太短,无法产生充分的效果。血管化的胸腺移植包括带血管的胸腺移植以及胸腺联合移植(如同时移植胸腺和肾)等方式。这种方法能够使移植胸腺在受体内的存活时间超过 3 个月,同时可恢复受体的胸腺功能并在体外混合淋巴细胞试验中表现出对供体抗原的特异性无应答。目前,以 GTKO 转基因猪为供体的胸腺移植研究正在进行,可望在非人灵长类动物中取得突破。

输注供体造血干细胞后所产生的微嵌合现象,可以促使受体对异种供体的 T 细胞产生耐受性。在所使用的大鼠-小鼠移植模型中,这种短暂的微嵌合状态能够成功诱发对心脏移植物的免疫耐受。另外,在 NOD/SCID 小鼠体内转入猪 IL-3、GM-CSF 和 SCF 后,可以观察到猪造血干细胞能够在其体内长期存活,并且对猪抗原表现出耐受性。进一步针对人源化转基因 NOD/SCID 小鼠的研究也证实,微嵌合能够诱导出人对猪异种移植物的 T 细胞免疫耐受。此类诱导方案在大动物模型和临床试验中也获得了相同的结果。为提高微嵌合状态的诱导成功率,在实施供体骨髓或造血干细胞移植后,还需联合其他免疫治疗方案以对抗受体天然抗体、NK 细胞和巨噬细胞等对供体造血干细胞的免疫损伤。

三、异种移植的安全问题及解决对策

在异种移植过程中,受体有可能面临由猪品系病毒 PERV 所引发的交叉感染风险,尤其是人类可能因此感染。研究报告指出,PERV 能整合进入所有品系猪的染色体,并由猪细胞持续产生和分泌,因此具有潜在感染人细胞的能力。克里孟梭的研究小组将人类肿瘤细胞接种于免疫缺陷小鼠,再植入猪胰岛细胞,结果在肿瘤细胞内检测到 PERV 的 DNA 表达,这应该是 PERV 可能感染人细胞的实验证据。

然而,有学者也研究提出,小鼠白血病病毒的外壳蛋白可以包裹 PERV 病毒体形成假型病毒,从而介导 PERV 的 DNA 向人细胞内的传播。因此,在人细胞内出现 PERV 的 DNA 序列并不能直接作为交叉感染的证据。这提示我们在解释这些结果时需要更加谨慎,应进一步研究以明确其具体含义。

除了 PERV 之外,异种移植还可能将其他病原体带入人体内,如猪巨细胞病毒(PCMV)和猪嗜淋巴细胞性病毒-1、-2、-3(PLHV)。穆勒等的研究发现,在猪-狒狒的异种移植模型中,狒狒体内可检测到 PCMV 的 DNA 序列,并且可能引发移植器官损伤及相应的临床病症。另外,PLHV-1 可能与骨髓移植后的淋巴组织异常增生有关。这些发现强调了在异种移植临床应用前,必须解决的关键问题之一是早期诊断并有效干预可能的人畜共患病。

值得注意的是,当前抑制异种排斥的方法和措施有可能增加受体对非致病性或潜在致病性病原体的感染机会。具体来说,免疫抑制治疗和诱导免疫耐受可能会增加受体对非致病性或潜在致病性病原体的感染机会;GTKO 转基因猪不表达 α-1,3-Gal 抗原决定簇,导致其组织细胞对 α-1,3-Gal 抗体和补体的敏感性降低,因此其分泌释放病毒的能力也相应增加;表达人补体调节蛋白的转基因猪细胞可能会削弱受体补体系统对病原体的防御作用;一些人的补体调节蛋白也是某些病毒的受体蛋白。

为降低 PERV 传播的可能性,可以采取多种解决策略,如通过选择性培育不传播或低病毒负荷的品系猪;利用基因工程技术消除猪基因组中的致病性位点;利用 siRNA 技术沉默 PERV 编码基因;利用 APOBEC3G 催化 PERV 病毒的负链 cDNA 中的胞嘧啶脱氨为尿嘧啶,引起病毒基因组的广泛超突变等。

相信随着基因技术的不断完善和临床检测能力的提高以及培育合适的猪种系,可以将 PERV 种间传播的可能性降至最低,为异种移植的发展创造良好的条件。

第二章 异种移植相关概念

在长达一个多世纪的发展过程中,异种移植领域取得的每一次重大突破都与免疫学的发展紧密相连。因此,可以说异种移植的核心问题实际上是免疫学问题。从异种抗原的识别,到免疫应答的激活,再到免疫抑制治疗和免疫耐受的诱导,这些异种移植研究的各个阶段都遵循免疫学的一般规律。然而,与同种移植相比,异种移植有其独特的性质。因此,在开始异种移植研究之前,对其基本概念和基本理论的了解是必要的。本章内容是全书的基石,尤其侧重于阐述与异种移植相关的基本免疫原理、免疫学概念以及特殊问题。

第一节 补体系统与异种移植

早期研究显示,异种移植的排异反应主要介导是补体激活。这一认识为后续针对异种移植物受体内补体激活和补体介导的异种基因损伤机制的研究提供了重要的理论依据。远缘动物间的异种移植,如猪器官移植给灵长类动物,移植器官再灌注之后会立即引发补体的激活反应,进而导致异种移植器官的超急性期排异反应。而近缘动物间的器官移植,如田鼠与大鼠之间的移植,补体可能在抗移植物抗体产生后参与迟发性排异反应。

一、补体系统概述

1. 补体系统组成

补体系统由约 35 种可溶性膜结合蛋白组成,这些蛋白主要包括调控蛋白和识别细胞膜受体的补体蛋白片段。大多数可溶性补体蛋白以无生物活性的形式存在于胞质和其他体液中,其转化为具有生物活性的蛋白碎片和复合物需要经过激活和级联反应。

2. 补体系统激活途径

补体系统存在三种激活途径:经典途径、旁路途径和凝集素途径。补体蛋白的激活需要依赖蛋白水解酶的裂解作用或与其他补体蛋白发生特异性结合形成多聚体复合物。裂解后的片段具有酶活性,并可依次激活相关的补体蛋白。在所有激活途径中,均会形成 C3 转化酶复合物,其可催化 C3 的激活反应。C5 转化酶则可催化 C5 的激活反应。这些反应步骤的最终结果是形成膜攻击复合体(MAC)。经典途径的固有成分蛋白简称为 C1、C2 等,MAC 也是其关键组成成分之一。

① 经典激活途径:激活开始于 C1q 与激活剂物质的结合,通常这些激活剂是包含 IgM 或 IgG 的抗原抗体复合物。此外,C1q 也可以被独立的免疫复合物如 C 反应蛋白、血清淀粉样蛋白、尿酸结晶、内毒素和其他微生物物质,甚至一些哺乳动物亚细胞成分所激活。当 C1q 的构象发生改变后,它可以与激活剂结合,进而引发酶原 C1r 和 C1s 的激活。在 C1 激活过程中,C1r 可以通过自动催化作用激活 C1s,使 C1s 从复合物上分离下来。

补体反应的下一步是 C4b2a 的形成,其也被称为经典途径的 C3 转化酶。活化的 C1s 酶解 C4,产生片段 C4a 和 C4b,其中 C4b 的产生量较大。C4b 结合在免疫复合物或细胞膜上作为 C2 的受体,与之结合的 C2 通过 C1s 被裂解成片段 C2a 和 C2b。C2a 与 C4b 结合在一起成为作用于 C3 的酶,酶解 C3 形成大量的 C3a 和 C3b 片段。当 C3a 与 C3b 分离后,结合在 C3b 上的硫酯分离下来,暴露出 C3b 上的反应簇,它可以结合在共价的受体分子自由氨基或者羟基簇上。

在产生的众多 C3b 分子中,一些会与 C4b2a 结合,形成 C4b2a3b,或者称之为 C5 转化酶。这种酶会将 C5 酶解成 C5a 和 C5b,C5b 会与终末补体蛋白作用,最终装配成膜攻击复合体。

② 旁路激活途径:旁路途径中的一种激活形式包括非酶介导的自发变构效应,C3 的这种修饰方式使其内部硫酯结合部分离,并与 H_2O 结合生成 $C3H_2O$。这是产生旁路途径 C3 转化酶的第一步。$C3H_2O$ 可以与 B 因子结合,继而 D 因子将结合状态的 B 因子裂解成片段 Ba 和 Bb;Ba 释放入液相,Bb 仍与复合物疏松结合。$C3H_2OBb$ 作为旁路途径的 C3 转化酶而将 C3 酶解成 C3a 和 C3b。此过程中 C3b 与 B 因子的结合相对于 $C3H_2O$ 更加坚固,通过 C3b 的产生,最终装配成更多旁路途径的 C3 转化酶。当更多的 C3 酶解时,其内部硫酯结合区域分离后,高效能活化羧基以共价结合方式结合在不同的受体大分子上。此外,C3bBb 与其他的 C3b 分子结合最终形成(C3b)2Bb,该复合物即旁路途径的 C5 转化酶,能够裂解 C5,产生 C5a 和 C5b。旁路途径最重要的激活物是不同微生物的细胞表面成分,其他的激活物还包括 IgA 聚合体。

③ 凝集素激活途径:这第三种补体激活途径,亦称凝集素途径,最近才将其表述出来。此途径中不依赖于抗体和补体 C1,始于血浆蛋白中的甘露聚糖结合

凝集素结合在微生物表面的甘露糖或者 N-乙酰葡糖胺。血浆中的第二种凝集素——聚蔗糖/P35,也可以激活凝集素途径。这些蛋白在结构上与 C1q 相似,当其与微生物结合后,可以激活被称为 MASP-1 和 MASP-2(MASP 是 MBL 相关的丝氨酸蛋白酶)的两个 C1s 样酶原。它们可以顺次分解 C2 和 C4,形成经典途径的 C3 转化酶。MBL 和聚蔗糖被认为在固有免疫中起着重要作用。三条补体激活途径形成的 C5b,均可引起 MAC 的装配。C5b 与 C6、C7 结合形成 C5b-7,此复合物与细胞膜脂质双分子层有着高度的亲和力。膜相关的 C5b-7 结合一分子的 C8 形成 C5b-8,该复合物可以结合多个分子的 C9。高亲和力的 C5b-8 复合物的磷脂可以引起细胞膜脂质双分子层渗透性的提高。通过其与 C9 结合,膜的屏障功能进一步下降。多聚的 C9 可以形成具有高度组织性的管状结构,此结构可以使细胞膜表面形成一个大孔。

3. 补体激活的调控机制

补体激活的调控机制在补体反应的各个阶段,几种不同的调节机制共同参与了补体激活的精密调控。这些调节机制在进化上对宿主起到了保护作用,避免补体过度激活可能引发的炎性反应或抗微生物反应。除了几个特殊情况,比如 C1 抑制物(C1inh),可溶性调控蛋白一般被称为"因子",并用大写字母缩写表示。调控经典途径激活的蛋白 C1inh 属于丝氨酸家族,它与活化的 C1r 和 C1s 不可逆性结合,使其失去酶活性。此外,C1inh 还可以阻断激活的 MASP、接触系统激肽的生成以及内源性凝血途径。在血浆中,达到临界水平的 C1inh 可以阻止由补体或接触系统生成的致病片段的形成。而当血浆中的 C1inh 水平未达到这一临界水平时,如杂合子中存在遗传缺陷或获得性缺陷,就可能导致偶发但具有潜在生命威胁的血管神经性水肿这一疾病发生。

另外一个补体反应阶段在严格的 C3 与 C5 转化酶水平的负调控控制下,通过两种机制完成。第一种机制是一定范围内,酶激活蛋白 C2a 和 Bb 与转化酶的自发分离。增强分离与抑制新复合物的形成一样,都是发生在转化酶与血浆蛋白 C4b 结合蛋白(C4bp)和因子 H 作用时,或者发生在转化酶与膜蛋白促衰变因子及补体受体 1(CR1)的作用时。此外,增强旁路途径 C3 转化酶的稳定性可以通过结合正性调节剂裂解素而使其形成复合物。第二种机制在 C3、C5 转化酶水平负调控的作用下通过因子 I 蛋白水解 C3b 和 C4b。因子 I 可以在 C3b 或者 C4b 结合来自血浆的辅助因子蛋白(因子 H 或者 C4bp)或者来自细胞膜(CRP 或者 MCP)的一分子物质以使其与底物分离,并非转化酶一部分的结合状态 C3b 也可以通过因子 I 被灭活,产生 C3bi。MAC 装配的过程是补体反应的最后阶段,它通过膜相关蛋白 CD59 调控。CD59 通过抑制 C9 与 C5-8 的结合以及抑制其余的 C9 结合成 C5b-9 来阻止 MAC 的形成。血浆蛋白中的玻璃黏连蛋白和丛生蛋白也可与在血浆中装配成复合物的后期作用组分相互作用,阻止 MAC 与膜的结合。

补体抑制因子 DAF、MCP 以及 CD59 的真正作用是抑制细胞膜附近的转化酶。DAF 和 CD59 通过糖基磷脂酰肌醇(GPI)连接在膜上。这些抑制物的主要生理作用是保护宿主细胞抵抗自身固有补体的激活,此作用已在阵发性睡眠性血红蛋白尿的患者身上得到证实。在这些患者身上,一定数量来自前体细胞的血细胞存在着酶相关的 GPI 综合体基因的获得性突变而导致了 GPI 相关的膜蛋白缺乏。因此,这些细胞缺乏 DAF 和 CD59。由于这类患者的红细胞高度易感补体介导的溶解作用,因此它们有可能发生溶血性贫血。CD59 的缺乏被认为是此病发病机制中的重要因素。MCP 和 CR1 通过疏水肽的方式与膜连接。CR1 是一个伸长的分子,它与 C3b 及 C4b 的相关结合位点远离细胞膜。因此,CR1 在对抗由非细胞膜表面自身触发的补体激活方面更加有效。与含有补体的血液或其他生物学液体相互作用的细胞一般表达膜相关补体抑制物。这些蛋白抑制同源补体,在一定情况下不抑制异种补体。在其他一些情况下它们可以相似的效能抑制异种及同种补体,如猪 CD59 在抑制人和猪的补体时是等效的。

二、补体在异种移植排异反应中的作用

1. 补体激活参与异种超急性排斥反应

当异种移植器官中的血液循环得以重建时,补体系统会被立即激活,并在几分钟至几小时内引发移植器官的破坏。纳尔逊等的研究结果显示,眼镜蛇毒因子能够通过灭活补体显著延长异种移植器官的存活时间。随后的研究也证实,异种器官移植经历了一个补体依赖的超急性排斥反应过程。同种移植则不会发生此类排斥反应,因为补体系统的激活是在针对移植器官的抗体产生之后才被启动的。补体激活导致异种移植超急性排斥反应的原因有以下几点:首先,接受异种移植器官后,血清补体水平会突然降低,这与血浆中补体激活产物的水平迅速升高相一致,如 C3a 及 SC5b-9;其次,补体蛋白会迅速沉积在异种移植器官的血管内皮上;再次,抑制异种移植受体体内的补体激活可延长移植器官的存活时间;最后,受体个体的遗传性补体组分不足也与移植器官存活时间的延长有关。

在超急性排斥反应中,补体旁路途径被激活的情况比较常见,比如在给特定品系的大鼠移植豚鼠心脏时,补体的激活直接由异种移植物血管内皮组织引发。而在猪-灵长类动物移植组合中,补体的激活并非直接由异种移植物的作用所致。天然抗体迅速结合在移植物血管内皮上,其中 IgM 比 IgG 更有效地启动了补体的激活。在猪-灵长类组合之外,还有其他几种组合也发生了超急性排斥反应,其中经典途径的激活起了介导作用。这些组合模式在研究影响移植器官存

活的多种因子方面可能具有价值,这些因子包括但不限于利用遗传修饰的啮齿类供体来提高器官存活率,而这些供体目前已经可用或只需很少的代价即可得到。

在异种移植物的受体内,补体的激活触发了超急性排斥反应,其机制包括内皮细胞屏障功能的丢失、血管收缩以及促凝血作用。通过遗传上补体缺陷的受体动物的实验证明了补体激活产物对超急性排斥反应有重要作用。早期研究显示,与正常兔子相比,C6 缺乏的兔子对异种移植器官并未立即发生排异反应,这说明 MAC 是超急性排斥反应的主要介导物。研究发现,将豚鼠的心脏移植给C6 缺乏的大鼠,其存活时间长达 $1\sim2$ d,而对照组却不到 20 min 就发生排异反应与粒细胞和巨噬细胞的浸润。异种移植的心脏在 C6 缺乏的大鼠或者正常大鼠给予眼镜蛇毒因子处理后,移植心脏的存活时间可长达 $3\sim4$ d。眼镜蛇毒因子处理后的大鼠移植器官的存活延长,被认为是由于 C3 和 C5 的结构破坏有关,眼镜蛇毒因子清除了 C3a、C3bi、C5a 在移植物中的产生。这种情况下,移植物组织中显示较少的细胞浸润。C3bi 在排异反应中的重要性在这个实验中被证实:C6 缺乏的大鼠接受了中性粒细胞抑制因子的重组体,这是一种钩虫糖蛋白,它抑制了 CR3(CD11b/CD18)并阻断了中性粒细胞和巨噬细胞结合在内皮细胞联合的 C3bi 上。相对于 C6 缺乏大鼠,给予中性粒细胞抑制因子的大鼠增加了异种移植物的存活时间。

在猪心脏移植给人这一组合的超急性损伤机制分析中,活体外灌注模型具有显著优势。通过这一模型的研究,发现 C5a 和 MAC 可能在超急性排斥反应中发挥重要作用。在未处理的猪心用人血进行灌注时,其存活时间仅为 25 min;而在人血中加入抗 C5 单克隆抗体后,猪心的存活时间可显著延长至 6 h 以上。组织学证据显示,C5 的抑制有效阻止了超急性排斥反应的发展和 MAC 在组织中的沉积。然而,证明 MAC 在诱导超急性排斥反应中的生物学作用较为困难,因为超急性排斥反应发生速度极快。在体外实验中,补体的几种作用对内皮细胞的单分子层造成的损害最为严重,包括内皮细胞回缩、细胞间隙形成以及内皮细胞与暴露的内皮下垫的分离。

猪内皮细胞系和人类抗猪抗体以及补体共同构建了异种器官移植的体外模型,该模型已广泛用于研究内皮细胞上激活补体的作用。借助此模型,有研究显示,正常人类血清对猪内皮细胞具有细胞毒性,这种作用的关键因素在于人血清中天然存在的抗体 IgM 以及补体激活的经典途径。天然抗体 IgA 二聚体可激活旁路途径并引发内皮细胞的杀伤作用,然而,天然抗体 IgG 和 IgA 以及旁路途径在此作用中的重要性相对较低。

尽管超急性排斥反应主要由 MAC 介导,但在消除该反应后,补体激活的几种产物仍可能对异种移植器官造成损伤。这些补体产物可能在血管损伤、局部缺血和血栓形成等 AVR 过程中发挥作用。值得注意的是,补体介导对异种移植物的潜在损伤并不局限于超急性排斥反应和 AVR 的发展阶段,因为补体的激活可能发生在移植物的整个生命周期。例如,任何时候来自移植物损伤组织中的抗体或其他补体活化物质引发补体激活,其激活的补体片段可引起显著的组织损伤。大量体外研究表明,补体产物可以刺激内皮细胞活化、促进炎症反应和凝血过程。当异种移植物血管内皮细胞上的补体被激活时,补体片段会释放到血浆中,并随血流结合到宿主的血细胞上,引发白细胞和血小板的激活和募集反应。

2. 主要补体活性片段在异种免疫排斥中的作用

① Clq 的功能在于与抗体结合形成复合物,该复合物可以与内皮细胞上的一种特定受体相互作用。这种受体具有特异性,能够识别 Clq 分子的不同结构域。一旦 Clq 结合在内皮细胞上,就会诱导黏附分子的表达,进而导致白细胞在局部区域募集和活化。此外,修饰后的 Clq 与血小板表面结合并激活黏附分子表达后,循环中的血小板也会在异种移植物中募集。

② C3bi 在免疫反应中具有重要作用。在内皮细胞结合 C3b 后,该分子被因子 I 水解为 C3bi。这个过程对于中性粒细胞与内皮细胞的结合至关重要,因为 C3bi 会与中性粒细胞表面的 CR3(CD11b/CD18)相互作用。这种相互作用的实现可能需要 CR3 经历构象重塑,这可能由白细胞与 C5a 或其他物质的刺激所诱导。根据相关研究,猪内皮细胞在暴露于含有 C3 的人血清中 $0.5 \sim 1.5$ h 后,发生了 C3 依赖的白细胞黏附和迁移现象。

③ C3a 和 C5a 在补体反应过程中通过酶切 C3 和 C5 被释放出来。相较于 C3a,C5a 具有更强的生物学活性。过敏毒素除具有共同的血管收缩作用外,还具有各自独特的作用。血管内皮细胞和白细胞具有针对 C5a 的特异性受体。C5a 可诱导内皮细胞结合硫酸乙酰肝素的释放,该物质可由人抗猪天然抗体致敏的细胞释放。硫酸乙酰肝素在超急性排斥反应中具有重要作用,如屏障功能改变、促凝血变化和氧自由基损伤。C5a 的这种作用源于一种酶的激活,该酶可将硫酸乙酰肝素从内皮细胞上酶解下来。此外,C5a 在异种移植物排斥反应中的其他作用包括刺激内皮细胞表达黏附分子和合成氧产物。此外,C5a 还能诱导人内皮细胞中组织因子的表达。

④ C3a 和 C5a 的功能包括对中性粒细胞和巨噬细胞产生趋化作用,并能够激活这些细胞,促使它们产生氧自由基和黏附分子,从而增强这些细胞与内皮组织的黏附作用。C5a 还能够刺激中性粒细胞合成弹性蛋白酶并释放颗粒内含物,同时引发血小板的聚集和释放反应。这些作用表明,C3a 和 C5a 在异种基因

内皮组织的损伤中可能发挥重要作用。

⑤ C5b-9 的功能：根据体外研究，MAC 介导的内皮细胞杀伤作用在超急性排斥反应中的重要性并不突出，且该作用并不包含在主动脉瓣置换术（AVR）的机制中。然而，研究表明，亚溶解量的终止成分可能在两种类型的排异反应中均发挥重要作用。这些亚溶解终止成分对受体内皮细胞和血细胞具有多种作用，其中大多数是促炎性反应和促凝血反应。在 C5b-9 中，亚溶解量的 MAC 主要通过增强钙离子内流和细胞内储存钙离子的动员，提高细胞内钙离子水平，从而引发细胞的活化。

在猪内皮细胞单分子层上，C5b-7、C5b-8 和 C5b-9 的结合能够引发内皮细胞的回缩，并形成细胞间隙和暴露内皮下膜。这些变化在 MAC 组装完成之前是可逆的，但单分子层完整性的恢复还需要内皮细胞分泌物质的参与。通过终末补体复合物诱导内皮细胞的回缩和细胞间孔隙形成，这可能是在超急性排斥反应过程中细胞间水肿和出血发展的主要机制。

在给猪内皮细胞灌流人类血清的实验中，灌流 1.5 h 后，C3 介导的白细胞黏附和迁移被诱导，而灌流 5 h 后，非 C3 依赖的白细胞黏附和迁移发生。迟发效应由 VCAM-1 和 ICAM-1 的表达介导，发生在补体介导的内皮细胞 NF-xB 激活后，这可能是通过作用于 C5a 激活的白细胞产物或内皮细胞的 MAC 而触发的。

MAC 在内皮细胞上的其他作用包括促进炎性反应、刺激 MCP-1 的分泌以及分泌 IL-8，这些作用在非新生蛋白合成的前期阶段和部分需要 IL-1α 作为过渡阶段的后期阶段。作为自分泌因子，IL-1α 通过 PGE2 和 TXA2 的释放诱导了环氧化酶 2 和凝血噁烷合酶，这两种酶可引起血管的收缩、细胞骨架肌动蛋白微丝的破坏、细胞间连接的增宽以及渗透性的增加。

另一种 MAC 诱导损伤的可能机制是依赖血管内皮细胞的舒张作用的降低，这在冠状动脉上已有显示。有关 MAC 引发内皮细胞激活的其他证据还有黏附分子的表达、基础成纤维细胞生长因子及血小板激活因子的生成。

MAC 的凝血活动可以通过以下几种机制解释：诱导的内皮细胞和血小板的膜囊泡化、血管假性血友病因子的表达以及凝血酶原复合物的装配。此外，诱导内皮细胞与暴露的内皮下膜的分离也会引起血小板的沉积和激活。

以上讨论的补体的生物学作用可能是由于终末补体复合物插入细胞膜后而引起的。然而在补体激活过程中，终末成分也在液相中进行装配，这种情况下复合物不可能插入细胞膜。有报道称这些复合物在内皮细胞上具有明显的生物学活性，它们可以刺激人脐静脉内皮细胞表达凝血因子Ⅲ及 Ig 超家族黏附分子。这些观察结果提高了这种可能性，即液态中形成的 C5b-9 也参与了组织损伤。

3. 补体与异种免疫适应

在移植物移植的过程中，"适应"这一概念用于描述在抗移植物抗体及正常补体存在的情况下，移植器官在受体中的生存状态。这一现象主要在跨 ABO 血型屏障的人类同种肾移植、使用抗 HLA 抗体的患者，以及某些特殊的异种移植中观察到。本书着重探讨补体在适应过程中的作用。

一部分 ABO 血型不相容的同种肾移植患者在接受常规免疫抑制药物治疗后并未发生超急性排斥反应（HAR），尤其是在抗体水平较低的情况下。因此，对部分患者，在移植前或移植过程中短期内清除抗体能防止 HAR 的发生。推测由于适应性的增强，即使停止清除抗体后，抗体水平升高，也不会发生移植物的排斥反应。这很有可能是由于低抗体水平使移植物的补体发挥调节作用，允许适应性改变，从而减轻了补体介导的排斥反应。

适应过程已在啮齿类动物心脏异种移植模型中得到证实。在这一模型中，使用单剂量 CVF 抑制补体激活，保留 T 细胞排斥，能避免发生补体依赖的移植物排斥反应，使移植物在大部分受体中能够存活。

为了进一步验证适应过程的可行性，研究人员对 C6 缺陷大鼠以及补体正常的大鼠给予抗 C6 抗体，并未给予 CVF 处理，结果发现这两组实验均能诱导发生适应过程。因此，可以得出：CVF 诱导的适应过程是通过使 MAC 蛋白失活实现的，而 C3、其他旁路途径的补体失活以及 C5 并不是这一过程所必需的。

综上所述，通过调整猪-灵长类动物异种移植的方法，包括阻断补体激活以及诱导对移植物保护机制等手段，可以使这类移植模型也发生适应过程。这些体外诱导针对 MAC 介导的猪内皮细胞损伤实验以及 α-半乳糖结合激动药诱导的迟发反应实验等，可以保护细胞不受 MAC 以及细胞介导的损伤效应影响。

第二节　异种移植抗原与天然抗体

当前，在进行猪器官移植到人体的过程中，最大的挑战是克服超急性排斥反应的发生。这种排斥反应主要是由于人体内的天然抗体（主要是 IgM，也包括 IgG）与猪器官血管内皮细胞表面的异种移植抗原相结合，固定补体后引发内皮细胞的活化，并在数分钟内形成血管内血栓。要抑制这种超急性排斥反应的发生，可以采取清除、封闭或清除抗原、抗体、补体三者之一的方法。本节将主要介绍异种移植抗原和天然抗体的基本理化性质和生物学功能，为完整理解异种移植免疫打下基础。

一、异种移植抗原

1. 异种移植抗原的发现与鉴定

在 6 400 万年前,人类和猪从共同的祖先分离出来,沿着不同的进化途径发展,导致两个物种间存在诸多显著差异。有逻辑推断认为,这些差异也存在于两个物种间的异种抗原性上(如引发人体对猪的免疫反应性的抗原),因此超急性排斥反应几乎无法阻止或消除。然而,这个推断并不正确。

有诸多研究结果表明,天然抗体识别的最主要的抗原决定簇是 α-1,3-Gal。那么,α-1,3-Gal 是如何被认定为最重要的异种移植抗原呢?我们总结了以下几方面的证据:

① 已获得识别 α-1,3-Gal 的天然抗体。首个抗 α-1,3-半乳糖抗原的天然抗体的描述,可以追溯到在进行人 ABO 血型系统的研究观察时,发现正常人的血清可以与许多非灵长类动物的红细胞反应。加利等研究者发现接近 1% 的人的 IgG 是抗 α-1,3-Gal 的天然抗体。其他一些研究也进一步确认了这一事实。目前较为明确的是,抗 α-1,3-Gal 的天然抗体主要有 IgG 和 IgM 两种类型,且在人体内的含量较高。抗 α-1,3-Gal 的 IgM 抗体的发现是异种移植研究历史中非常重要的一个进展,因为该抗体是引发和参与超急性排斥反应的最重要的抗体。

② 在体内和体外实验中,已发现多种碳水化合物可以阻止抗猪抗体与关键猪源抗原的结合。这些碳水化合物包括单糖、双糖和人工合成的寡聚糖等。在体外实验中,这些化合物表现出能够阻止或中和抗猪天然抗体与 α-1,3-Gal 阳性表达细胞的结合。这些体外检测项目包括红细胞凝集实验,淋巴细胞、内皮细胞的混合培养实验及细胞毒性实验等。这些研究表明,采用含有 α-半乳糖残基的分子,可以有效地抑制人体内抗猪天然抗体的活性。类似的研究还发现,α-1,3-Gal抗原的类似物可以在体内中和抗猪天然抗体的活性,并延迟针对异种移植物的排斥反应。

③ 体内及体外清除抗 α-1,3-Gal 抗原的天然抗体糖类类似物抑制实验可借由抗体吸收实验予以进一步确认。该实验结果显示,借助惰性树脂,α-1,3-Gal抗原能被有效固定,从而清除人体血清中全部的抗 α-1,3-Gal 抗原天然抗体。此外,尚可透过血浆置换术或采用含有 α-1,3-Gal 抗原的透析装置来清除天然抗体,这能明显延迟猪-猴异种移植免疫排斥反应。

④ 基因转染实验已证实 α-1,3-Gal 抗原是异种反应性抗原的最重要分子。这一结论源自 COS 细胞基因转染实验。然而,当将鼠或猪的 α-1,3-半乳糖抗原转移酶 cDNA 序列转染进入 COS 细胞后,该细胞便能结合天然抗体。同时,人的血清(含有抗 α-1,3-Gal 抗原的天然抗体和补体)可以破坏和溶解转染后的

COS 细胞。此外,吸收实验也证明,表达 α-1,3-Gal 抗原的 COS 细胞可清除人的血清中的天然抗体。

总结以上研究结果,可以明确 α-1,3-Gal 抗原是人体内异种反应性抗体所识别的主要靶抗原。

2. α-1,3-Gal 抗原的分布

经过组织学检测,我们发现 α-1,3-Gal 抗原广泛存在于猪体内的不同组织和细胞中,但也有一些特例。在所有的动脉内皮细胞、毛细血管和微静脉中,均含大量的 α-1,3-Gal 抗原,所有的肝细胞均表达 α-1,3-Gal 抗原。在肾脏中,近曲小管表达较多,远曲小管表达较少,集合管无表达。小脑小球有少量表达。然而,胰岛细胞和心肌纤维内没有抗原表达,而小血管和胰腺导管内却有表达。毛细血管内存在大量的 α-1,3-Gal,这表明超急性排斥反应是由 IgM 型天然抗体与血管表面的抗原结合所引发的。

α-1,3-Gal 抗原广泛存在于多种分子结构中,包括 O-聚糖、N-聚糖和糖脂等,作为唾液酸的替代物,其参与了多种细胞表面分子的组成。例如,在血小板表面,α-1,3-Gal 抗原参与了纤维蛋白原、α2-整合素、β3-整合素的表达;在内皮细胞表面,超过 20 种糖蛋白携带有 α-1,3-Gal 抗原,这些成分已被部分鉴定,如细胞外基质蛋白家族中的 DM-GRASP,整合素家族中的 α1、αv、α3/α5、β1、β3 等。此外,α-1,3-Gal 抗原还存在于多种分泌型蛋白中,如甲状腺球蛋白、免疫球蛋白和层黏连蛋白。由于含有 α-1,3-Gal 抗原的分子种类繁多,因此完全分离并清除该抗原是不现实的。因此,我们需要寻找 α-1,3-Gal 抗原的合成源头,进而对其进行干预,以期达到抑制或清除其表达的目的。

3. α-1,3-Gal 抗原的合成

复杂聚糖成分,如糖脂、O-聚糖、N-聚糖等,皆由高尔基体以单糖残基为原料合成。高尔基体呈网状结构,其中含有糖类合成所需的酶类及分子转运体等物质。糖类合成过程中,糖链的延伸在高尔基体内腔中进行,因此该区域存在糖基转移酶的催化结构域,即催化复杂糖类的酶类。已从该区域分离得到的糖基转移酶均为 II 型膜整体蛋白,其包括插入细胞膜脂质双分子层的疏水核和完全跨越脂双层的膜蛋白,且其 N 端均指向细胞质。该蛋白还包含胞质内较短的尾部片段,约由 16 个氨基酸残基组成的穿膜区、茎部区域以及处于高尔基体内腔里的 C 端催化片段。

催化 α-1,3-Gal 抗原合成的酶是 α-1,3-半乳糖基转移酶,这种酶具有将 α-1,3-Gal 转化为 N-乙酰乳糖胺的能力。多个物种的 α-1,3-半乳糖基转移酶的 cDNA 编码序列已经得到测定,包括鼠、牛、猪和新世界猴,这些动物的编码序列具有高度的同源性。对比不同物种的 α-1,3-半乳糖基转移酶的 cDNA 编码序

列,其整体同源性高达 69.9%;如果考虑保守性替换(即相似氨基酸残基之间的替换),其同源性可达 87.5%。同源性较高的片段存在于这些分子的羧基蛋白上,这些功能区域包括催化结构域。这提示不同物种的 α-1,3-半乳糖基转移酶可能具有相似的穿膜结构和作用底物,因此具有相似的生物功能。

根据最新研究,要想消除抗 α-1,3-Gal 抗原的天然抗体介导的超急性排斥反应,必须从源头上抑制或消除 α-1,3-半乳糖基转移酶基因的活性,进而减少 α-1,3-Gal 抗原的合成,使天然抗体失去作用的靶点。实现这一策略的关键在于构建出 α-1,3-Gal 抗原阴性表达的转基因猪。2002 年,《科学》期刊报道了美籍华人科学家赖良学等通过杂合突变体缺失的成纤维细胞进行核移植,成功培育出了 GTKO 猪。他们首先利用同源重组方式将猪胚胎成纤维细胞基因组上的 α-GT 基因灭活,然后通过核转移技术将此细胞的细胞核与剔除了核的卵母细胞融合,活化后移植到猪的输卵管中,培育出 α-GT 一个等位基因灭活的敲除猪。虽然该基因敲除猪只是敲除了等位基因上的一个 α-GT 基因位点,但已足以清除异种天然抗原的表达,为解决异种移植 HAR 带来了希望。2003 年,《科学》期刊又报道了美国 PPLTherapeutics 公司的研究团队成功构建了异种天然抗原基因 α-GT 编码等位基因双敲除的克隆猪,即纯合子 GTKO 猪,这标志着抗 HAR 的猪正式诞生。

值得注意的是,旧世界猴和人类体内含有抗 α-1,3-Gal 抗原的天然抗体,但却缺乏 α-1,3-半乳糖转移酶的活性,因此无法合成 α-1,3-Gal 抗原。这些物种体内缺乏活性 α-1,3-半乳糖转移酶的原因在于该同源编码基因组是假基因。人类基因组包含两个假基因区域,主要由读码框移位以及无意义的突变所造成,一个定位于染色体 9q33-34,另一个定位于染色体 2q14-15。类似的基因突变也在旧世界猴体内中发现。

此外,值得注意的是,9 号染色体上的这些假基因紧邻 A、B 血型的转移酶基因,这表明所有的糖基转移酶之间具有进化关系,特别是编码 A、B 血型系统的转移酶与其他物种的 α-1,3-半乳糖转移酶编码基因具有较高的同源性和相似性。然而,不同物种之间的这些转移酶所催化的底物有所不同。人和旧世界猴的转移酶所催化的半乳糖末端必须是果糖,而鼠、牛和猪的转移酶并无此条件限制。

因此,可以利用不同物种的转移酶来竞争同一底物,以期达到消除 α-1,3-Gal 抗原的目的。

4. α-1,3-Gal 抗原在细胞介导的免疫排斥反应中的作用

α-1,3-Gal 抗原在超急性排斥反应中的重要作用已得到公认。然而,关于 α-1,3-Gal 抗原是否在非补体介导的超急性排斥反应、迟发性异种排斥反应及细

胞介导的异种排斥反应中发挥作用,仍需进一步探讨。研究表明,α-1,3-Gal 抗原可在没有补体固定的情况下激活Ⅰ型和Ⅱ型内皮细胞,诱发速发型炎性反应。此外,用高亲和力的鸡抗 α-1,3-Gal 抗体 IgY 预处理受体后进行异种肾移植手术,结果显示超急性排斥反应的发生强度和速度都有显著升高。由于 IgY 不能固定哺乳动物的补体,因此单纯的高亲和力抗 α-1,3-Gal 抗体也能诱发强度较高的异种超急性免疫排斥反应。由此可以推断,这些抗体与内皮细胞的结合是不可逆性的,可导致内皮激活并产生速发免疫反应。此外,NK 细胞和巨噬细胞也参与了异种免疫应答。其中,NK 细胞参与迟发性异种免疫反应,可直接识别异种细胞膜表面的抗原,也可通过 Fc 段受体识别结合于细胞膜表面的 IgG。研究表明,NK 细胞可识别 α-1,3-Gal 抗原,但具体的识别机制和 NK 细胞膜上的识别受体尚不清楚。此外,人单核细胞在非 T 细胞依赖的异种免疫反应中也发挥着重要作用,它不仅可以被内皮细胞直接黏附和激活,也能激活内皮细胞。单核细胞与内皮细胞的相互作用需要唾液酸的参与,但尚不清楚单核细胞是否能和 NK 细胞一样可以直接识别 α-1,3-Gal 抗原。在细胞内表达 α-1,2-岩藻糖基转移酶不仅可以减弱 α-1,3-Gal 抗原的表达量,还能降低糖链末端唾液酸化的过程。猪内皮细胞表达人 α-1,2-岩藻糖基转移酶后可降低人单核细胞的黏附和激活。因此,表达人 α-1,2-岩藻糖基转移酶不仅可以减少天然抗体与 α-1,3-Gal 抗原的结合,抑制超急性排斥反应,还能有效地阻止人单核细胞及 NK 细胞的黏附和激活。

二、天然抗体

人体内存在多种引发异种免疫排斥反应的免疫机制,这些机制与引发同种免疫排斥的机制存在显著差异。同种免疫排斥主要涉及 T 细胞对同种异基因 MHC 抗原的免疫应答,而异种免疫排斥则主要由抗体介导。猪体内大部分蛋白的氨基酸序列与人体内的同源蛋白存在较大程度的差异,因此许多猪源蛋白在人体内成为免疫原,刺激人体产生相应的抗体并引发免疫反应。

目前使用的免疫抑制药物可以抑制部分异种反应抗体的产生,但引发异种免疫排斥最重要的抗体是抗 α-1,3-Gal 抗原的抗体(anti-Gal)。这种抗体以天然抗体的形式预先存在于人血清中,能够与 α-1,3-Gal 抗原决定簇发生特异性结合。在异种移植受体内,该抗体的活性可升高 300 倍以上,并参与对异种移植物的慢性排斥。

不幸的是,当前同种移植中使用的免疫抑制药物无法有效抑制该抗体的活性,因此无法阻断其介导的异种超急性免疫排斥反应。

1. 抗 α-1,3-Gal 抗原的天然抗体的特性

anti-Gal 是一种天然抗体,约占总免疫球蛋白总量的 1%。该抗体最初是通过采用含有 α-甲基-半乳糖苷的蜜二糖-琼脂糖免疫亲和层析柱分离得到的,其结合物最终通过透析的方法洗脱。anti-Gal 的活性最初是通过其引发兔红细胞凝集反应而发现的,且该凝集反应可被某些糖类物质抑制。兔红细胞由于其表面表达丰富的 α-1,3-Gal 抗原,因此成为检测 anti-Gal 的良好工具。

anti-Gal 的结构特性和纯化过程主要是利用薄层色谱法鉴定和人血清中表达 α-1,3-半乳糖抗原的糖脂结合特性完成的。anti-Gal 可以与鼠的黏连蛋白、牛或猪的甲状腺球蛋白以及鼠 IgG 等分子结合,这些分子都含有 α-1,3-Gal 抗原决定簇。其与 α-1,3-Gal 抗原的亲和力检测主要通过平衡透析法测定。anti-Gal 是由胃肠道的正常菌群所携带的抗原持续刺激所产生的。

人血清中的 anti-Gal 有三种亚型,其中 IgG 型是最多的,包括 IgG1 和 IgG2 两种类型,两种类型的比例因不同的检测体系或个体差异而有所不同。此外,anti-Gal 还包括 IgM 型和 IgA 型,在唾液、牛奶、初乳和胆汁中,anti-Gal 主要以 IgA 的形式存在。在某些病理情况下,如 Henoch-Schonlein 紫癜和 IgA 肾病患者体内,IgA 型 anti-Gal 的含量会显著升高。

anti-Gal 产生的 B 细胞比例可以通过 EB 病毒淋巴细胞转化实验进行检测,约有 1% 的转化 B 细胞可以产生并分泌 anti-Gal,相比较而言,在缺乏相应抗原的人体内,只有 0.2%~0.25% 的转化 B 细胞产生并分泌 A 型或 B 型血型抗体。大部分 anti-Gal 抗体属于 VH3 基因家族,且这种抗体可在人一生中持续产生。新生儿体内即可检测到 IgG 型 anti-Gal,它从母体中获得,脐带血中 anti-Gal 的效价与母体血液中的效价相同。出生后 3~6 个月,anti-Gal 的水平降至出生时的 20% 左右,而后逐渐上升;至 2~4 岁时,含量达到并维持在成年人水平。75 岁人的 anti-Gal 活性显著低于年轻人,这也许能够解释老年人体内发生免疫排斥反应的强度一般均较低的原因。

2. 哺乳动物体内抗 α-1,3-Gal 抗原的天然抗体的分布情况

anti-Gal 在人体的持续和大量分泌提示机体内不会产生 α-1,3-Gal 抗原。但在鼠类、兔、牛和狗等哺乳动物体内有 α-1,3-Gal 抗原的存在。这些动物体内不存在 anti-Gal,因为它们的免疫系统已对 α-1,3-Gal 抗原产生耐受。以上现象提示,α-1,3-Gal 抗原和 anti-Gal 在哺乳动物体内的分布情况有显著差异。非灵长类动物,包括袋鼠、负鼠等有袋动物以及鼠类、山羊、马、牛、猪、狗、猫、水貂、蝙蝠和海豚等,它们的每个细胞平均表达 $(1\sim35)\times10^6$ α-1,3-Gal 抗原,同时血清中无 anti-Gal。在灵长类动物中,绒猴、新世界猴等也表达 α-1,3-Gal 抗原,同时血清中无 anti-Gal;旧世界猴、猿类(如猕猴、狒狒、短尾猴、长臂猿、黑猩猩和大

猩猩等)和人类体内存在大量的 anti-Gal,但不合成 α-1,3-Gal 抗原。旧世界猴、猿类和人类不能合成 α-1,3-Gal 抗原,是因为体内缺乏 α-1,3-半乳糖基转移酶(α-1,3-GT)。在其他动物体内,α-1,3-GT 可以催化糖脂和糖蛋白合成 α-1,3-Gal 抗原。值得注意的是,α-1,3-Gal 抗原只存在于哺乳动物体内,非哺乳类的脊椎动物,如鸟、两栖爬行类动物和鱼等均没有该抗原的表达。这提示,α-1,3-GT 的进化只出现在哺乳动物的始祖中,而其他的脊椎动物不存在该进化现象。由于旧世界猴体内没有 α-1,3-Gal 抗原,因而提示三四千万年前,旧世界猴、猿类与新世界猴分开进化后,它们体内的 α-1,3-GT 被抑制了。这种抑制效应可能是由某种病原体的流行所导致的。病原体带来的选择性压力抑制了灵长类动物体内 α-1,3-GT 的活性,删除 α-1,3-Gal 抗原在体内的表达,并对其失去免疫耐受。同时,对突变病原体的免疫防御反应促使产生 anti-Gal。这个推论已被许多实验研究所证明,如 anti-Gal 可以诱发补体依赖的溶解效应,破坏一些病原微生物,如病毒、细菌和原生动物等。

通过成功克隆鼠和牛的 α-1,3-GT 基因,我们揭示了 α-1,3-GT 在旧世界灵长类动物体内失去功能的分子机制。尽管在旧世界猴和人类体内没有 α-1,3-GT 的活性,但其编码基因仍以假基因的形式存在于基因组中。然而,体内并没有 α-1,3-GT 的 mRNA 表达,这表明 α-1,3-GT 的编码基因并没有发生转录,而且加强此区域的基因转录水平也无法表达出有活性的 α-1,3-GT。此外,人和猿类的 α-1,3-GT 假基因包含读码框移位等变异情况。因此,即使 α-1,3-GT 基因发生异常转录,所产生的 α-1,3-GT 也是变异蛋白,无正常酶的催化活性。这些发现为我们提供了关于旧世界灵长类动物进化的新见解。

3. 抗 α-1,3-Gal 抗原的天然抗体在异种移植中的作用

部分哺乳动物在进化过程中抑制了 α-1,3-GT 基因活性,并由此产生 anti-Gal,这就导致了分泌 anti-Gal 的动物和表达 α-1,3-Gal 抗原的动物间存在严重的免疫障碍。将表达 α-1,3-Gal 抗原的哺乳动物细胞和人血清混合培养,则会发生 anti-Gal IgM 与 α-1,3-Gal 抗原结合,继而激活补体,导致细胞溶解、破坏。以含有合成抗原的吸附柱预清除抗体后,此细胞毒效应则完全消失。灵长类动物的体内实验发现,anti-Gal 与表达于猪和新世界猴内皮细胞表面的 α-1,3-Gal 抗原结合后可激活补体,导致内皮细胞溶解,破坏血管壁的完整性并诱发异种超急性排斥反应。根据这些研究结果,以低聚糖中和体内的 anti-Gal,或以亲和柱清除该抗体,可将异种免疫排斥反应延迟数小时至数天。

采用转基因技术制备表达人补体调节蛋白的转基因猪,可阻止 IgM 抗体诱发的补体激活过程,从而抑制超急性排斥反应的发生。然而,anti-Gal 还有 IgG 型抗体,也能诱发免疫排斥反应。一旦 anti-Gal IgG 与异种移植物的 α-1,3-Gal

抗原结合,抗体的 Fc 段即可通过与粒细胞、单核细胞、巨噬细胞表面的 Fc 段受体的相互作用,启动抗体依赖细胞介导的细胞毒效应(ADCC),导致移植器官细胞的破坏和溶解。此细胞毒效应发挥作用慢于补体介导的效应。此外,当避免了超急性排斥反应后,ADCC 还参与了迟发性和慢性免疫排斥反应。

4. 异种移植受体产生 IgG 型的抗 α-1,3-Gal 抗体

在糖尿病患者中观察到,接受同种异基因肾移植的同时还接受猪胰岛细胞移植后,患者体内会产生以 IgG 型抗体为主的、由 anti-Gal 介导的强烈的异种免疫排斥反应。在移植后的 25～50 d 内,患者体内 anti-Gal 效价增加到 20～100 倍,三种亚型球蛋白都有增高,但以 IgG 型抗体增加为主。尽管免疫抑制治疗能够有效地抑制同种肾移植排斥反应,但却不能阻止 anti-Gal 的合成和分泌。异种移植受体血清中总的 IgG 含量并没有明显变化,anti-Gal 的效价在移植后升高 100 倍的原因不仅是该抗体的浓度升高,更重要的是 anti-Gal 的亲和力增加。通过平衡透析的方法检测 anti-Gal 的亲和力发现在移植后增加到 5～100 倍。

通过对新生旧世界猴接受猪心脏移植的动物模型进行研究,发现抗 Gal 对异种移植物的免疫效应可以进行检测。在新生猴子体内,没有检测到 IgM 型抗 Gal,IgG 的效价也很低,这导致了在移植后 4～6 d,猪心脏被受体排斥。在排斥后的第 6 天,猴子体内开始检测到 IgM 型抗 Gal 的产生,并随后出现大量 IgG 型抗体的产生。这一现象表明,在异种移植后的 5～6 d 内,免疫排斥反应主要由 IgM 介导,之后逐渐转变为 IgG 介导为主。

为了进一步研究长期抗 Gal 介导的异种免疫排斥反应,通过在猕猴体内植入猪半月板和关节软骨的移植模型进行观察。由于这些移植物内没有血管,因此不存在超急性排斥反应和迟发性排斥反应,从而能够观察长期的免疫排斥效应。在移植后 2 周,抗 Gal IgG 的效价开始逐渐增高,并在 2 周后达到 10 倍的增加;而在移植后 4 周,效价继续上升至 30～300 倍,并随着异种移植物的存在而一直维持在较高的水平上。

经过组织学检查,发现移植后 4 周,移植物内出现大量的嗜酸性粒细胞浸润。但两个月后,浸润细胞类型主变为单核细胞,其中 70% 为 T 细胞,30% 为巨噬细胞。T 细胞的浸润情况似乎与移植物表达 α-1,3-Gal 抗原相关。若使用 GTKO 猪作为供体,则 T 细胞浸润程度可降低 95% 以上。T 细胞似乎能特异性识别 α-1,3-Gal 抗原,并在表达该抗原的组织器官中聚集浸润。同时,anti-Gal 与 α-1,3-Gal 抗原结合后形成的免疫球蛋白复合物可通过 Fc 段与抗原提呈细胞(APC)表面的 Fc 段受体结合促进 APC 对异种抗原的捕获和提呈,进而激活 T 细胞使其迁移进入异种移植物从而发挥免疫效应。

5. 高亲和力抗 α-1,3-Gal 抗体的损害效应

在异种移植受体体内,抗 Gal 抗体的含量升高以及亲和力的增加,导致抗 Gal IgG 的效价提高了 30~300 倍。目前尚不清楚产生高亲和力抗 Gal IgG 的机制,有可能是产生 IgG 的 B 细胞出现了高亲和力的变异克隆,或者是高亲和力的种系基因得到了阳性选择。此外,产生高亲和力抗体的淋巴细胞可能经历了体细胞突变过程。需要强调的是,高亲和力的抗 Gal 对于异种移植物是有害的,如前所述,这些抗体可将异种抗原靶向传递给 APC。

此外,尽管 α-1,3-Gal 抗原决定簇的表达量较低,高亲和力的 anti-Gal 仍能通过 ADCC 途径有效杀伤异种移植器官,进而引发持续的慢性排斥反应。内皮细胞表面存在多种糖蛋白,其中含有大量的 α-1,3-Gal 抗原决定簇,高亲和力 anti-Gal 与抗原结合后能持续激活内皮细胞,引发内皮损伤。有研究证实,含有高亲和力 anti-Gal 的血清与猪内皮细胞共同培养后可激活内皮细胞并诱导 E-选择素的表达。从移植了猪关节软骨的猴子体内同样可获得这样的血清,如果预先从血清中清除高亲和力 anti-Gal,则激活和破坏内皮细胞的效应就会消失。而使用含低亲和力 anti-Gal 的血清则缺乏刺激内皮细胞的效应。这些现象表明,结合并激活内皮细胞,进而引发慢性炎症反应的是高亲和力 anti-Gal。

6. 是否还有其他的天然抗体参与异种排斥反应探究

多种细菌抗原以及其他环境因素是人体内抗体多样性的重要原因之一。然而,是否还有其他未知的天然抗体参与异种排斥反应仍存在疑问。为了探讨这个问题,我们通过以下实验进行了初步探究:首先将人类血清与猪内皮细胞进行共培养,并检测所有细胞表面结合的抗体种类与数量。接着选择去除 anti-Gal 血清与猪内皮细胞共培养,并再次检测细胞表面结合的所有抗体。结果显示,在去除 anti-Gal 后,内皮细胞表面结合的抗体量减少了约 85%。至于剩下的 15% 抗体是否是预清除不完全而残留的 anti-Gal 或其他未知种类的抗体,目前还不清楚。另外,新世界猴血清与猪内皮细胞的共培养实验证实了我们的推测,即能够与猪内皮细胞结合的天然抗体主要是 anti-Gal。

除了人类之外,其他物种也存在对猪的天然抗体,但这些抗体并非 anti-Gal。例如,狗血清中存在高效价的天然抗体,能够与猪内皮细胞结合并激活补体,从而导致细胞破坏和解体。然而,这些抗体并非 anti-Gal,原因在于狗和其他非灵长类动物体内均不存在 α-1,3-GT。目前尚不清楚该抗体在诱发猪-狗异种超急性排斥反应中的能力。另外,以兔血清预吸收狗血清后,未能阻断狗天然抗体与猪内皮细胞的结合。因此,多种已知和未知的天然抗体可能参与异种排斥反应,其作用机制和特性仍需进一步探讨。

经过多种实验方法证实,人血清中的天然抗体主要识别的抗原类型包括

Forssman 抗原、Pk 抗原、T 抗原、Tn 抗原以及 I/i 抗原。虽然目前无法确定所有的天然抗体是否都参与了异种排斥反应，但有研究者发现猪组织中存在的 A 型血型物质抗原也与异种排斥反应有关。预先清除含抗 A 抗体的猴子血清中的 anti-Gal 抗体，再将猪器官植入其体内，结果仍出现了异种排斥反应。

此外，除了 anti-Gal 抗体外，人或猴子体内还存在大量的其他天然抗体，这些抗体能够和猪细胞表面的抗原结合并引发异种排斥反应。如前所述，猪体内的大部分蛋白的氨基酸序列与人类的同源蛋白序列并不相同，这些蛋白均具有抗原性，进入人体后可能会导致免疫应答。例如，在猴子体内植入缺乏 α-1,3-Gal 抗原的猪关节软骨后，受体体内出现了以非 anti-Gal 抗体介导免疫排斥反应。

关于下一步研究，需要明确目前应用的免疫抑制药物是否能够抑制这些天然抗体的产生。anti-Gal 是人和猴子体内最重要的异种反应性抗体，约占免疫球蛋白总量的 1%，能够和猪等哺乳动物细胞表面丰富表达的 α-1,3-Gal 抗原特异结合。anti-Gal 产生于机体对胃肠道菌群抗原的免疫反应。IgM 型抗体通过激活补体介导异种移植物细胞的损伤，而 IgG 型抗体通过 ADCC 效应破坏移植物。IgG 型抗体效价在异种移植后的受体体内会迅速升高 300 倍，这主要是由激活的 B 细胞分泌高亲和力的 IgG 型 anti-Gal 来实现的。anti-Gal 不仅对异种移植物有急性损伤效果，同时还参与慢性排斥反应。

第三节 异种移植免疫排斥反应的类型与机制

免疫排斥是异种移植研究中一个极为关键的问题。本部分内容将重点介绍异种移植中主要的免疫排斥反应类别、免疫病理学表现以及其发生机制。异种移植的免疫排斥反应按照发生时间顺序可分为超急性免疫排斥、急性免疫排斥和慢性免疫排斥三种主要类型。此外，急性免疫排斥反应根据发生机制还可以进一步分为急性血管性排斥反应和急性细胞性排斥反应两种主要类型。

一、超急性异种免疫排斥反应

1. 定义

在两种种属之间进行异种移植，如将带有血管的猪的器官移植给人类时，恢复再灌注后几分钟至几小时内，移植物会迅速遭遇强烈的免疫排斥反应。这种排斥反应导致移植物不可逆的功能丧失，进而致使异种移植失败。此排斥反应被定义为超急性排斥反应(HAR)。

2. 免疫病理特征

在 HAR 发生后，免疫系统引发的病理改变主要以移植物间质血管充血、组织水肿、白细胞异常浸润、血小板活化及纤维蛋白血栓形成等为典型特征,同时伴随着毛细血管损伤和内皮细胞严重受损等。通过免疫荧光检测技术,可在病灶部位观察到异种抗体、补体及纤维素等物质的沉积。

以猪-狒狒异种心脏移植模型为例,狒狒在 3 h 左右开始排斥来自猪的移植物。被排斥的猪心脏移植物出现细胞结构严重损坏,血小板大量聚集形成血栓,毛细血管部分或完全阻塞,纤维蛋白原等大分子物质异常沉积,内皮细胞发生明显肿胀等超微结构的改变。

值得注意的是,不同物种间发生异种移植时,超急性排斥反应的组织病理学改变虽有相似之处,但仍存在一定差异。例如将猪心脏移植到狗体内后,移植物的病理改变出现速度较移植到狒狒体内更快。而当黑猩猩的心脏移植到人类体内时,主要表现为毛细血管破坏并伴有红细胞渗出,但心肌细胞和小血管的超微结构并未观察到明显变化。

综上所述,HAR 发生后的免疫病理改变主要表现为移植物间质血管充血、组织水肿等,不同物种间异种移植时出现的超急性排斥反应虽有相似之处,但仍存在一定差异。

3. 发生机制

异种移植 HAR 与同种移植 HAR 在免疫病理上具有类似的表现,其表现出的不同主要在于引发的原因。同种移植 HAR 主要是由于供受体间 ABO 血型不匹配或受体多次接受输血产生了抗白细胞抗原的抗体。然而,对于异种移植,特别是猪-灵长类动物的血管化异种器官移植,引发 HAR 的原因并不相同。

异种 HAR 发生在异种移植器官在受体体内恢复血流再灌注后的几分钟到几小时内,这提示它是由"天然"或"固有"的免疫机制介导的,而不是通过"后天"诱发的特异性适应性免疫应答。在正常生理条件下,天然免疫被认为能提供一个有效的防御机制以对抗入侵的微生物。

所有的哺乳类动物体内都存在循环的天然抗体,但其诱导起源目前还不是很清楚。猪-灵长类动物的异种移植 HAR 发生机制已得到公认,主要是灵长类动物体内预存的天然抗体(XNA)直接识别广泛表达于猪血管内皮细胞上的 α-1,3-半乳糖抗原,激活补体和内皮细胞,导致凝血级联反应,引起血栓形成,使猪移植器官的缺血坏死。

因此,从免疫本质上来说,异种 HAR 是由天然抗体介导的补体依赖的细胞毒效应,其中心环节是抗原抗体结合、补体激活和内皮细胞损伤。此外,猪组织细胞表面的补体调节蛋白(CRP)如衰变加速因子(DAF,CD55)、膜调节蛋白(MCP,CD46)和同源抑制因子(HRF,CD59),与灵长类动物的补体成分不协同,不能抑制人补体激活及其溶细胞作用,这也是发生异种 HAR 的重要原因之一。

二、急性血管性排斥反应

1. 定义

急性血管性排斥反应(AVR)或称延迟性血管排斥反应(DXR)或急性体液性排斥反应(AHXR),常见于近缘器官移植或控制了异种 HAR 的远缘移植。这种排斥反应在异种移植物恢复血流再灌注后 24 h 以内发生,可能导致移植物在术后数天至数周内被排斥掉。AVR 与 HAR 不同,其出血较少,但血管间血栓形成较多。尽管这两种排斥反应在时间上并无特定先后顺序,但 AVR 的过程相对较长,排斥所致的损害出现相对较晚。AVR 在病理学和临床表现方面与 HAR 存在本质的不同。因此,大多数研究者现在倾向于使用 AVR 这一术语,而不再使用 DXR。

2. 免疫病理特征

异种 AVR 的病理特征为移植物血管内皮细胞严重受损,伴有弥散性血管内凝血。显微镜下可见内皮细胞的活化与损伤、巨噬细胞和自然杀伤(NK)细胞的浸润,以及与血管内血栓形成相关的血管闭塞和组织坏死。通过免疫电镜观察,发现免疫球蛋白 G(IgG)和免疫球蛋白 M(IgM)抗体在异种移植物血管内皮处沉积,并与补体产物如 C1q、C3 和 C5b-9 有关。以猪-狒狒的异种肾移植为例,AVR 的组织学特征为广泛的出血性改变及组织水肿、局部缺血、纤维素样坏死、弥散性血管内血栓形成,血栓以纤维素血栓为主。有时出现 NK 细胞、巨噬细胞的浸润,内皮细胞水肿、活化。有时出现急性肾小管坏死的表现,伴有远端小管变性,小管上皮坏死。因内皮细胞水肿、微血栓形成,表现为肾小球实变、毛细血管形态丧失。

3. 发生机制

① 异种反应性抗体在 AVR 中的中心作用日益受到关注。尽管对 AVR 的发病机制存在争议,但大量证据表明异种反应性抗体在 AVR 发生机制中具有重要作用。

首先,异种移植物和同种异体移植物的 DXR 都与抗体在血管内皮上的沉积有关。这些抗体可能通过激活补体和/或诱导内皮细胞表达黏附分子而损伤血管内皮。

其次,植入猪器官后,灵长类动物血清中异种反应性抗体水平急剧增加。这些抗体可能针对猪组织中的抗原起作用,导致免疫反应和 AVR 的发生。

再次,用抗供体的抗体灌注可引起 AVR。这表明抗供体抗体在 AVR 中具有致病作用。

最后,去除抗供体抗体或阻断抗体合成,能延迟或抑制 AVR。这进一步证实了抗供体抗体在 AVR 中的重要作用。

然而,关于引起 AVR 的异种反应性抗体的本质仍存在争议。在仓鼠-大鼠和猪-狒狒的心脏移植模型中发现,不依赖 T 细胞的抗移植物 IgM 抗体导致了 AVR 的发生。但在近缘性异种移植组合中,IgM 型的抗供体抗体也在移植几天后出现,但水平太低不易检测,它们的专一性还不清楚。这提示可能不是单一的优势抗体专门负责 AVR,而是多种抗体和/或其他免疫因素共同作用导致 AVR 的发生。

② 血管内皮细胞的激活在移植器官的 AVR 病理生理过程中占据了重要的地位。当内皮细胞受到异种反应性抗体的刺激后,其内部的血栓调节素、硫酸乙酰肝素等抗凝物质会大量流失,而促凝物质、黏附分子以及缩血管物质等合成明显增加。这一系列变化会引发后续的效应。

由于血管内皮细胞受损,血管内皮下基质成分得以暴露,这会进一步激活血小板,最终导致移植物内血栓的形成以及炎症反应的加剧。这些生物学效应对于移植器官的 AVR 病理生理过程具有显著的影响,需要进一步关注和研究。

③ 补体系统在激活过程中与急性血管性排斥反应(AVR)存在密切关联。在某些情况下,非 α-1,3-Gal 抗体或低浓度 α-1,3-Gal 抗体可能影响受体补体激活的负性调节功能,从而导致 AVR。然而,有研究表明,即使补体被去除,急性血管性排斥反应仍可能发生。这可能是因为高浓度的 IgM 与 IgG 可直接穿透移植物血管的内皮细胞。

④ 凝血系统功能失调。在异种移植后,受体内凝血途径的激活与急性血管排斥反应(AVR)有密切联系。其主要病理机制是内皮细胞的激活和损伤导致抗凝功能失调。此外,异种移植物内皮细胞表面的凝血途径调节因子与受体循环血液内的可溶性靶分子之间存在不相容。例如,猪的组织途径抑制因子(TFPI)不能中和人凝血因子 Xa,从而放大了凝血途径的激活程度及血管内血栓形成范围。

通过实验发现,上调抗凝蛋白和下调黏附分子能有效缓解 AVR 的发生。有学者将转 TFPI 或水蛭素基因的小鼠心脏移植给大鼠后,这些转基因小鼠的心脏成功抵抗了 AVR,而对照组中的非转基因心脏在移植后 3 d 内被排斥。

⑤ 在 AVR 的发生发展过程中,NK 细胞和巨噬细胞也发挥了至关重要的作用。有研究报告指出,无论是 NK 细胞还是巨噬细胞,都可以在不依赖补体和抗体的条件下,独立引发豚鼠-大鼠心脏移植模型的 AVR。这一现象的主要分子机制可能是 NK 细胞的抑制性受体与 MHC-Ⅰ类分子无法相互识别,从而对异源内皮细胞产生细胞毒作用。此外,NK 细胞也可能通过非细胞毒机制对异种内皮细胞造成损伤,导致内皮细胞在形态学上发生改变以及活化状态出现

异常。

⑥ T 细胞在抗体依赖性细胞毒作用中的功能:虽然抗体依赖性细胞毒作用是以体液免疫为主的排斥反应,但是越来越多的数据表明 T 细胞也在这个过程中扮演了重要角色。一项研究发现,将仓鼠的心脏移植到裸鼠身上可以获得长期存活(＞100 d),并且病理检查没有发现排斥迹象。然而,如果在进行心脏移植前一天对裸鼠进行 T 细胞重建,那么移植心脏在术后第 5 天左右就会出现排斥反应,病理检查可以发现典型的抗体依赖性细胞毒作用表现,这提示 T 细胞可能参与了诱发抗体依赖性细胞毒作用。

血小板、巨噬细胞、自然杀伤细胞的活化,血管内皮细胞的激活以及凝血过程共同参与构成了异种主动脉瓣置换术(AVR)的特殊病理生理变化。

三、急性细胞性排斥反应

在当今的异种移植中,超急性和急性血管性排斥反应仍然是以天然抗体、补体系统和内皮细胞这三种因素为核心的免疫障碍。转基因猪的出现为解决这两大免疫障碍提供了较好的方案,关键在于有效抑制 T 细胞介导的特异性细胞免疫应答。然而,与同种移植中细胞介导的免疫排斥反应相比,人们对异种移植中 T 细胞介导的细胞反应了解尚不充分。

在异种器官移植中,急性细胞性排斥反应(ACR)一般在 HAR 和 AVR 之后发生。从免疫学角度来看,ACR 是 T 细胞针对移植抗原的特异性应答反应。移植物排斥涉及多种免疫反应,并由多种免疫细胞参与,包括适应性免疫中的 T 淋巴细胞和 B 淋巴细胞,固有免疫中的巨噬细胞、NK 细胞、中性粒细胞,以及抗原呈递细胞如树突状细胞等。

然而,这并不意味着所有涉及免疫细胞参与的过程都可以被称为细胞性排斥反应。例如,在 AVR 过程中,会有大量单核细胞和 NK 细胞的浸润,这些细胞主要通过释放各种炎性介质,并通过内皮细胞的激活参与血管内的炎性反应。炎性反应一般不具有抗原特异性,不发生免疫细胞的克隆选择和克隆扩增。因此,现在倾向于把淋巴细胞特别是 T 淋巴细胞介导的针对移植抗原的特异性免疫应答视为细胞性排斥反应。

早期体外研究表明,与同种移植免疫反应一样,受者对异种抗原的细胞免疫反应主要由 T 细胞介导。在人和小鼠的 T 细胞对异种抗原反应的诱导期,主要依赖 CD4$^+$T 细胞。异种 MHC-Ⅱ类抗原是 CD4$^+$T 细胞识别的主要靶抗原,但这并不意味着所有的异种移植抗原都是通过直接识别途径被捕获的。事实上,许多研究结果显示,T 细胞也能识别自身 MHC 分子提呈加工后的异种 MHC 抗原。另外,对异种抗原有反应的 Th 细胞也可能在某些情况下识别非 MHC

异种抗原。

目前，对异种 ACR 的研究还不多，但基本能够确定的是辅助性和细胞毒性 T 细胞在体外对异种移植物抗原的免疫反应比对同种抗原的反应弱。造成这个结果的原因是 T 细胞和异种细胞两者间的细胞表面分子缺乏有效的相互作用，这使得 T 细胞主要识别宿主细胞的 MHC 分子提呈的异种抗原。异种移植免疫应答对 CD4$'$T 细胞的依赖性提示，细胞介导的异种移植排斥反应可能比同种移植排斥容易控制，这意味着发展一种有效控制异种体液排斥反应的方法后，异种移植可能比同种移植更容易被接受。

四、异种慢性排斥反应

大多数异种移植物在移植早期常常受到严重破坏，这一现象在当前的医学研究中得到了广泛的关注。因此，目前对于异种慢性排斥反应的研究主要是在体外实验环境中进行。通过参照同种器官移植慢性排斥的机制，我们可以初步推断异种慢性排斥可能也是以 T 细胞免疫为主导的过程。具体而言，包括受体 T 细胞对移植物抗原呈递细胞的直接识别和间接识别。其中，间接识别在排斥反应中的作用尤为关键，并且其作用随着移植物存活时间的延长而愈发明显。

为了解决异种慢性排斥这一问题，科学家们提出了多种可能的解决方法。首先，阻断 T 细胞识别移植物抗原的途径是一种有效的方法。通过干预 T 细胞与抗原呈递细胞之间的相互作用，可以降低排斥反应的程度。其次，诱导长期稳定的免疫耐受也是解决排斥反应的关键途径之一。这可以通过使用特定的免疫抑制剂或者其他免疫调节手段实现，使机体对移植物的免疫反应降低或消除。最后，改变异种器官的 MHC 基因也被认为是一种潜在的解决方案。通过基因编辑等技术手段，将异种器官的 MHC 基因进行修饰，使其与受体的 MHC 更匹配，从而降低排斥反应的发生。

这些方法虽然在理论上可行，但在实际应用中仍面临许多挑战。例如，如何准确阻断 T 细胞的识别途径而不影响机体的正常免疫功能，如何诱导长期稳定的免疫耐受以及如何实现 MHC 基因的成功修饰等。因此，对于解决异种慢性排斥反应的问题，我们仍需要进一步的研究和探索。

第三章　超急性异种移植免疫排斥反应

一般说来,最适合移植给人的异种器官是在生物学(种系关系)上与人的关系最接近、组织抗原最一致的种属的器官。事实上,来源于较高级的灵长类的肾异种移植于人体,其可保持功能长达 9 个月。然而,由于灵长类动物可能染有对人具有致死性作用的病毒以及使用灵长类动物的伦理道德问题,故灵长类动物的利用大受限制。临床使用非人的灵长类动物作为供体进行异种移植已被多数的学者所抛弃。异种移植使用的器官来源于种系关系较远的、"不一致"物种,可以避免上述提到的问题;然而,组织相容性抗原不一致的异种血管性移植物将遭到迅速而猛烈的排斥反应,移植物将在几分钟至几小时间内坏死或功能丧失。超急性异种移植物排斥反应是由受者天然抗体和补体作用于移植物而引起的,被认为是目前异种移植临床应用的主要障碍之一。然而,即使受者存在抗供者的 ABO 或 HLA 抗原的抗体也可成功进行同种异体器官移植,猪器官移植给灵长类动物也可避免发生超急性排斥反应,这鼓励人们向克服异种移植的免疫障碍及探索其临床应用的目标继续努力。

第一节　超急性异种移植排斥反应的发病机制

当猪的血管性器官移植给人或灵长类动物后,该移植物将在几分钟至几小时之内被排斥而丧失生理功能。此快速排斥反应称为超急性排斥反应(HAR)。许多动物种系之间的移植多可发生超急性排斥反应。由于超急性排斥反应的血管损害发生在几分钟至几小时内,内皮细胞激活的早期表现也许可以解释在超急性异种移植免疫排斥反应期间微血管迅速发生的病理学改变。

超急性排斥反应的病理改变以移植物间质充血、水肿、白细胞浸润、血小板渗出和纤维蛋白血栓形成为标志,以显著的血管内皮细胞损伤等为特征。这些病理变化也许会导致移植物内皮细胞的激活。通常,静止的内皮细胞的功能是作为一个屏障防止蛋白和细胞从血管出入,并抑制血管内血栓的形成。正常内皮细胞的表面没有血小板和中性粒细胞黏附。然而,当有害的因素或细胞因子刺激血管内皮细胞,使后者的功能发生改变,从而使血管内皮细胞"激活"。激活的血管内皮细胞失去其屏障特性且刺激凝血酶形成,促进凝血导致部分抗凝血质丢失。此外,激活的血管内皮细胞可合成血小板激活因子,启动血小板的黏附和聚集。超急性排斥反应的病理改变可能是由于血管内皮细胞的激活所致。

存在于人血清中的天然抗体和补体作用于猪主动脉内皮细胞的单层培养物,可导致 50% 的细胞迅速裂解和细胞相关的硫酸肝素丢失。促使硫酸肝素释放的补体有效成分是 C5a,而单独的 C5a 则无此作用。这些结果提示,血管内皮细胞释放硫酸肝素需要两个激活信号,一个由 C5a 提供,另一个则是抗体。

除了血管内皮细胞的激活,中性粒细胞在某些情况下也可促使血管内皮细胞功能失常。人血清与猪血管内皮细胞的反应增加人中性粒细胞的黏附。猪血管内皮细胞经人的天然抗体和补体处理后,人中性粒细胞识别的主要黏附分子是 iC3b。中性粒细胞和猪血管内皮细胞相互作用的结果是使猪血管内皮细胞释放硫酸肝素。此外,组织因子和血小板激活因子的合成等变化也参与超急性排斥反应的发生。抑制血管内皮细胞激活的治疗将增强异种移植物的抗超急性排斥能力。一旦超急性排斥反应发生,则无法或很困难避免器官移植的失败。因此,克服超急性排斥反应最有效的方法应当是预防及避免其发生。

第二节　防治超急性排斥反应的主要策略与方法

超急性排斥反应是临床开展异种移植手术首先面对的一个关键性的免疫学障碍,一旦超急性排斥反应发生,无法或很难避免器官移植的失败。因此,克服超急性排斥反应的最有效的方法就是避免其发生。就目前科技进展而言,其主要的防治策略有以下几个方面。

一、清除受者体内预存天然抗体

受体体内的天然抗体主要为 IgM 类,少量为 IgG、IgA 类,可以用下列方式清除受体体内的天然抗体。

1. 血浆置换法

传统的血浆置换将患者的血液引出体外,经过膜式血浆分离方法将患者的血浆从全血中分离出来弃去,从而分离并清除包含有天然抗体在内的所有的血浆蛋白成分,然后补充等量的新鲜冷冻血浆或人血白蛋白等置换液,能够有效减少天然抗体、免疫复合物、同种异体抗原或改变抗原、抗体之间量的比例。基于以上原理,学者们认为该方法比较适用于血管性排斥反应。但该方法的缺陷在于清除天然抗体的同时清除了补体和凝血级联反应途径中的多种蛋白,并导致暂时性的无丙种球蛋白血症,因而扰乱了凝血级联反应和补体激活级联反应,导致受者处于高凝状态,从而面临病原体感染和大出血的风险。而且反复多次的血浆置换后还可能带来营养方面的不良反应和病毒感染的风险,又可能因为混入淋巴细胞而增加了移植物抗宿主病发生的风险。

2. 体外免疫吸附

免疫吸附是在血浆置换基础上发展的另一种新的血液净化技术,是利用高度特异性的抗原-抗体或有特定物理化学亲和力的物质(配体)结合在吸附材料(载体)上,用于清除血浆或全血中特定物质的治疗方法。

① 非特异性吸附:金黄色葡萄球菌蛋白 A 或 G(SPA 或 SPG)是有效的抗体蛋白亲和剂,可利用其与人类血清中抗体的 Fc 片段结合的特性而清除受者体内天然抗体,随后将处理后的血浆输回受体体内。这是一种非特异性的结合,具有高度的亲和力,同时这是一种可逆、pH 值敏感性的结合。以金黄色葡萄球菌蛋白 A 为例,一般采用金黄色葡萄球菌蛋白 A-琼脂糖凝胶柱或金黄色葡萄球菌蛋白 A-硅胶柱,当将 pH 值降至 2.3～2.5 时,金黄色葡萄球菌蛋白 A 与所结合的抗体解离,抗体被洗脱去除。将 pH 值恢复至 7.0 时,金黄色葡萄球菌蛋白 A 又恢复吸附能力。这样可不断重复循环吸附抗体,从而达到治疗目的。但本法缺点在于无特异性地清除受体体内所有抗体,从而导致受体的低丙种球蛋白血症,因而面临病原体感染的风险。

② 特异性吸附:将人工化学合成的 α-1,3-Gal 半抗原以共价键交联至可变形的亲水性聚合物作为基质,再共价结合至大孔玻璃珠上制备成免疫吸附柱,可特异性清除抗 Gal 抗体。还可采用蜜二糖或特异性更强的 α-半乳寡糖免疫吸附柱特异性清除血浆中 anti-α-Gal 抗体,使血液保持无 anti-α-Gal 抗体状态约 4 d。本方法对其他抗体无吸附作用,经处理后血浆回输受体体内,因此受体无低丙种球蛋白血症之虞。但不足之处在于停止吸附后,受体体内会逐步产生新的 anti-α-Gal 抗体,最终仍然导致移植器官排斥反应发生。

目前,对于移植前使用亲和柱预清除 anti-α-Gal 以阻止异种免疫排斥反应的方法仍有较大争论。因为在研究中发现,预清除后 4～5 d,由于机体对肠道菌群的免疫反应,外周血液中的 IgG 型抗体会迅速恢复到原有水平。此外,一旦异种移植物进入人或猴体内,免疫系统会产生更多的 IgG 型抗体,使其效价增加至移植前的 30～300 倍。这样的免疫应答对于异种移植物具有严重的危害,它有利于慢性排斥的发生和进行。也有研究认为,异种移植受体血清中总的 IgG 含量并没有明显变化,anti-α-Gal 的效价在移植后升高的原因不仅是该抗体的浓度升高,更重要的是 anti-α-Gal 的亲和力增加。出现高亲和力的 anti-α-Gal

IgG 的机制尚不清楚,有可能是产生 IgG 的 B 细胞出现了高亲和力的变异克隆,或者是高亲和力的种系基因得到了阳性选择。产生高亲和力抗体的淋巴细胞有可能经历了体细胞突变过程。

高亲和力抗 α-1,3-半乳糖抗体有损害效应,高亲和力的 anti-α-Gal 对于异种移植物是有害的。这些抗体可将异种抗原靶向传递给 APC。同时,即使 α-Gal 抗原决定簇的表达量很低,高亲和力的 anti-α-Gal 也能通过 ADCC 途径有效杀伤异种移植器官,导致持续进行慢性排斥反应。此外,内皮细胞表面存在种类较多的糖蛋白,其中含有大量的 α-Gal 抗原决定簇,高亲和力 anti-α-Gal 与抗原结合后可持续激活内皮细胞,引起内皮损伤。有研究证实,含高亲和力 anti-α-Gal 的血清与猪内皮细胞共培养后可激活内皮细胞,并诱导 E-选择素的表达。从移植了猪关节软骨的猴子体内同样可得到这样的血清。若预先自血清中清除高亲和力 anti-α-Gal,则激活和破坏内皮细胞的效应消失。而使用含低亲和力 anti-α-Gal 的血清,也缺乏刺激内皮细胞的效应。这些现象提示,结合并激活内皮细胞,进而引发慢性炎性反应的是高亲和力的 anti-α-Gal。

3. 器官灌注吸附

用受体血液灌注供体离体器官,使抗体与异种抗原结合,可使预成抗体大幅度下降,但会很快回升。林恩等将狗的血液经过多个猪肾灌注后发现狗血中的抗猪抗体降低 75% 以上,猪肾移植后的存活时间也显著长于未灌注者(152 min 和 8 min)。不同的器官吸附清除天然抗体的能力具有差异,有人认为在清除人抗猪抗体方面,猪肺比猪肾、猪肝有更好的效果。

4. 中和异种反应性天然抗体

将猪的心脏移植给狒狒时,在血液滴注前用低聚糖混合物静脉灌注,使心脏功能完好地持续了 8 h,但至 18 h 后逐渐出现功能活性下降直至丧失。心肌组织学检验也表明 3~5 h 只出现充血和轻微的血管排斥,18 h 后有严重的血管排斥发生。可见 α-Gal 低聚糖的治疗方法只能延迟,而不能完全阻止排斥反应的发生。

5. 单克隆抗体法

针对 μ 链的单克隆抗体可抑制体液免疫,动物实验已证实通过亲和层析技术或应用抗 μ 链单克隆抗体可清除人血清内抗半乳糖天然抗体。

二、清除供体移植物组织器官的半乳糖抗原

第一,可应用纯化的 α-乳糖酶预处理异种移植物,清除其组织细胞表面的半乳糖抗原。第二,通过反义技术抑制异种移植物细胞表达 α-半乳糖。第三,敲除供体的半乳糖转移酶基因,使之不表达可与人天然抗体结合的 α-半乳糖。

第四,通过转基因技术,使供者细胞高表达果糖转移酶,以拮抗 α-1,3-半乳糖苷转移酶活性,减少 α-Gal 表达。

1. 去除 α-Gal 抗原表位

（1）酶处理

① α-半乳糖苷酶:通过 α-半乳糖苷酶水解细胞表面糖脂和糖蛋白末端的 α-1,3-半乳糖基可减少 α-Gal 抗原表位。赫夫用 α-半乳糖苷酶处理猪的血管内皮细胞后分析发现 α-Gal 残基完全消失,并有 N-乙酰乳糖胺暴露,同时与人血清 IgG 和 IgM 的结合能力显著下降。重要的是这种处理并未诱导任何非特异性免疫球蛋白的结合,但导致了新的抗原表位的暴露,同时补体介导的裂解作用明显下降。体外研究表明,α-半乳糖苷酶能在 30 min 内消除猪股静脉内皮细胞上的异种抗原 α-Gal,同时被处理的猪血管内皮在 1 h 内无形态学的病理变化。用 α-半乳糖苷酶处理猪主动脉内皮细胞后可发现 α-Gal 被很快消除,且猪主动脉内皮细胞受到保护免遭新鲜人血清补体介导的细胞毒作用。上述的研究结果充分表明,α-半乳糖苷酶既可在细胞水平,也可在组织水平消除 α-Gal 表位,同时并保持导致受处理组织的结构完整性。

② β-半乳糖苷酶:产气荚膜梭菌的 β-半乳糖苷酶 C 可以破坏该抗原结构中 α-半乳糖的连接。基于这种酶的序列分析,克隆表达出相应的酶蛋白,实验中发现它几乎可以完全去除血管内皮细胞上的 α-Gal 抗原,避免了其与人血浆中 IgM 的结合,使移植物存活时间明显延长。用该酶溶液静脉滴注时,4~8 h 或以后猪肾血管内皮细胞上的 α-Gal 抗原可完全清除,12 h 后不仅没有发现组织损伤,同时 98％的红细胞上的 α-Gal 抗原也可被分解,但是 24 h 后又会出现。如间隔一段时间后(约 2 个月)再次注射,清除效果依然显著,没有蓄积毒性。此后发现绿咖啡豆中的 α-半乳糖苷酶能去除猪内皮细胞 α-Gal 抗原的 α-半乳糖基,是迄今为止作用最强的半乳糖苷酶。利用 PK15 细胞(一种猪肾细胞)检测可见用该酶处理后的细胞在人血浆中的存活时间延长。但就目前研究现状而言,酶处理去除 Gal 抗原只是暂时性的,而不能阻止该抗原的再次出现。如使用免疫抑制药及相应的抗炎药物,可能使移植物躲过急性移植排斥的快速致死阶段而进入适应期,对于提高异体移植物的存活率亦有一定的参考意义。

（2）基因工程遗传修饰

通过对供体某些基因进行遗传修饰,使异种抗原低表达或不表达,是防止 HAR 最根本的措施之一。目前,比较公认猪是向人类提供异种移植物的最理想的种属,因而多数基因工程改造供体研究的对象为猪。从远期目标看,猪是一种比较理想的为临床患者提供移植器官的供体,因为猪的数量众多,繁殖方便,饲养手段成熟,成本低;猪的器官与相应人的器官主要解剖学指标与生理学指标相近似,移植后可满足成年患者机体功能所需;猪的人畜共患病有限并易于控制;猪能够被转基因处理;一般不引起伦理学争议。但是也有不利因素,就是猪与人属非协调性异种移植模式,其 MHC-DR 基因在同源性高的区域只有约60%相同性,且猪与人 MHC-Ⅰ分子的氨基酸相同率仅为73%~75%,移植后排斥反应难以控制。以猪为器官供体还有一个需要明确的问题:存在于猪基因组的猪内源性逆转录病毒(PERV)是否会伴随移植物传给受者? PERV 由于可整合于猪染色体中不易清除因而具有较大感染受体的潜在危险。虽然在人体内的感染还没得到证实,但体外的共培养和传染实验证实 PERV 可以感染人的淋巴细胞。而移植术后免疫抑制药的应用以及免疫耐受诱导会导致受体免疫功能下降,继而可能引起异种移植跨种族感染。尤其是近年 SARS 病毒由动物传染人加重了人们对此的忧虑。但迄今为止,还没有确定的证据表明它是安全或危险的。对此可采取以下一些方法来避免此风险:选择 PERV-C 阴性猪,以避免与 PERV-A 重组;发展具有高特异性和敏感性检验病毒的方法;研制抗 PERV抗原;通过 RNA 干涉抑制 PERV 的转录。而研究转基因抗-PERV 猪以及siRNA 技术则不失为良好选择。

运用基因工程技术,有以下几种策略可达到这一目的:

① 基因敲除 α-1,3-GT 的编码基因。α-1,3-GT 基因是一种单拷贝基因,负责转录 α-Gal 表位合成酶,敲除可使 α-Gal 表位基本消失。产生 α-Gal 抗原阴性表达猪的直接方式是采用同源重组的方法灭活 α-1,3-GT 基因的活性。尽管同源基因重组技术的发展很快,但当前仅能应用于小鼠或大鼠等小型动物体内,还不能用于猪。特尔及科旺等先后建立 α-1,3-GT 敲除小鼠模型,在离体人血清心脏灌注实验中,基因敲除鼠心脏成活时间显著增长。敲除 α-Gal 表位鼠心脏部分克服了 HAR。纯合子 GTKO 猪的培育也已报道成功。成功建立 GTKO猪是异种移植领域的一个里程碑,随后的移植实验结果也令人鼓舞,GTKO 猪的心或肾移植到已免疫抑制的狒狒体内,分别成活 179 d 和 83 d,都克服了HAR。而山田等将 GTKO 猪的肾脏移植给狒狒,联合胸腺移植的诱导耐受方法,使移植物存活期延长至 83 d。

近年来,新兴的 RNA 干扰(RNAi)技术受到广大学者的瞩目,亦被应用于α-1,3-GT 基因敲除。RNAi 广泛存在于自然界的植物、真菌、动物和人的细胞,是一个生物界普遍存在的 RNA 水平的基因调控手段。我们知道在多种生物中,将外源的双链 RNA(dsRNA)导入细胞后会导致与该 dsRNA 同源的 mRNA被降解,相应的基因表达被抑制,功能失活,从而达到了基因敲除的效果,这种方法被称为 RNA 干扰。目前已经认识到只有 21~25 nt(1 个 nt 就是 1 个核苷酸)的 dsRNA 具有 RNAi 作用,长链 dsRNA 不具备 RNAi 作用。哺乳动物细胞中是由 dsRNA 特异性的 RNA 内切酶 Dicer 完成将长链 dsRNA 降解为 $21\sim$ 25 nt 的 siRNA 这个过程的。现有的合成 siRNA 的方法有体外化学合成、体外生化合成和以 RNAi 载体转染至细胞内合成。因 RNAi 载体转染方式可长期、稳定地抑制细胞内目的基因的表达,所以学者们都以此方式去除 α-Gal 表位的表达。和传统的反义 RNA 技术相比,RNAi 能够更为有效地抑制 α-Gal 表位的表达,更能有效地减少 α-Gal 所致的异种移植排斥反应的发生,延长移植物的存活时间。

　　然而,灭活猪的 α-1,3-GT 基因活性是否会带来一些其他的不良反应甚至是危及受者生命的生理后果呢? 对于这个疑问,我们可以从发生自然突变的人体和制备的 α-Gal 抗原敲除鼠中得到部分答案。人类和旧世界猴体内的 α-1,3-GT 基因是发生了突变而成为假基因,但并未造成有害结果。当然,理论上也存在这种基因突变启动某种补偿保护机制以避免有害作用的发生。我们所观察到的是其他的糖基转移酶编码基因失去功能后可能会带来严重的后果,如 O 型血的人,其体内 B 转移酶是无活性的,这主要是其编码基因里的终止密码子发生了核苷酸取代;还有"孟买"血型的个体,其体内缺乏有功能的 α-1,2-岩藻糖基转移酶。值得注意的是,一旦 α-1,3-GT 基因被灭活,动物体内可能会产生有活性的 anti-α-Gal 抗体。

　　敲除 α-1,3-GT 基因活性的纯合子品系鼠已被成功制备。该品系小鼠的第 9 号外显子被敲除,该外显子编码转移酶的催化结构域。但这并未带来致死性后果,在小鼠的所有组织中完全清除 α-Gal 后,小鼠体内会产生抗 α-Gal 抗原的天然抗体。这些 α-Gal 抗原完全敲除的小鼠是良好的模型动物,可用来研究 α-Gal 抗原依赖的异种移植超急性排斥反应、延迟异种移植排斥反应,或用来快速评估联合不同的转基因策略所产生的基因修饰供体器官在异种移植中的效果。在此动物模型中,若将 α-Gal 抗原阳性动物的器官植入基因修饰小鼠体内,30 min 内即产生强烈的免疫排斥反应,该反应由抗 α-Gal 抗原的 IgM 抗体和补体依赖机制所介导。但我们发现培养的猪胰岛细胞可在体内完全抵抗 IgM 抗体,且在 α-Gal 抗原阳性小鼠心脏被排斥的环境中也不发生排斥反应。而如果将 α-Gal 抗原阳性的小鼠骨髓植入阴性小鼠体内,可达到 50% 存活率;但如果预先给阴性小鼠接种大剂量高浓度的抗 α-Gal 抗原的抗体,全部受体小鼠则会发生骨髓移植物排斥反应。然而,在致死剂量射线照射后的阴性小鼠体内注入来自阳性小鼠和阴性小鼠的混合骨髓细胞,可造成微嵌合现象,诱导出 B 细胞耐受,而抗 α-Gal 抗原的抗体也不再出现。在另一项研究中,采用反转录病毒载体将 α-1,3-GT 编码基因转入阴性小鼠骨髓细胞内,也成功诱导出 B 细胞耐受。研究显示, α-Gal抗原剔除小鼠的心脏不被正常血清或含有高浓度抗体滴度(抗体滴度$>1:2\,000$)的血清所排斥,这刺激了制备 α-Gal 抗原敲除猪的需求。克隆动物的细胞核移植技术有可能为制备 α-Gal 抗原阴性表达猪提供解决方法。此外,利用体外转染外源基因的成纤维细胞的细胞核,已成功制备出表达外源蛋白的转基因羊和转基因小牛。因此,细胞核移植技术极有可能成功应用于猪,从而制备出无 α-1,3-GT 基因活性的转基因猪。

② 反义核酸技术。反义核酸技术是应用与目的基因 mRNA 互补的单链寡聚核苷酸(反义核酸)抑制 mRNA 水平上的翻译,从而抑制该基因蛋白的表达。有以下三种方式实现对 α-1,3-GT 基因表达的抑制:反义 cDNA、反义寡核苷酸和反义核酶。已有研究建立 α-1,3-GT 反义 cDNA 转基因鼠,小鼠发育良好。与野生型相比,转基因小鼠组织与人血清 XNA 的结合降低 $30\%\sim40\%$,与补体的结合下降了 $30\%\sim50\%$,取得良好的效果。

③ 糖基转移酶过表达。选择 α-1,2-岩藻糖基转移酶(α-1,2-FT)为目标分子,来降低 α-Gal 抗原表达的原因是,因为它与 α-1,3-GT 都以 N-乙酰乳糖胺为底物,催化合成为成年人 ABO 血型系统中的前体分子 H 血型抗原(不产生异种排斥反应),这种相互竞争反应可有效降低 α-Gal 表位的形成。在高尔基体中 N-乙酰乳糖胺是首先被暴露于 α-1,2-FT,其次才会暴露于 α-1,3-GT,这使得底物竞争的天平更有利于 α-1,2-FT。目前已经建立了 α-1,2-FT 转基因细胞系——转基因鼠和转基因猪。在广泛表达 α-1,2-FT 的转基因小鼠体内,所有组织中的 α-Gal 抗原表达量降低,包括内皮细胞,且与人天然抗体的结合程度也显著降低。而在表达 α-1,2-FT 的转基因猪体内,也发现了细胞膜表面 α-Gal 抗原表达量降低。但转基因猪 α-Gal 的减少效果不如转基因鼠,这或许因为猪的 α-Gal 高表达,转基因启动子不够强大,α-1,2-FT 的量产生不足以完全竞争抑制 α-1,3-GT。研究显示,α-1,2-FT 转基因鼠的心脏在人血清离体实验中成活时间与基因敲除鼠相近,可从 1 h 延长到 18 h。

此外,绝大部分动物体内的 α-1,3-GT 仅只能将 α-半乳糖转移至 N-乙酰乳酸胺上,并不能利用 H 物质作为受体。因此,学者们一度假设过表达 α-1,2-FT 可能会降低 α-Gal 抗原的形成。最终实验结果表明,无论是在体内还是体外实验中,都存在两种转移酶的竞争作用,且 H 物质的表达显著升高。在 COS 细胞和猪肾细胞内同时表达 α-1,2-FT 和 α-1,3-GT,可使细胞表面的 α-Gal 抗原表达量降低 90% 以上,并表达高浓度的 H 物质。同时,显著降低与人天然抗体的结合程度,并抑制人血清和补体对这些细胞破坏作用。但这种方法并不能彻底清除 α-Gal 抗原的表达,而在表达 α-1,2-FT 的转基因动物体内残存的少量 α-Gal 抗原是否足以与人天然抗体反应并引发超急性排斥反应呢?为了明确这个疑问,学者们将表达 α-1,2-FT 的转基因小鼠心脏植入 α-Gal 抗原敲除小鼠体内,结果发现移植心脏存活时间延长,且未发现有明显的超急性排斥反应现象。实验结果证实,这种基因修饰方法能够完全有效地避免抗体介导的超急性排斥反应。该策略也可使用分泌型 α-1,2-FT,它比 H 型 α-1,2-FT 具有更广泛的受体特异性,并能够将 COS 细胞表面的 α-Gal 抗原的表达量降低 99%。其他以 N-乙酰乳糖胺为底物的糖基转移酶也具有与 α-1,2-FT 相似的功能。已有研究发现,α-2,3-唾液酸转移酶可使 α-Gal 抗原表达量下降,但其下降幅度低于 α-1,2-FT。同 α-1,2-FT 相似,α-2,3-唾液酸转移酶和 α-1,3-GT 具有相同的作用底物,且两者都定位于高尔基体内相同位置。另一个潜在的候选分子是 beta-1,4-N-乙酰葡糖胺转移酶-Ⅲ(GNT-Ⅲ),利用转基因表达竞争性抑制的方式,它也能在体外或转基因鼠体内显著降低 α-Gal 抗原的表达。科莫达等将 GNT-Ⅲ 转基因猪胰岛移植至短尾猴,移植组织生存时间明显延长,且异种移植抗原表达下降明显。

α-半乳糖苷酶是一种外切糖苷酶,具有类似溶酶体功能,可将发生糖基化后的 α-Gal 水解为两部分,特异性作用于 α-1,3-Gal 之间的 α-1,3-糖苷键,去除末端的一个半乳糖残基,可使其抗原性消失,因而可以抑制 α-Gal 的合成。体内及体外实验已证明 α-半乳糖苷酶可清除 α-Gal 抗原,终止该抗原与人血清间的反应。在猪内皮细胞中表达人 α-半乳糖苷酶,可降低细胞膜表面 α-Gal 抗原表达量;同时,与对照组细胞相比,转 α-半乳糖苷酶细胞与人天然抗体结合力降低 10 倍。文献报道,将 α-1,2-FT 基因与 α-半乳糖苷酶基因共转染于猪内皮细胞,体外实验证明可基本消除 α-Gal 表位表达。在 COS 细胞内共转染 α-半乳糖苷酶和 α-1,2-GT 可使 α-Gal 抗原表达量下降 75%,并抑制人血清对细胞的溶解作用。若联合转染 α-1,2-FT 和 α-半乳糖苷酶,其清除效果进一步加强,可完全清除细胞膜表面 α-Gal 抗原的表达。在体内,表达人 α-半乳糖苷酶的转基因小鼠与天然抗体的结合力下降 25%,并同时减弱补体介导的溶细胞作用。该转基因小鼠的心脏在 α-Gal 抗原剔除小鼠体内可存活 30～90 min;而且该基因的表达水平越高,其酶促活性越强,转染后的小鼠该基因活性比未转染小鼠的基因活性高 11 000 倍。

总的来看,单个酶基因的转染不能完全抑制 α-Gal 抗原的表达,而采用多个糖基转移酶基因的联合转染将有可能完全清除 α-Gal 抗原的表达。上述研究结果说明,利用双基因转染猪的体细胞进而进行转基因体细胞克隆猪,也是一条清除猪器官表面 α-Gal 表位的有希望的技术途径。

2. 阻断抗原抗体结合

可以应用 F(ab') 片段来阻断体内抗体与抗原的作用。甘比将豚鼠心脏用大鼠的 IgMF(ab') 片段处理后再移植给大鼠,其存活时间显著延长,说明 F(ab') 片段对抗体介导的反应有一定的阻断作用。但哈巴尔等将取自预敏狗的 IgG 制成

F(ab′)片段，以该片段预处理猪肾，而后移植至狗，其存活时间无差别。

3. 阻断受体补体激活途径

① 眼镜蛇毒因子（CVF）。CVF是一种糖蛋白分子，哺乳动物补体C3的类似物，结构类似C3a，在Mg^2存在下与血清补体B因子可逆结合，并可被D因子裂解为C3转移酶，该酶不能被H因子和I因子调节，可与补体系统中C3结合构成一个高度稳定的酶复合物，代替内源性的组分C3b，从而激活补体旁路途径，导致C3、C5、B因子消耗，造成血清中补体含量下降，使经典和旁路途径均失去功能。经眼镜蛇毒因子加免疫抑制药处理的猪心脏可存活28 d。CVF性质稳定，半衰期长，能不断激活补体使之耗竭，但CVF激活补体过程中产生的补体片段可增强白细胞趋化、黏附和吞噬作用，对血管内皮细胞产生浓度依赖性的损伤，并启动血管内凝血机制，从而引起肺损伤以及其他并发症。另外，CVF作为一种异种蛋白，本身具有抗原性，注射后机体快速产生抗CVF抗体，使其效应减弱，从而使其作用只能维持几天，需反复给药，且其毒性反应较大、费用高，只能短期使用；而且CVF耗竭补体为全身性，靶向性差，使机体增加感染的概率。

② 给予DAF，补体抑制药K76COOH、FUT175、外源性C1酯酶抑制因子（C1INH）或可溶性补体受体1（sCR1）等可抑制补体活性，从而延长异种移植物成活时间。

补体受体1（CR1）调节补体C3、C4的激活，其可溶性突变形式——可溶性补体受体1（sCR1）可以与C3与C5转化酶结合并使之解离，从而阻止补体的经典与旁路激活途径，防止移植超急性排斥反应的发生。有研究表明，sCR1是通过竞争与补体结合，阻断补体的活化，明显延长异种移植物的存活时间。临床上已经将sCR1用于急性呼吸及窘迫综合征、心肌梗死以及肺移植治疗以减少补体介导的组织损伤，并取得了较好的临床效果，也从侧面证实该药物抑制补体激活的疗效。由于sCR1有效地阻止了C3的激活，丧失了C3b的调理作用，故其对机体的防御功能具有负面影响。尽管sCR1全程阻滞了补体活性，但单次治疗并不影响患者对病原微生物的免疫反应。

此外，还有研究中的抗补体成分抗体，尤其是抗C5单克隆抗体。补体经典途径和替代途径都必须通过C5转化酶，裂解C5形成C5a和C5b，后者与C6、C7、C8以及C9结合，形成补体膜攻击复合物。在补体C5水平利用抗C5单克隆抗体抑制C5裂解，阻止C5a和C5b生成，既可避免炎性分子C5a和膜攻击复合物C5b-9生成，保护细胞免遭破坏，又可以保留上游补体产物如C3a与C3b的生成，从而保留免疫调理作用。克罗舒斯研究了人C5单克隆抗体对补体介导的超急性排斥反应的抑制作用，发现人C5单克隆抗体完全阻断经典补体激活途径，对移植心脏的窦性心律维持时间的影响呈剂量依赖型改变，在浓度最高组中,病理检查没有显示超急性排斥反应的证据,也没有 C5b-9 沉积,说明人 C5 单克隆抗体抑制终端补体复合物的形成在异种心脏移植中具有临床应用价值。此外,有研究发现,虽然 C5 单克隆抗体可以完全抑制补体系统激活,但它只能减轻急性血管排斥反应,并不能完全阻止急性血管排斥反应的发生。而 C5 单克隆抗体与环孢素联合应用可以完全抑制补体激活,避免体液性以及细胞性排斥反应的发生。在其他类似的研究中亦发现:在离体的猪-人异种移植模型中,抗人 C5 单克隆抗体能抑制血细胞凝集反应 HAR,C8 单克隆抗体能防止人血灌注后对大鼠心脏所造成的损伤。在心肺分流术后患者中使用抗人 C5 的重组人单链 Fv,发现能有效地阻断 SC5b-9 的产生、白细胞表达 CD11b 以及术后的心肌损伤。以上研究提示,使用抗 C5 抗体能有效地阻断 C5 激活,并减轻 MAC 介导的组织损伤。Pexelizumab(培克珠单抗)是 Alexion 公司开发的抗人 C5 短链单克隆抗体,在对急性心梗溶栓治疗的 COMPLY(急性心梗溶栓治疗的补体抑制试验)试验中,Pexelizumab 单次注射可以抑制补体活性达 4 h,连续输注可以抑制补体活性达 20~24 h,显示出强大的补体抑制活性,而且所有患者均耐受良好,未增加患者的感染发生率,但在异种移植领域尚缺乏相关研究。

Compstatin(坎普他汀)是由 13 个氨基酸构成的环状多肽,能特异性地与 C3 结合,抑制 C3 裂解成 C3a 与 C3b,从而阻止生成亲炎性的 C3a;阻止生成调理素 C3b 以及其裂解片段 C3d;阻止其下游补体产物 C5a 及 C5b-9,即膜攻击复合物的生成。该药还可以抑制肝素-鱼精蛋白诱导的补体激活,抑制体外循环中血液与生物界面接触诱发的补体激活。离体实验显示,该药能有效地延长人血灌注后对猪肾脏的存活期,能抑制补体激活片段的产生,减少 C3 和 MAC 在组织中的沉积。此外,在几内亚猪-大鼠移植模型中,肝素被用于抑制补体,能够减少 C3b 在心脏的沉积,延长移植后的存活,同时还能够减少移植心脏的硫酸乙酰肝素的释放。

③ 补体调节蛋白。补体激活是 HAR 发生的核心,利用转基因技术可使供体表达受体的补体调节蛋白(CRFs)以抑制受体补体激活。例如,可将人补体调节蛋白基因导入猪受精卵,培育其组织器官表达相应蛋白的转基因猪,从而阻断补体活化过程。目前研究最多的是 DAF、MCP 和 CD59。在生理学条件下,自体细胞上的补体激活部分受细胞相关性糖蛋白(如 DAF)和 MCP 调控,它们在 C3 转化酶上抑制补体激活,CD59 阻止了膜攻击复合物的形成。DAF 和 MCP 是人体内重要的补体调节因子,广泛表达于内皮细胞、成纤维细胞和白细胞表面,分别作用于补体激活反应的不同阶段,使补体系统的激活与抑制处于平衡状态。它们可以通过两条途径抑制 C3 转化酶的活性:一是抑制 C3b 或 C4b 与 Bb 或 C2a 的结合;二是直接促进或作为辅助因子促进 C3 转化酶的分解。DAF 是

一种 GPI 锚定的膜结合补体调节蛋白。DAF 作用的靶分子是 C4b2b、C3bBb，主要起加速其衰变的作用。DAF 基因包含有四个毗邻的 SCR 单元，分别命名为 CCP1、CCP2、CCP3 和 CCP4。研究显示，DAF 的 CCP 活性区是 CCP2～CCP4，而 CCP2、CCP3 是加速经典途径和旁路途径 C3 转化酶、C4b2a、C3bBb 的衰变能力所必需的，CCP4 则是它行使旁路功能所必需的。MCP 存在于血细胞、内皮细胞细胞膜，主要辅助血清中的 I 因子裂解 C3b 和 C4b，抑制 C3 和 C5 转化酶的产生，可在补体激活早期发挥抑制作用，从而对补体激活后续的级联反应进行有效的抑制，保护靶细胞免受攻击。

在异种供体器官细胞上表达的这些调节因子因种间差异而不能有效抑制人类补体活性，但通过基因工程使异种供器官细胞膜上表达人类的调节因子，则可能抑制受者补体活化，从而克服超急性排斥。英国科学家已成功地将人 DAF (hDAF)基因转入猪，使其在猪组织（心、肝、肾、胰、肺等）上表达。里夫斯等将 hDAF 转基因猪心脏移植至短尾猴，两个移植心脏分别至术后 39 d 和 78 d 发生排斥反应，显著延长了生存时间。扎伊迪等进行了猪-猕猴肾移植实验，hDAF 转基因猪肾平均成活时间显著长于对照组，且实验组无一例发生 HAR。伯恩小组运用 CD55/CD59 转基因鼠的心脏进行人血浆体外灌注实验，发现基本抑制 HAR，心脏成活时间明显延长。清水等的研究也证实了 DAF 转基因修饰对 HRF 有良好的预防作用。CD55/CD59 转基因猪心、肺-狒狒的移植实验中，也充分证明转补体调节蛋白基因可有效防止 HAR。亚当斯等报道，将 MCP 转基因猪心脏移植至狒狒，应用环孢素、甲泼尼龙和环磷酰胺等药物，并进行体外血浆灌注，至术后 16 d 移植心脏还保持有力的收缩，而对照组仅存活了 60～80 min。美国科学家也成功培育出能表达 CD59 的转基因猪，体外实验证明能减弱人补体的溶猪细胞作用。由于 DAF、MCP 和 CD59 在抑制补体激活的过程中的作用环节不同，人们设想培育多个补体调节因子联合的转基因猪，以期为移植器官带来更好的保护作用。但是 DAF 的转基因表达水平在 MCP 与 DAF 的联合转基因猪体内均低于其在 DAF 单基因转基因猪体内的表达水平，这一现象的机制尚不清楚。近年的研究显示，联合 α-1,2-FT 和 DAF 或 CD59 的基因修饰抑制超急性排斥反应的效果要好于单独的 α-1,2-FT 基因修饰。此外，为获得高水平表达人补体调节蛋白的转基因猪，杜克大学的学者采用 β-肌动蛋白启动子控制 CD59，H-2K 启动子控制 DAF，从而获得的转基因猪中 CD59、DAF 的表达显著高于采用球蛋白启动子系统的转基因猪。将该转基因猪的心脏移植给狒狒，移植器官中补体的沉积得到很好的清除，移植心脏的功能保持的时间亦得以显著延长。

无论是经典途径还是替代途径，补体激活的最后步骤都是膜攻击复合物（MAC）的形成。MAC 是由附着于细胞膜表面的 C5b-8 复合物与 12～15 个 C9

分子连接而成的。它可以在胞膜上形成小孔,使小分子的可溶性物质、离子和水分子透过胞膜,造成细胞内渗透压降低,细胞裂解。CD59 可以阻碍 C7、C8 与 C5b-6 复合物结合,从而抑制 MAC 形成,保护细胞不被裂解。有研究者认为,CD59 分子的种属特异性不像 DAF 和 MCP 那样严格,利用猪的 CD59 也可以在移植后起到调节作用。采用转基因技术制备表达人补体调节蛋白的转基因猪,可阻止 IgM 抗体诱发的补体激活过程,从而抑制超急性排斥反应的发生。然而,anti-Gal 还有 IgG 型抗体,也能诱发免疫排斥反应。一旦 anti-Gal 的 IgG 型抗体与异种移植物的 α-1,3-半乳糖抗原结合,抗体的 Fc 段即可通过与粒细胞、单核细胞、巨噬细胞表面的 Fc 段受体的相互作用,启动抗体依赖细胞介导的细胞毒效应(ADCC),导致移植器官细胞的破坏和溶解。此细胞毒效应发挥作用慢于补体介导的效应。此外,当避免了超急性排斥反应后,ADCC 还参与了迟发性和慢性免疫排斥反应。

4. 针对 EC 激活

凝血调节蛋白(TM)是存在于所有内皮细胞膜表面的跨膜糖蛋白,每个内皮细胞表面可有 3 万～10 万个 TM 分子,以肺部微血管中含量最为丰富。TM 是凝血酶结合到内皮细胞表面的受体,而凝血酶是唯一能够激活蛋白 C 的酶。我们知道,肝所合成的蛋白 C 活化后可灭活凝血级联反应中的因子 Va 和 VⅢa 从而抑制凝血级联反应,是关键性的抗凝血因子。通常凝血酶单独作用于蛋白 C 时激活效率很差,但其与 TM 结合后分子构象发生改变,使其与蛋白 C 的亲和力明显变高,进而使其激活蛋白 C 的效率可提高 1 000 倍。此外,TM 通过与凝血酶的结合抑制了凝血酶的多种凝血活性,包括纤维蛋白原的凝固、蛋白 S 的灭活以及血小板的聚集。TM 还可以通过结合因子 Xa 来抑制前凝血酶的激活。TM 与凝血酶结合后其复合物被内皮细胞内吞入胞,凝血酶在细胞内被降解,而与 TM 结合的葡糖胺聚糖可通过抗凝血酶Ⅲ(AT-Ⅲ)可加速灭活凝血酶,TM 可再循环至细胞膜行使其功能。在猪-灵长类的异种移植模式中血管损伤和内皮细胞激活是超急性排斥反应的重要环节。而猪 TM 与灵长类动物凝血酶之间存在的分子不相容性和移植术后猪内皮细胞表面 TM 分子大量丢失是重要原因。事实上,研究发现在猪-灵长类动物移植后凝血酶与猪 TM 结合后激活蛋白 C 的活性能力仅有其正常情况下的 2%。因此,用表达人 TM 的转基因猪器官进行异种移植可能就是一个避免移植后血管损伤和血栓形成的理想的途径。彼得森等用体细胞核转移的方法建立了 hTM 转基因猪,研究表明在猪内皮细胞中过表达 hTM 并未干扰猪的凝血系统,并可显著增强凝血酶激活蛋白 C 的能力和抗凝血能力,同时也显著抑制了凝血酶介导的血小板聚集。此外,从猪主动脉 EC 中分离出 NF-kB 的抑制基因,如将该抑制基因置于启动子下游,则可能阻止 EC 活化。

三、其他方法

1. 免疫抑制药物治疗

临床异种移植中多主张采用本法,包括前述一些手段的组合,对体液、细胞免疫进行联合抑制。如 1993 年斯塔拉尔等施行的狒狒→人肝移植中,采用了FK506、环磷酰胺、前列腺素 E-1、前列腺素 E-2、甲泼尼龙四联免疫抑制药,患者最终死于感染而非排斥。1992 年恰普利茨基等施行的猪→人心脏移植中,对供受者均给予早期胎牛胸腺素胶囊、CsA、硫唑嘌呤、Thymexl 和 TFX-Thymo-modulin,并在移植前用受者血灌注两个猪心以吸附受体内的 XNA。术后 24 h患者死于低心排综合征,病理报告无排斥反应。可见综合免疫抑制法可以成功地抑制异种排斥反应,但它的最大缺点在于对受者免疫全面抑制,使受者极易感染,故仍需找到特异性免疫抑制方法。但在基因工程修饰基础上的多种方式的综合免疫治疗也许是比较理想的途径,前述亚当斯等在将 MCP 转基因猪心脏移植至狒狒时,就联合应用环孢素、甲泼尼龙和环磷酰胺等药物,并进行体外血浆灌注,亦取得良好效果。

FTY720 是一种新合成的免疫抑制药,它是将冬虫夏草提取物中具有免疫抑制作用的成分 LSP1 进行结构改造而成的。该药药理作用独特,在减少外周血中的 T 细胞和 B 细胞数目的同时诱导淋巴细胞凋亡。FTY720 具有极强的免疫抑制效果,在灵长类动物实验中,能使得 T、B 淋巴细胞减少幅度达 80%,但又可导致淋巴细胞的归巢现象(增加淋巴结及肠道集合淋巴结中的淋巴细胞数,即淋巴细胞的重新定位)。由于归巢现象的发生,淋巴细胞进入移植物受到抑制,而外周淋巴细胞持续减少,但免疫记忆并未受损,粒细胞数量及功能也不受影响。FTY720 可以明显延长移植物的生存时间,可预防移植物急性排斥反应。最重要的是 FTY720 可以逆转已发生的急性排斥反应。就药理学作用而言,FTY720 与环孢素 A 有协同效应,仅以 1/20 的剂量即可取得与环孢素相同的免疫抑制作用。而且 FTY720 无肝肾毒性、无胰腺或神经毒性,对消化功能及骨髓、胸腺、粒细胞、血红蛋白及血小板均无明显抑制作用。

2. 多基因治疗策略

在明确了上述单基因转基因动物和基因敲除动物的效果后,人们尝试了联合基因治疗法。科旺小组在体外进行了野生型转 CD55/CD59、CD55/CD59/α-1,2-FT 和CD55/CD59/Gal 敲除共 4 组基因鼠心脏的体外人血清灌注实验。CD55/CD59心脏灌注 60 min 后仍保持有最大活力的 10%,CD55/CD59/α-1,2-FT 的小鼠心脏以及 CD55/CD59/Gal 敲除的小鼠心脏的灌注全程都保持在最大活力的

20%～30%或以上,基本抑制了 HAR 的发生,这种组合法对心脏的保护作用是因为 Gal 表位下降导致 XNA 对血管内皮细胞的结合减少,使补体激活降低到能够被 CRFs 有效调控的水平。阿什顿将 CD55/CD59 转基因的肾移植入狒狒体内,所有 6 例均未见 HAR 发生,显示出了良好的预防 HAR 的效果。随着 GTKO 猪模型的成功建立以及脏器移植的实施,对 GTKO 猪进一步基因修饰改造,建立 GTKO/CD46 猪在防治 HAR 上取得良好效果。现有的人的 DAF、MCP 和 CD59 基因的转基因猪以及 DAF/CD59 双转基因猪均采用受精卵原核显微注射法获得成功。该方法是将体外构建的人目的基因(如 DAF 基因、MCP 基因等)通过显微操作注射到动物受精原核胚内,使人外源基因整合到该动物基因组内,通过连续繁育、筛选后代,最后得到能够稳定表达人相关基因的转基因动物。该法应用广泛、技术上比较成熟,但只能添加新的功能基因,不能去除基因组中的有害基因,而且外源性基因是随机性地转入动物的基因组,转基因成功率低,需要大量动物进行长期的筛选,费用较高,需进一步完善改进。能够进行大批量、高效率生产转基因猪的有效手段可能是精子介导的转基因法,该法把外源性基因与精子混合,使外源性目的基因得以附着于精子并以此为载体经受精过程被随机整合于原核。而 ES 细胞转基因动物法目前仅能在小鼠中实现,因为目前只成功地建立了小鼠的 ES 细胞系,在其他哺乳动物中该技术路线理论上可行,但因无相应的 ES 细胞系,目前尚需进一步探索研究。近年来彼得森等应用体细胞克隆动物的细胞核移植(NT)转基因法成功建立了 hTM 基因敲除猪,证明这种方法亦具有应用的潜质。

3. 诱导建立免疫耐受

免疫耐受指机体免疫系统接触某种抗原后,针对该抗原的特异性的无应答现象,包括中枢免疫耐受和外周免疫耐受。免疫耐受可分为天然性免疫耐受和获得性免疫耐受。天然性免疫耐受是指免疫系统在胚胎期尚未成熟时接触了抗原物质,因而其成熟后就不能识别和排斥这些抗原。机体对胚胎期间接触过的自身抗原多呈天然耐受,称为自身耐受。获得性免疫耐受是指通过人工给予非己抗原诱导而成,多为后天获得。免疫耐受还分为完全免疫耐受和不完全免疫耐受,前者是指所有免疫细胞对耐受原的不反应性,而后者则有多种形式,如 T 细胞免疫耐受或 B 细胞免疫耐受分别是指仅 T 细胞或 B 细胞对耐受原的不反应性。根据免疫耐受产生的机制不同,耐受又可分为中枢性免疫耐受和外周性免疫耐受。中枢性免疫耐受是指中枢免疫器官(胸腺和骨髓)内发育中尚未成熟的 T、B 淋巴细胞受到抗原的强烈刺激时,某些克隆发生细胞凋亡(即克隆缺失),使得识别该抗原的细胞克隆被清除而形成的耐受。外周性免疫耐受是指 T、B 细胞在外周淋巴器官成熟过程中产生的免疫耐受状态,实质上是成熟的

T、B 淋巴细胞受抗原刺激时呈现的无能反应状态。但中枢性免疫耐受也可通过细胞无反应状态实现,外周性免疫耐受也可通过活化细胞死亡而引起克隆缺失而达到。

免疫耐受最大的优点就是在此种状态下受体仅对诱发免疫耐受的抗原(耐受原)无应答,而对其他无关抗原仍保留免疫应答的能力,因而与免疫抑制药或免疫缺陷所导致的受体免疫系统非特异性的全面受抑制或无反应有着本质的区别,从而得以避免目前传统免疫抑制治疗的种种弊端。如获得免疫耐受,在临床器官移植中就可避免长期使用免疫抑制药物,从而避免由其带来的不良反应,如感染及肿瘤易感染性的增高。此外,免疫抑制药并不能避免慢性排斥的发生,在同种异体器官移植中长时间的器官存活率就不高,在免疫排斥反应更强的异种移植中免疫抑制药的作用就可想而知了。因此说,唯有免疫耐受才是异种移植的一个最为理想的克服免疫排斥障碍的方式。目前,学者们对该领域投入大量精力研究以成功诱导免疫耐受状态。

目前,可人工诱导免疫耐受的方法有以下几种:建立嵌合体诱导免疫耐受;应用抗 T 细胞辅助分子的 mAb 诱导免疫耐受;通过"免疫偏离"诱导免疫耐受;诱导细胞衰竭及死亡建立免疫耐受;口服抗原诱导免疫耐受;胸腺内注射抗原诱导免疫耐受;胸腺移植诱导免疫耐受;应用抑制性树突状细胞诱导免疫耐受;基因工程技术诱导免疫耐受。一般认为,在免疫抑制状态下较易引起免疫耐受,成年机体多与免疫抑制措施联合应用诱导耐受。而抗原诱发耐受动物的亲缘关系越近,抗原的可溶性越强,结构越简单就越容易诱发免疫耐受,致耐原性越强;抗原剂量越大,所诱导的耐受越持久。但抗原剂量过大可导致特异性免疫无反应的免疫麻痹状态。T、B 细胞产生耐受所需抗原剂量明显不同,后者较前者大 $100\sim1\,000$ 倍。年龄越大,所需抗原量越大;抗原给入途径以口服或静脉注射最易诱导免疫耐受,腹腔注射为其次,而皮下注射和肌内注射最难诱导免疫耐受。另外,维持免疫耐受状态需要持续的耐受原刺激。已有研究证明,通过混合嵌合体和异种胸腺移植可获得中枢免疫耐受,而且在小鼠-大鼠间的异种移植证明了混合嵌合体能阻止 HAR、AVR 和 T 细胞介导的免疫排斥反应的发生。但采用猪骨髓移植以建立混合型嵌合体或将猪胸腺移植入宿主体内的方式,仍无成功的报道。

四、问题与展望

早期的异种移植临床应用以非人灵长类作为供体,但结果均未获得长期存活。1997 年,迪肯等报道了将胎猪的神经组织移植给数十例患有帕金森病的患者,其中 1 例在术后 8 个月死于其他并发症时,其体内的猪神经组织依然存活良好。利用猪胰岛细胞治疗糖尿病,患者对胰岛素的依赖明显减少。在肝体外支持系统中运用猪肝细胞对 8 例患者过继治疗,直到成功接受异体肝移植。这些成果为在临床异种细胞和组织移植成功的基础上发展到临床异种器官移植带来了希望。

转基因技术的不断发展,加速了获得转基因猪人源化器官进程,通过转特定基因可使该器官克服伴随异种移植产生的免疫排斥反应,延长异种器官在受体内的存活时间。经过多年的科学研究,采用多基因修饰策略已经成功地在转基因猪中成功表达或敲除了多种在异种移植免疫排斥反应中起着重要作用的基因。研究证明,应用这种转基因猪已经在整体上减轻了免疫排斥反应的发生,尤其是超急性排斥反应。但是,异种移植引起的免疫反应机制复杂,涉及体内多种调节因素,而人类对这些调控因素并未充分掌握,所以到目前为止所进行的研究还不足以完全克服异种移植的免疫障碍。

克服异种移植免疫学障碍后,接下来的问题就是移植物是否能够给宿主提供足够有效的生理功能。猪肾、肺移植于灵长类的研究表明,猪器官在很大程度上可以给予受者维持生活的基本功能,但一些细小的功能表现缺陷还需较长时间的研究证实。如人和猪的血清中正常钙和磷酸盐浓度有一定差异,当异种移植发生后,即使代谢不相容性可能并不很明显,但器官功能需要各种细胞在激素和其他分子的调节下相互协作完成,是体液及多细胞间的动态平衡过程。目前我们对这些交叉物种间的复杂相容性了解的较少。

另外,新兴的转基因技术虽为学者提供了克服免疫排斥反应并提供移植器官的平台,但目前所有的研究都是基于非人类的灵长类动物作为受体的,学者对转基因技术对人类本身的潜在影响并不了解。即使成功建立了完全克服异种移植免疫排斥反应的转基因动物体系,学者们也必须有充分的证据证明转基因动物器官的安全性,这样才能涉及临床实用化。

第四章 免疫适应与异种移植

第一节 免疫适应的定义及与异种移植的关系

在当前同种组织和器官移植资源严重短缺的情况下,寻找替代的组织和器官来源已成为移植学界亟待解决的关键问题。在此背景下,异种移植为全球范围内的这一难题提供了解决方案。然而,异种移植的实际应用目前仍面临众多重大挑战,其中免疫学障碍是其中一个核心难题。

通常情况下,如果移植受体体内存在抗移植物抗体,移植后此类抗体将与移植物内皮细胞相应的表面抗原结合,进而激活补体,引发以体液性排斥反应为主的病理变化,导致移植物功能丧失。当预先将受体的抗供体抗体或补体,部分或全部剔除后进行器官移植,即使受体的抗供体抗体恢复至正常水平甚至更高,供体的移植器官也不会被排斥,而其他新的相同器官移植物反而都可以被同一受体急性排斥。这种现象被称为适应性反应。

因此,适应是指移植的器官或组织成功抵抗免疫介导的损伤,也就是说,在移植受体体内存在抗供体抗体及补体的情况下,移植器官仍能正常发挥其生理功能。

自1987年起,适应性反应现象已在人类ABO血型不匹配的同种活体肾移植中得到观察。过去的实践表明,ABO血型不匹配的肾移植成功率较低。有学者曾报道,在24例ABO血型不匹配的肾移植中,近半数出现了早期肾衰竭。同样,也有报道称,在12例同样血型不匹配的肾移植中,9例出现早期肾衰竭。这些失败的主要原因是ABO血型不匹配导致受体发生超急性排斥反应。

然而,通过特定方法清除受者血液中针对供者ABO血型的抗体后,可避免对供肾产生超急性排斥反应。贝纳特等发现,进行此类处理的移植器官在抗体恢复后仍能维持数月甚至数年的正常功能。亚历山大等也观察到了类似的现象。

那么，为何在受体血液循环中的抗血型抗原抗体（即抗 A 抗体或抗 B 抗体）恢复正常后，移植肾仍能长期存活并发挥功能呢？贝纳特等进一步研究发现，即使在 ABO 血型不匹配的肾移植后，供体的血型抗原也会持续存在于移植肾上。帕克等也发现，恢复正常后的抗体能够识别并结合血型抗原，并激活补体反应。组织学检查显示，受者抗供体抗体和补体在供者移植物的血管内皮细胞表面沉积。然而，供者的器官仍能保持正常功能，并未发生排斥反应。因此，这种免疫损伤的豁免不能仅归因于抗供体血型抗原抗体及其所识别的抗原的缺乏，这表明一定有其他原因抑制了排斥反应。

随后在猪-灵长类动物的异种移植研究中发现，预先清除受体的异种反应抗体（XNA）后，受体的异位心脏移植物在异种反应抗体恢复后仍能在数天内存活且免遭免疫损伤。因此推测，异种移植免疫损伤的豁免与 ABO 血型不匹配的同种移植相似。在 1990 年，这种现象被命名为"适应性反应"。这种适应状态不仅对跨越同种移植的体液免疫障碍具有重要作用，而且对跨越更为困难的异种移植免疫障碍也具有重要意义。

从广义角度来看，适应性反应主要反映了细胞和组织在面临具有直接靶向作用的有害刺激、细胞和其他因子时，通过一系列适应性或生物学改变来增强抵抗能力。与免疫耐受不同，适应是对移植物或外来抗原的选择性无作用，从而引发广泛的无反应状态。需要注意的是，1955 年，伍德拉夫等的研究发现，从同一供体获取的皮肤在第二次移植给同种受体后，虽然受体的第一次皮肤移植物能长期存活，但第二次同种皮肤移植物有时却遭到排斥。因此，他们推测受体对第一次皮肤移植物产生了耐受，而非第二次皮肤移植物。然而，更为合理的解释可能是移植物已经对同种免疫反应损伤产生了抵抗性，也就是说移植物被适应了。

异种移植面临的一个重要障碍是免疫学障碍，包括三种类型：超急性排斥反应（HAR）、急性血管性排斥反应（AVR）和细胞性排斥反应。与同种异体移植引发的免疫应答相比，异种血管性器官移植引发的超急性排斥反应和急性血管性排斥反应更为普遍、强烈和迅猛，这是两者的主要区别之一。

一、超急性排斥反应

超急性排斥反应是当前异种移植面临的主要挑战之一，巴赫等研究者认为其与移植物内皮细胞的激活有密切关系。处于静息状态的内皮细胞构成了血管内表面的一层薄的单层膜，此屏障功能对于循环血液与组织液之间的交换至关重要。然而，这种静息内皮细胞无法激发凝集素和白细胞的附壁作用，且具有抗血栓功能，但当其接触到 IL-1、肿瘤坏死因子、内毒素等物质后，会发生一系列的代谢和结构变化。这一过程被称为内皮细胞激活，也是异种排斥反应发生的关键环节。

当移植物恢复供血后,受体的异种天然抗体首先与供体内皮细胞(也被称为器官抗原)接触,进一步结合并激活补体。这引发了供者内皮细胞的活化,而这种活化将导致进行性的血小板凝集、纤维蛋白产生以及中性粒细胞附壁。这些反应最终导致血浆蛋白和血细胞通透性的增加。

某些内皮细胞的激活需要新合成蛋白,如细胞表面的中性粒细胞黏附因子选择素等,而速发的超急性排斥反应无须由上调基因启动、合成的新蛋白质介导,即可破坏移植物。然而,如果预先清除天然抗体,降低其免疫功能,则异种移植物可存活数天甚至几周,使基因表达水平有足够时间上调并合成新蛋白质,其介导的排斥反应称为延迟性异种排斥反应(DXR),也称为急性血管性排斥反应。例如,在豚鼠对大鼠的异种移植中,超急性排斥反应发生在 $10\sim15$ min,而急性血管性排斥反应则在几小时或几天内;在猪-灵长类动物中,超急性排斥反应发生于 $1\sim2$ h,而急性血管性排斥反应则发生在几天甚至几周以后。超急性排斥反应与急性血管性排斥反应在机制上的差别与内皮细胞激活过程的两种形式不同有关,巴赫分别称为"I 型内皮细胞活化"和"II 型内皮细胞活化"。I 型内皮细胞活化不需新蛋白质合成而迅速激活,参与超急性排斥反应;II 型内皮细胞活化则需要新蛋白质合成而较晚活化,与急性血管性排斥反应相关。从临床前景看,用可行的干预措施清除天然抗体和补体,来延缓灵长类动物对猪心或肾移植物的排斥反应,仍是一个值得深入研究的问题。

由于天然抗体的存在,异种器官移植到受体体内后几分钟内就会发生超急性排斥反应,但并非所有异种移植都会发生此反应。在 20 世纪 60 年代,佩珀等证实,物种间的遗传差异越大,移植后发生超急性排斥反应的频率越高;反之,则越低。根据供、受体遗传背景差异程度和是否存在抗供体的天然抗体,可将异种移植简单地分为两类:① 协调性异种移植,如仓鼠-大鼠、狒狒-人的移植,排斥反应较弱,类似于同种移植的初次急性排斥反应;② 非协调性异种移植,如豚鼠-大鼠及猪-人的移植,移植后表现为超急性排斥或类似于再次接触抗原所致的移植排斥。

超急性排斥反应的主要病理特征为间质充血、水肿、血小板聚集、血栓形成以及严重的内皮细胞损伤,还可表现为明显的中性粒细胞浸润。血管内皮细胞作为天然抗体攻击的主要对象和靶细胞,其损伤表现为水肿、发生囊泡化、细胞间连接发生改变、细胞收缩、内皮下基质暴露甚至发生溶胞作用。

超急性排斥反应的起始依赖于天然抗体对内皮细胞抗原的攻击,进一步发展则绝对依赖于补体的活化。异种移植物补体的激活可能是以下三种情况的结果:① 补体固定的异种反应抗体与移植物的结合;② 外源细胞由旁路激活途径的补体的直接激活;③ 外源器官内补体调节的失败。

目前普遍认为,异种超急性排斥反应是由天然抗体和供体器官抗原反应所启动,导致补体激活介导组织损伤。这是因为:① 血管开放后天然抗体迅速沉积于移植物;② 清除天然抗体可延长移植物存活;③ 天然抗体可与内皮细胞结合并造成组织损伤等。

1. 异种反应的天然抗体

异种移植过程中,发生排斥反应的主要因素是由异种移植物内皮细胞表面的 α-Gal 异种抗原表位所引起的。该抗原表位是由 α-1,3-半乳糖基转移酶催化半乳糖基从 UDP 半乳糖基转移到 N-乙酰乳糖胺上生成的。多数低等哺乳动物体内,如旧世界猴,存在该酶并可合成 α-Gal 表位。然而,人类和旧世界猴等较高等的灵长类动物在进化的过程中,编码 α-GT 的基因发生两个碱基的移码突变,导致无法产生有功能的 α-GT,因此不会生成 α-Gal 表位。在这种情况下,人类和旧世界猴等物种利用 α-1,2-岩藻糖基转移酶在相同的底物上生成 H 抗原。

许多动物在未与异种组织、细胞或器官接触的情况下,其循环系统中的抗体能与完全无关种属的组织细胞 α-Gal 表位结合并发生反应。这类抗体被称为天然抗体或自然发生的抗体,其性质和特性尚未完全了解。抗体能识别跨种属或异种抗原,但其免疫遗传学原因尚不清楚。有观点认为,感染的病毒抗原表达 α-Gal 表位,作为新抗原在人和受体组织中表达,刺激机体产生抗体,该抗体与异种供体存在交叉反应。自然发生的抗周围环境病原体、微生物和自身抗原的免疫球蛋白可与异种细胞表面抗原产生一定的甚至高度的交叉反应,这可能是天然抗体产生的重要原因之一。已证实,人天然抗体主要识别猪的 α-1,3-半乳糖抗原决定簇。旧世界猴、类人猿和人类本身缺乏 α-GT 而不表达 α-1,3-半乳糖,但新世界猴、类人猿和人类体内产生抗 α-1,3-半乳糖的抗体,即所谓的天然抗体。人类细胞表达 ABO 血型抗原但不表达 α-1,3-半乳糖抗原决定簇,所以人的 B 淋巴细胞对该抗原不耐受而产生对 α-1,3-半乳糖抗原决定簇的抗体。90% 的正常人血清中的天然抗体识别猪的 α-1,3-半乳糖抗原决定簇,但也有实验表明正常人血清中的天然抗体可识别除 α-Gal 以外的其他猪抗原的抗原决定簇。

目前普遍认为,天然抗体具有种属特异性、多反应性,并主要表现为 IgM。关于 IgG 在异种排斥反应中的作用,相关资料较少。在猪心植入恒河猴发生的排斥反应中,免疫组化发现供体血管内皮上沉积有原发的 IgM,且 IgG 分布与白蛋白一致,提示 IgG 可能是由于内皮细胞激活、血管失去完整性时,从血管内扩散至内皮下组织而继发的。然而,也有直接证据表明 IgG 可发挥天然抗体的作用,如人 IgG 可与猪和大鼠内皮细胞结合,并引起针对内皮细胞的 NK 细胞介导的 ADCC 作用。IgG 与内皮细胞上靶物质结合可能是通过其抗原结合辅位,使得 IgG 的 Fc 段与 NK 细胞的 Fc 受体Ⅲ(CD16)结合。最近的研究发现,CVF 处理大鼠去除其补体系统后,在该鼠植入豚鼠心,3 d 后发生的排斥反应中激活的 NK 细胞和单核细胞占主要地位。

综上所述,越来越多的学者认为天然抗体实际上包括 IgM 和 IgG 两类,而 IgA、IgD、IgE 在异种排斥反应中的作用则较少。

2. 补体

补体激活在超急性排斥反应的发生过程中具有极其关键的作用,这种重要性主要体现在以下三个方面:首先,在非一致性异种移植血管吻合后,血清中的补体水平骤然下降,然而,与此同时,补体却迅速聚集于移植物中;其次,当采用补体抑制药物(如眼镜蛇毒因子、可溶性补体受体 1 和丙种球蛋白)后,异种移植物的存活时间明显延长;再次,当异种移植物植入补体先天缺陷的受体体内后,不会引发超急性排斥反应。

然而,仍有至少两个重要问题需要深入探讨:一是补体系统在异种移植排斥中的激活机制;二是具体是哪些补体成分参与并介导了组织损伤。然而,关于这两个问题,目前仍存在争议和不确定性。

目前普遍认为,异种器官移植补体激活是由异种天然抗体触发,抗体特异性结合移植物内皮细胞抗原,黏附 C1q,启动补体经典途径。补体旁路途径是否激活取决于所采用的动物种属组合。例如,豚鼠器官移植给大鼠或兔器官移植给缺乏天然抗体的猪时,补体激活似乎不需要天然抗体参与,自发产生 C3b 并与 B 因子结合启动旁路途径。在猪灵长类动物异种移植中,存在经典途径成分 C2 和 C4 与抗体的共同沉积而无旁路途径成分如 B 因子活化的证据,表明其主要通过经典途径。但最近亦有猪内皮细胞可同时激活人补体经典和旁路途径的报道,提示在治疗猪-人异种移植超排斥反应时,应同时清除天然抗体和灭活补体。达尔马索等还提出,异种移植时补体激活可能通过第三种机制,即通常补体在细胞表面激活是由一系列细胞膜相关蛋白质所调节,如衰变加速因子(DAF)和同种限制因子(HRF),对同种比对异种补体表现出更强的抑制活性;异种移植物补体抑制蛋白与受者补体系统相对"不匹配"可导致补体激活,其具体启动机制尚不清楚。

内皮细胞活化过程中,补体也发挥了关键作用,导致超急性排斥反应。补体与天然抗体共同沉积在内皮细胞表面,活化补体成分可向内皮细胞传递信号,促使内皮细胞充分活化。此外,补体裂解产物如 C5a 具有诱导中性粒细胞趋化、化学活化、脱颗粒和呼吸爆发的能力,并能增强中性粒细胞整合素与内皮细胞上配体的结合力。C5a 还能刺激巨噬细胞和肥大细胞释放 TNF 和 IL-1,而 TNF 和Ⅱ-1 又能激活内皮细胞,这些细胞亦能以活化形式直接与内皮细胞结合,加剧排斥反应。

要解决猪器官移植给人类引发的超排斥反应,关键在于有效阻断补体激活。目前主要有两种方法来防止补体激活:① 利用高纯度的眼镜蛇毒因子或可溶性补体受体Ⅰ来消耗、抑制补体;② 通过转基因技术使移植物血管内皮等细胞表达人源补体抑制蛋白,如衰变加速因子(DAF,CD55)、膜辅蛋白(MCP,CD46)和膜反应性溶解抑制物(MIRL,CD59)等。这些蛋白可防止超急性排斥反应对移植物的损伤作用。其中,DAF是人类调节补体活性的膜结合蛋白;MCP可与C3b和C4b结合,协同Ⅰ因子对补体进行降解;MIRL是人体细胞表面的一种蛋白质,具有抑制C9在C5b-9膜攻击复合物中的协同功能。

长期清除受体天然抗体和抑制补体系统并非必要手段,以防止血管排斥反应。根据ABO血型不相容同种移植的经验,移植物植入前后清除天然抗体和补体及抑制其他因子,一段时间后即使天然抗体、补体和其他因子恢复到正常水平,也不会刺激内皮细胞活化引起排斥反应。这可能是因为在移植物植入后且天然抗体"不存在"的期间,移植物内皮细胞有足够的时间从低温暴露、低氧应激和再灌注所造成的损伤中恢复正常。在异种器官移植中也可观察到相同的现象,如巴赫等使用抗μ抗体和抗IgM-XNA免疫抑制药物清除IgM-XNA数周后植入异种器官,获得了延迟排斥效果,数周后即使天然抗体水平恢复,也不呈现排斥反应。库珀对这一现象进行了定义,如果使用抑制天然抗体和补体的方法使异种移植物存活一段时间(2~3周),之后停止治疗,若在天然抗体和补体滴度回升时排斥反应仍不发生,这一现象称为"适应",也被称为机体对抗体和补体的"获得性抵抗力"。适应表现为改变抗移植物抗体,使更少的抗体与移植物结合或结合力减弱;改变人体器官内皮细胞上的抗原表达,如靶物质的糖类加上唾液酸基团,可保护它们不与天然抗体结合;改变移植物血管对抗体和补体损伤的易感性等。这些变化可能源于内皮细胞的变化。

二、急性血管性排斥反应

当超急性排斥反应被克服以后,异种移植物将面临另一类型的排斥反应——急性血管性排斥反应,又称延迟性异种排斥反应。然而,延迟性异种排斥反应这一术语容易使人误解为该型排斥反应是超急性排斥反应的延迟类型。一系列的证据表明,急性血管性排斥反应并非只是超急性排斥反应的延迟类型。第一,当移植受体的补体系统被抑制后,能阻止超急性排斥反应,而急性血管性排斥反应仍不可避免;第二,补体缺陷受者接受异种移植物后不发生超急性排斥反应,但仍发生急性血管性排斥反应;第三,通过抑制炎性细胞能抑制急性血管性排斥反应,但对超急性排斥反应毫无影响;第四,急性血管性排斥反应典型病理表现为内皮细胞水肿、损伤、局灶性缺血和弥散性纤维素性血栓形成,与超急性排斥反应不同;第五,急性血管性排斥反应在移植物再灌注后即已经发作,与超急性排斥反应相比,其发生并无时间上的先后顺序,只是过程相对较长,排斥所致的损害出现较超急性排斥反应晚。因此,目前大多数学者倾向于使用急性血管性排斥反应这一术语而弃用延迟性异种排斥反应。

1. 诱生抗体

越来越多的证据表明,急性血管性排斥反应是由异种反应性抗体引发的。首先,无论是异种移植物还是同种异体移植物的急性血管性排斥反应,都与抗体在血管内皮细胞的沉积有关。其次,在植入猪组织后,受体体内血清中异种反应性抗体水平随着急性血管性排斥反应的严重程度显著增加。再次,使用针对供体的抗体对异种移植物进行灌注可引发急性血管性排斥反应。最后,去除抗供体抗体或阻断抗体合成,能够延迟或减轻急性血管性排斥反应。

异体反应性抗体在移植物血管内壁沉积,引发少量补体激活,进而导致血管内皮细胞活化。这些活化的内皮细胞通过从头合成途径表达组织因子及 E 选择素等物质,促使血液中的某些成分穿越血管,诱发凝血及炎症反应。这些变化最终可能导致血栓形成及移植物局部缺血。此外,供受体之间的分子不相容性等因素也促使 NK 细胞、巨噬细胞和淋巴细胞参与这一排斥反应过程。

异种反应性抗体包括异种天然抗体和诱生抗体,越来越多的证据表明,诱生抗体在急性血管性排斥反应中起着关键作用。首先,发生急性血管性排斥反应的移植物血管表面均有抗移植物特异性抗体 IgM 与 IgG 附着。尽管转 hDAF 和 hCD59 基因猪心移植给狒狒,但仍会发生急性血管性排斥反应,移植心脏仅存活 3 d。在移植心脏上可以观察到 IgM 和攻膜复合体(MAC)的沉积,而 IgM 的沉积是特异针对抗 α-1,3-Gal 抗原的。其次,诱生抗体的升高与发生急性血管性排斥反应的时间密切相关。再次,通过使用免疫抑制药物或单克隆抗体抑制特异性抗体的形成可以预防急性血管性排斥反应。当清除狒狒体内的抗 α-1,3-Gal 抗体后,转基因猪心脏存活时间可以超过 20 d。最后,给正常受体主动输入 IgM、IgG2b 或 IgG2c 同种型抗移植物抗体,可诱发补体介导的异种排斥反应。

诱生抗体对移植物的损伤主要通过以下几种方式:

① 它们可以激活补体,使其沉积在内皮细胞表面并形成攻膜复合物,从而损伤内皮细胞。

② 诱生抗体也能激活血管内皮细胞,导致血栓形成。

③ 在抗体依赖性细胞介导的细胞毒性(ADCC)反应中,虽然 IgG 激活补体的能力不如 IgM,但 IgG 可以通过其 Fc 片段与表达 Fc-γ 受体的自然杀伤细胞(NK 细胞)和巨噬细胞等细胞相结合,介导 ADCC 反应,对移植物造成损伤。

2. 补体

近期研究揭示了补体激活在急性血管性排斥反应中的重要作用,这进一步凸显了其对于超急性排斥反应的重要性。研究发现,使用环孢素 A(CsA)与眼镜蛇毒因子(CVF)联合治疗可有效抑制 IgG 的产生,并使 IgM 水平在术后 3～7 d 才能逐步恢复。由于此时补体活性仍然受到抑制,因此移植心脏不被排斥。此外,苏尔的研究结果也证实了 CsA 与 CVF 联合应用可诱导仓鼠-大鼠移植心脏产生适应,其中 CVF 的诱导适应作用仅仅是通过使攻膜复合物蛋白质失活实现的。因此,对于急性血管性排斥反应的治疗,可以考虑使用补体活性抑制药物如 CVF 来达到治疗目的。

3. NK 细胞及巨噬细胞

NK 细胞表面存在一系列受体样分子,这些分子可以像抗体一样识别并与移植物内皮细胞表面的糖残基部分结合。这种结合一旦发生,可以导致内皮细胞发生 II 型激活,从而促使 I-8 的分泌和 E-选择素的表达增高。在急性血管性排斥反应中,NK 细胞的参与具有剧烈而持久的作用。已经证实,无论是 NK 细胞还是巨噬细胞,都可以在不依赖补体和抗体的条件下独立引发豚鼠-PVG 裸大鼠心脏移植的急性血管性排斥反应。然而,由于豚鼠的 MHC-I 类分子可能与大鼠的抑制性受体存在分子不相容性,因此在该模型中无法诱导出特异性的 NK 细胞无反应性。使用协调性异种移植模型可以在裸大鼠体内诱导出 NK 细胞的异种耐受,但这种耐受状态维持时间较短,并依赖于移植物的存在,且容易受到 IL-2 的影响而逆转。

4. T 细胞

尽管急性血管性排斥反应主要由体液因素介导,但是越来越多的研究表明,T 细胞在急性血管性排斥反应中也扮演着重要的角色,主要涉及以下几方面内容的解答:

① T 细胞的参与使得仓鼠心脏移植在裸小鼠体内能够实现长期存活,病理学检查并未发现发生排斥反应的迹象。然而,如果在心脏移植前一天对裸小鼠进行 T 细胞重建操作,移植的心脏会在术后第(5.7±0.3) d 发生排斥反应。病理学检查揭示了典型的急性血管性排斥反应的出现。尽管如此,关于 T 细胞是否是引发排斥反应的唯一因素,尚需进一步的研究探讨。比较同种和异种移植,发生急性血管性排斥反应时,异种移植的 T 细胞反应强度和范围显著超过同种移植。具体表现为参与排斥反应的 T 细胞数量更多,表达 MHC-II 类分子的激活标志更为迅速,以及移植物内 IgG 抗体的沉积也更多。这些提示了 T 细胞介导的排斥反应在急性血管性排斥反应中发挥重要的作用。

② T 细胞参与急性血管性排斥反应的效应机制。有学者在裸鼠体内用

CD4[+] 及 CD8[+] T 细胞重建免疫系统观察仓鼠移植心脏的排斥情况,发现 CD4[+] 或 CD8[+] T 细胞均能排斥移植心脏。CD4[+] 细胞介导异种细胞排斥极为重要,一方面可直接介导排斥,另一方面可辅助 B 细胞产生 IgG 抗体,通过激活补体和介导 ADCC 作用引发排斥反应,另外还可辅助 CD8[+] T 细胞产生 CTL 效应。此外,亦不排除 Fas 介导途径和 T 细胞分泌的细胞因子作用。CD8[+] T 细胞亦能排斥移植心脏,但时间长且所需细胞量较 CD4[+] 细胞多。排斥机制为非辅助性 T 细胞依赖性的细胞毒作用,对 CsA 极敏感。体外实验证明 CD8[+] T 细胞亦可直接识别异种 MHC 抗原。另外,小鼠 CD8[+] T 细胞可直接排斥大鼠皮肤及心脏移植物的机制并不十分清楚,可能与 CD8[+] T 细胞分泌的 IL-1 和 IL-6 有关。

CD4[+] 及 CD8[+] T 细胞参与异种移植物排斥的另一机制为移植物内有大量高表达 Th1 的表型 CD45RC 的 T 细胞浸润,分泌 I-1、IFN-γ、TNF-α,从而激活 NK 细胞及巨噬细胞,无须抗体产生即可激活内皮细胞,造成移植物损伤。

③ 在急性血管性排斥反应中,T 细胞通过识别异种抗原起作用。为了探究这一过程,研究人员阻断了 CD28 及 CD40 途径,结果发现这可以显著抑制针对异种抗原的 T 细胞反应及抗体反应。这一发现进一步延长了大鼠-小鼠心脏及皮肤移植物的存活时间和猪-小鼠皮肤移植物的存活时间。这些研究结果表明,在 T 细胞介导的异种排斥反应中,同样存在 APC 向 T 细胞递呈抗原的过程。

该识别机制的主体尚不明确,有待进一步研究。根据体外猪-人异种 MRI 模型,T 细胞异种识别同时存在直接识别和间接识别途径,且直接途径致敏 T 细胞引发的反应强于间接途径。然而,有实验证实小鼠在识别大鼠异种抗原时存在自身 MHC 分子限制性,提示间接识别在异种排斥中占据主导地位。

此外,有体外研究指出,尽管存在两种抗原识别方式,但由于供体 APC 与受体 T 淋巴细胞种间差异,表面分子的相互作用存在缺陷,因此间接识别比直接识别更为关键。卡诺利用抗小鼠及大鼠的 CD80/CD86 单克隆抗体阻断大鼠-小鼠心脏移植的直接及间接识别途径,发现阻断间接途径可以明显延长存活时间,而阻断直接途径则无此效果,这表明间接识别在协调性异种移植中发挥关键作用。其机制在于抑制 T 细胞分泌细胞因子以及诱生抗体形成。

④ T 细胞参与适应的形成。仓鼠对正常胸腺大鼠心脏移植用 CsA＋CVF 方案可诱导 90％产生适应,而移植于 T 细胞缺乏的无胸腺大鼠仅 50％产生适应,主动输入 CD4[+] OX22[low] Th2 类 T 细胞则显著提高诱导适应的成功率至 83％,说明 T 细胞在诱导适应的过程中起着举足轻重的作用。

⑤ 血管内皮细胞在急性血管性排斥反应中的作用。血管内皮细胞在调节生理过程中具有关键作用,包括凝血机制、白细胞趋化及血管舒缩等。在正常状态下,血管内皮细胞通过其表面的抗凝物质如血栓调节素和硫酸乙酰肝素等发挥抗

凝作用,同时通过分泌一些活性物质如一氧化氮(NO)、前列腺素 I2(PGI2)、内皮素-1(ET-1)等来调节血管舒缩。

综上所述,异种移植面临的一个重要挑战是体液免疫介导的超急性排斥反应和急性血管性排斥反应。为克服和预防这些反应,一个重要的策略是诱导适应性反应,创造异种器官能够抵抗免疫损伤的条件。

第二节　异种移植免疫适应状态的发生机制

适应现象的出现,为我们提供了将异种移植应用于临床的潜在可能性,然而仍存在诸多待解决的问题,其中最重要的是明确适应产生的原因和作用机制。适应的可能原因之一是异种抗原激活抗体整体水平的变化,或其识别的抗原表达发生改变。另一种可能的机制是自然抗体逐渐回到了受体的体循环,这些抗体与移植物相互作用,并可能伴随少量补体的激活,这可能引发移植物内皮细胞对体液损伤的抵抗能力。这一观点得到了体外实验的支持,实验结果显示内皮细胞暴露于非细胞毒性刺激(如内毒素或细胞因子)的时间延长,可使其对这些刺激的抵抗力得以增强。

一、免疫适应的产生机制

1. 抗体的变化

抗供体抗体在功能和特异性上可能发生改变,这种改变可能会限制抗体导致的移植物损伤。相关研究表明,在 ABO 血型不符的同种移植中,可在移植受体的循环中检测到抗供体抗体,但在移植器官的活组织检查中并未发现其存在。另一种可能的改变是 IgG2,它激活补体的能力较弱,但可能与补体竞争识别靶细胞的抗体。有学者发现,人抗 α-1,3-Gal 特异性 IgG2 通过阻止补体结合性 IgM 和其他 IgG 的绑定,从而阻止靶细胞上补体的激活。莫希丁等发现,在移植的背景下会发生从补体结合到非补体结合表型的转变,他们推测这种转变可以解释适应,并推测这种转变是由异种移植后向 Th2 的免疫偏离所激发。

虽然抗体效应器的特性改变有可能是导致移植物组织损伤的原因之一,但这并不意味着这种改变是适应性的原始机制。这种变化仅仅是反映了一种免疫调节的类型,因此不能将适应视为一个完全不同于此的过程,即移植物获得对免疫损伤的抵抗力。此外,在包括 ABO 血型不合的同种移植和猪-灵长类的异种移植等适应性的研究中,并未发现抗移植物抗体效应器特性的改变。事实上,通过仔细分析发现这些移植物上含有 C4d,这提示着抗体已经与抗原结合并激活了补体。

2. 抗原的变化

适应现象反映了抗移植物抗体对靶抗原的表达和特异性的改变,这一观点已通过同种移植过程中的糖类形成研究得以证实。乌尔温等研究人员发现,同种移植肾在一段时间后,糖脂代谢发生了变化,抗原也可能发生了改变。汤泽等发现,在抗体结合后,糖蛋白和糖脂抗原发生了调整,并推测这种调整变化可能是适应现象的解释。雷蒙德等研究发现,抗体与 α-1,3-Gal 抗原的结合受细胞膜和细胞多糖-蛋白质复合物上糖类成分沉积的影响。然而,以往及最新的异种移植研究表明,发生适应的器官与正常器官结合抗体的能力无异。因此,抗原的调整或抗原合成的变化无法解释临床上相关的异种移植适应现象。

3. 补体的修饰控制

适应机制可能包括补体级联的修饰和调整,这种修饰可能使移植物内皮细胞受到较小的损伤或不受损伤。将细胞与亚中毒剂量的补体孵育后,细胞可发生修饰而抵抗随后高剂量补体的作用。细胞的抵抗机制主要包括补体终末端的脱落和内陷、细胞代谢调整,以及表达增加的补体调节蛋白(如衰变加速因子、膜辅助因子蛋白或 CD59)。研究发现,抗体或植物凝集素与 α-1,3-Gal 抗原结合可增加细胞对溶胞作用的抵抗,这种抵抗至少部分由内皮细胞上增加表达的 CD59 介导。另外,异种反应抗体 IgG 与猪内皮细胞的结合增加猪内皮细胞对溶胞作用的抵抗。威廉姆斯等发现发生适应的猪-狒狒心脏移植物中有更多的补体 C3 沉积。还有报道称,在给预致敏的同种移植受者使用免疫抑制药物的同时给予抗 C5 抗体的应用可以阻止排斥并诱导适应的发生。

尽管补体激活的增强控制能够为适应性反应提供一定的解释,但它不能单独作为适应性反应的机制。萨阿迪等的研究表明,补体介导的内皮损伤修复需要膜攻击复合物的参与。麦柯里的研究也表明,通过转基因或应用可溶性受体(强有力的补体抑制药物)提高补体调节蛋白的表达,并不能单独诱导适应性反应。事实上,补体调节蛋白增强表达的移植器官仍然难以摆脱急性血管性排斥的命运。在人和其他动物模型系统中,抗体的应用仍然是诱导适应性反应所必需的。因此,我们认为补体调节是移植物长期存活及诱导适应性反应所必需的,但补体调节本身不能单独解释适应性反应的机制。

4. 获得对免疫损伤的抵抗

移植的器官和组织之所以能够适应,是因为它们获得了对补体和其他有害因素导致损伤的抵抗力。当抗体结合到移植物上或补体被激活后,这种保护机制尤为重要,因为它可以增强移植器官和组织的适应性和生存能力。然而,除了获得对损伤的抵抗性之外,还有其他参与适应性反应的机制,这些机制的存在并不排除获得对损伤的抵抗性的重要性。如果其他机制能够完全被证实,那么适应性反应中就不一定需要获得对损伤的抵抗性。

许多研究已经揭示,移植器官展现出对免疫损伤的抵抗性。纳特等报道,将移植器官暴露于血红素诱导的血红素加氧酶环境下,可降低器官受各种毒性因子致死性损伤的风险。此外,巴赫等发现,发生适应的异种移植物上表达一系列"保护性基因",同种移植物上同样也表达这些基因,这些基因具有抑制凋亡的功能,若缺乏 HO-1 将无法诱导适应。然而,帕克等在 ABO 血型不合的同种移植物上观察到细胞保护基因的表达并未增高;相反,威廉姆斯等在发生排斥的异种移植物上观察到表达更高水平的细胞保护基因。其他途径也能诱导细胞保护基因的表达,格雷汉等发现 IL-4、IL-13 可以增强移植物内皮细胞对溶胞作用的抵抗性,这种抵抗性至少一部分是通过 PI-3K/AKT 途径获得的。科赫等证实 PI-3K/AKT 途径使肝细胞能天然地抵抗补体介导的溶胞作用。纳拉亚南等证实抗-HLA 抗体能激活 PI-3K/AKT 途径、诱导 CAMP 的产生,并通过保护性基因的诱导来保护内皮细胞免遭补体介导的溶胞作用。

二、与异种移植相关的免疫适应发生机制

目前,异种移植适应性反应的发生机制尚未得到充分阐明,存在两种主要假说。

1. 调节适应假说

多数学者一致认同的调节适应假说指出,血管内皮细胞的糖基转移酶和抗原活性是发挥关键作用的两个因素。供肾切下后,短暂的缺血和移植后的再灌注会对内皮细胞造成损伤,导致糖基转移酶的产生受到抑制,抗原活性下降,因此其抗原性也降低。几天后,糖基转移酶的产生恢复正常,抗原活性增强。同时,免疫抑制剂尚不能充分抑制抗体的产生。因此,在内皮细胞上发生的抗原抗体反应,引发了延迟的超急性排斥反应。一旦调节适应得以产生,与同种异体肾移植相比,两者的远期效果基本相同。由于移植物的抗原不会改变,适应是一种状态,即移植物在抗体和补体存在的情况下不产生排斥反应而能维持其正常功能。从广义上讲,适应是一种更为广泛且可逆转的生物学效应,然而异种器官移植的调节适应反应机制仍需进一步研究。

2. 免疫适应假说

多数专家认为,血管内皮细胞的糖基转移酶和抗原活性是影响移植效果的两个主要因素。糖基转移酶,包括硫酸基转移酶、半乳糖基转移酶和 N2-乙酰氨基葡萄糖转移酶等,与移植免疫抗原的表达具有密切关系。在 A 抗原和 B 抗原中,仅在非还原端的一个糖基有差异,前者是 N-乙酰氨基半乳糖,后者是半乳糖。这些糖基的转移酶分别被称为 A 酶和 B 酶。

有研究指出,通过改变其基因一级结构,可以产生具有不同酶活性的产物。这些产物的酶活性不尽相同,有的仅具有 A 酶或 B 酶的活性,有的同时具有两者的活性,但两种酶的活性强度不同。

在同种器官移植中,由于表达 1,4N-乙酰胺(Gal)抗原的同种器官细胞膜含有相对少的免疫原性肽,Gal 抗原与血型抗原仅有微小的差别。Gal 侧键上增加一个 Fucose 糖链或 NAC 链便成为 A 或 B 血型抗原。在抗原提呈过程中,只有相对较少的 T 淋巴细胞被激活,导致较少的 B 淋巴细胞增殖,因此只能诱导较少的抗 Gal 抗体产生。在这种情况下,容易阻断其 B 细胞增殖反应。

因此,在异种器官移植过程中,体内补体调节蛋白能够有效地处理这些低活性的血型抗体。如果能够在异种器官移植前诱导适应,将使人类接受猪肾成为可能。

α-半乳糖苷酶和 α-1,2-岩藻糖转移酶属于半乳糖基转移酶家族类。这两种酶与 A、B 抗原的生成有密切关系。α-1,3-Gal 抗原是引起异种器官移植超急性排斥反应的主要抗原。

α-半乳糖苷酶和 α-1,2-岩藻糖转移酶基因可以用不同的方式降低 α-1,3-Gal 抗原在肾血管内皮细胞表面的表达量,但两者都不能完全清除。其中,α-半乳糖苷酶可以特异性地作用于 α-1,3-Gal 抗原之间的 α-1,3-糖苷键,去除末端的一个半乳糖残基,使其抗原性消失。而 α-1,2-岩藻糖转移酶可与 α-1,3-Gal 抗原的合成酶 α-1,3-半乳糖基转移酶竞争同一底物,使之成为不产生同种异体排斥反应的 H 抗原,从而降低 α-1,3-Gal 抗原的形成。

单独来看,这两个酶都不能彻底清除 α-1,3-Gal 抗原,而这些残存的抗原依然可以引起超急性排斥反应。当 α-半乳糖苷酶和 α-1,2-岩藻糖转移酶双基因在肾血管内皮细胞内共表达时,则可以基本清除 α-1,3-Gal 抗原。抗原的减少也可以相应地减弱移植物血管内皮细胞对异种反应天然抗体介导杀伤作用的敏感性,尤其是双基因共表达时细胞基本不被杀伤。

虽然适应的机制尚未完全明确,但现有证据表明,其发生与受体体内抗供体抗体的消失以及移植物中受体血管内皮细胞取代供体血管内皮细胞无直接关联。另外,供体移植物的血管内皮细胞的抗原表达水平有所降低。尽管有学者认为该抗原表达的下降并不足以防止受体对供体移植物的排斥,但适应可能是全身因素与局部因素共同作用的结果。不能排除适应过程在没有机体免疫系统参与的情况下发生。以往的研究认为适应是移植物与宿主之间共同作用的结果。

三、诱导免疫适应状态的策略

移植物内血管内皮细胞是异种移植超急性排斥反应的靶细胞,异种抗原一方面启动体液免疫,另一方面同时诱导血管内皮细胞的改变导致对抗 Gal 抗体和补体的抵抗。这些改变包括内皮细胞和平滑肌细胞"保护性基因"的表达,这些基因包括 A1、A20、Bcl-xl、Bcl-2 和 HO-1。有学者将保护性基因归于一个基因家族,该类基因在炎症条件下被诱导,其基因产物抑制血管内皮细胞的激活,并抑制与细胞凋亡相关的前炎症基因的表达。这种抑制血管内皮细胞前炎症基因表达及细胞凋亡的作用也许可避免或减弱异种心脏移植物免受宿主的免疫排斥反应的损害。由于转录因子 NF-xB 的激活与前炎症基因转录有密切关系,而 A1、A20 具有阻断转录因子 NF-xB 激活的能力,提示 A1、A20 具有抑制与血管内皮细胞激活相关的大多数前炎症基因转录的能力。然而,这些基因的表达却依赖于 NF-xB 的激活,因此,NF-xB 在适应性反应中的作用还有待进一步研究。

在正常生理条件下,血管内皮细胞和平滑肌细胞通常不显式表达或仅低表达保护性基因及其产物。然而,苏亚雷斯提出了一种新颖的观点,即内皮细胞与抗移植物特异性抗体结合后,可触发保护性基因的高表达。在异种移植物中,血管内皮细胞和平滑肌细胞显式表达多个保护性基因。这些保护性基因主要涉及抗细胞凋亡的基因,有效防止凋亡和炎症反应,减轻排斥损伤,从而延长移植物的存活时间。高表达这些保护性基因的产品能抑制转录因子 NF-xB,进一步抑制细胞的前炎症基因产物表达。

另一类保护基因是应激反应性基因,如 HO-1。血红素加氧酶是血红素降解过程中的关键酶,其作用是将血红素氧化生成铁离子、胆绿素和一氧化碳(CO)。此后,胆绿素还原酶将胆绿素转化为胆红素。血红素加氧酶存在三种亚型:HO-1、HO-2 和 HO-3。其中,HO-1 又称为热休克蛋白 32,在全身组织中广泛存在且酶活性较高;HO-2 主要在神经和血管组织中稳定表达;而 HO-3 在机体内含量较少,其酶活性低且具体生理作用尚不明确。

许多研究表明,除了生理性的血红素代谢,与氧化应激有关的多种刺激因素,如低氧、高氧和细胞因子等,都能导致体内 HO-1 的表达增加。HO-1 在体内和体外实验中被证实具有抗炎症、抗凋亡以及调节细胞分化等作用,对器官移植的缺血再灌注损伤具有保护细胞的作用。最近的报道指出,在适应的异种移植动物模型中,HO-1 的高表达得以出现。研究还表明,与其他保护性基因一样,HO-1 基因可能也是一个潜在的抗细胞凋亡基因,抑制了前炎性反应。

通过观察缺失 HO-1 的小鼠心脏移植于 CVF 及 CsA 处理的大鼠的实验结果,发现移植物仅能存活 3～7 d,而正常对照组小鼠的心脏移植物则可以长期存活。另外,有报道指出,在相同的实验模型中,应用一种能抑制 HO-1 酶活性的 SnPPI 能阻止 CVF+CsA 所诱导的适应形成,但如果同时加入 CO(HO-1 的分解代谢产物之一),则又能抵消 SnPPI 对适应形成的抑制作用。而使用 HO-1 诱导剂钴原卟啉,能够延长同种异体心脏移植动物的生存时间。此外,外源性的 HO-1 表达能预防心脏移植后慢性排斥所出现的动脉硬化和间质纤维化。

HO-1 的另一代谢产物铁离子可促进铁蛋白的合成,对血管内皮细胞具有保护作用。胆红素作为 HO-1 的代谢产物,也具有抗毒药的作用。这些效应中任何一个或者全部均对移植物的存活具有积极作用。因此,这就提供了有力的证据,说明 HO-1 及其代谢产物在适应性反应的发展过程中起着至关重要的作用。

关于 HO-1 诱导适应的机制尚不十分明确。已知 HO-1 能够分解细胞内血红素蛋白而由抗氧化物取而代之。此外,HO-1 能够引起 CO 释放因而抑制诸如血小板来源的生长因子和内皮素的产生。另外,HO-1 还能通过阻断由补体或其他因子诱导的白细胞激活,减少细胞因子的释放。此外,HO-1 的上调对 Fas 介导的胰岛细胞凋亡具有抗凋亡保护作用,且这种保护作用存在剂量依赖关系。最后,HO-1 的高表达对冷缺血再灌注损伤起到有效的保护作用,此种保护作用可能与抑制 Th1 细胞因子、降低再灌注后的细胞凋亡有关。

然而在某些情况下,保护性基因 HO-1 也可能导致组织损伤。例如,HO-1 导致的血色素降解能够产生铁离子和胆红素,后者可能导致肾损伤。此外,HO-1 激活后的产物是 CO,它虽可引起血管扩张从而产生保护作用,但 CO 也可以破坏线粒体内的呼吸链而产生毒性反应。因此,氧化与抗氧化、炎症与抗炎反应的平衡决定了组织和细胞是否受到损伤。

关于 CO 的研究表明,虽然 CO 吸入后会产生毒性反应,但同时 CO 具有多种生物学活性并能发挥多种重要的生理功能。例如,CO 能通过鸟苷酸环化酶促进 cGMP 的产生,可能起到类似神经递质的作用;此外 CO 还能抑制血小板聚集、抑制内皮细胞产生血小板衍生生长因子(PDGF)及内皮素-1。除此之外,CO 还可能通过抑制 NO 的合成来调节细胞的效应器功能,且人们发现 CO 在体内和体外均具有抗炎症和抗凋亡作用。低浓度的 CO 能抑制 LPS 诱导的炎性细胞因子($TNF\text{-}\alpha$、IL-1 及 $MIP1\beta$)的表达,而抗炎作用的 IL-10 则表达增高。虽然 CO 还可以增加 HO-1 的活性,但 CO 的这些生理作用与 HO-1 的活性并无多大关系。实验表明,吸入低浓度的 CO 能延长同种和异种移植物的存活时间,抑制 HO-1 活性并不影响 CO 的效果。因此,对 CO 的研究为“适应”的诱导提供了一个简单且有效的方法,但其剂量、安全性、实施方法等方面还需进一步研究。

虽然适应过程中存在多种保护性基因的表达,但其产生机制仍需进一步探讨。由于保护性基因表达的调控十分复杂,因此鉴定特定的激活途径具有很大的困难。目前,主要有两种途径被发现可以激活保护性基因表达。

第一种途径是抗移植物抗体与血管内皮细胞结合后可激活保护性基因表达。抗体与内皮细胞结合后,如果一段时间内缺乏补体的作用,内皮细胞会增加保护性基因的表达。如果之后再出现补体,内皮细胞也能避免其介导的损伤作用。抗 α-1,3-Gal 抗体或植物血凝素处理血管内皮细胞可使后者表达热休克蛋白及保护性基因产物(如 HO-1)增高,且 HO-1 的高表达与植物血凝素呈剂量依赖关系。这种 HO-1 高表达不能由细菌脂多糖或 TNF-α 诱导,提示这种 HO-1 高表达区别于其他因素诱导的 HO-1 高表达,而为移植免疫所特有,从而使血管内皮细胞对损伤产生抗性。

第二种途径是 Th2 类细胞因子可以诱导血管内皮细胞表达保护性基因产物。适应性反应的心脏异种移植物中有 T 细胞、单核细胞、巨噬细胞浸润,这些细胞主要表达 Th2 类细胞因子。此外,Th2 类细胞除可诱导血管内皮细胞表达保护性基因外,还可诱导单核细胞表达保护性基因。

四、Th2 类细胞及其相关细胞因子

在异种器官移植排斥反应过程中,除了抗体介导的体液免疫反应外,细胞免疫反应同样起着至关重要的作用,而且其难以控制程度较同种移植更为显著。T 淋巴细胞依据其分泌不同的细胞因子可区分为 T 辅助细胞 1(Th1)和 T 辅助细胞 2(Th2)。一般而言,Th1 和 Th2 细胞均可分泌不同的细胞因子。其中,Th1 细胞分泌 IFN-γ、IL-2,介导急性排斥反应;而 Th2 细胞则分泌 IL-4、IL-10 和 I-13 以诱导同种移植物耐受。这两个亚群细胞之间相互调节,保持免疫反应的平衡。

IFN-γ 由 Th1 细胞分泌,能够抑制 Th2 细胞的功能;而 Th2 细胞分泌的 IL-10 则可抑制抗原提呈细胞 B7 和 I-12 的表达,从而间接抑制 Th1 细胞的活化。这种相互调节机制维持了免疫系统的平衡,防止了免疫反应的过度或不当激活。

在免疫系统中,Th1 或 Th2 细胞的优先活化可导致不同类型的效应应答,这种现象被称为免疫偏离现象。这种偏离现象在器官移植排斥反应的研究中具有重要意义,因为理解这种偏离现象有助于更好地预测和应对可能发生的排斥反应类型。

实验证明,在小鼠或仓鼠异种心脏移植模型中,在发生适应性反应的心脏移植物中浸润的细胞主要是 Th2 细胞。将一个适应了 30 d 的大鼠心脏浸润的 Th2 细胞群转移给 T 细胞缺陷的裸鼠,明显增加移植的大鼠心脏存活的概率,提示 Th2 细胞在启动移植物不被排斥中起重要的作用。其可能的机制是 Th2 细胞因子诱导保护性基因和维持它们的表达。但在异种器官移植中,Th1 和

Th2细胞的作用还不十分清楚,体外实验证明,低浓度多克隆免疫球蛋白能够调低血管细胞黏连因子(VCAM)和MHC-I类抗原的表达,因而能降低宿主的细胞免疫反应。体内实验结果显示,天然抗体能够增加Th2细胞因子包括IL-4、IL-10和IL-13的产生,这些细胞因子能够刺激移植物内皮细胞表达保护性基因。此外,这些Th2细胞因子亦能调高单核细胞内保护性基因的表达。除了作用于保护性基因的调节外,Th2类细胞及其相关细胞因子(如I-4、IL-6、IL-10和IL-13等)能提供一个微环境,抑制抗体及细胞毒性T细胞的产生和(或)NK细胞的激活,有助于适应的形成。

除诱导保护性基因产物表达外,Th2细胞因子还具有抑制细胞毒性抗体的产生和细胞毒性T细胞及NK细胞的活化作用,从而对异种心脏移植物起到保护作用,并减轻其损伤。然而,关于Th2类细胞及其相关因子在诱导适应性反应方面的作用仍存在争议。布鲁瓦德等发现,尽管长期存活的移植心脏上调了IL-10、TGF-β和IL-13的mRNA转录,并下调了IFN-γ的mRNA转录,但IL-4的表达与排斥心相比并无显著性差异。奥巴塔克发现,仓鼠心脏移植于小鼠后,长期存活心和排斥心内均有Th1型细胞因子的表达,但未发现向Th2型细胞因子漂移的证据。

五、供者内皮细胞对损伤的易感性改变

低浓度的抗体和(或)补体对内皮细胞的持续刺激,导致内皮细胞对损伤的敏感性下降。体外实验显示,若用内毒素或IL-1持续刺激内皮细胞,则内皮细胞对再次刺激产生抵抗性。

六、移植前后抗体和补体的变化

已经观察到,回升的天然抗体与移植前的天然抗体在亲和力和适应性上存在差异。有报告描述了猪血管内皮细胞在低浓度多克隆人抗猪IgG抗体环境中进行孵育,结果发现猪内皮细胞对补体介导溶解作用的抵抗力增强,这种现象与内皮细胞上黏附分子表达的下调有关。另外,适应过程中诱生抗体的亚型也会发生改变,导致抗原和抗体间的相互作用减弱。在移植后,移植物内皮细胞正常表达的抗原决定簇会发生改变或调整,同时移植物内皮细胞表面也会表达异种抗原表位,这些因素在不同程度上参与了适应的形成。

七、适应的特点

1. "适应"并无组织及器官特异性

有学者研究发现,在诱导适应的方案下,仓鼠的心脏、肾脏、胰腺和脾脏均可在大鼠体内适应。这一现象表明,"适应"具有物种特异性,但并不局限于特定的组织或器官。

2. 异种移植物长期存活并不等于适应

使用 CsA+RAD 或 CsA+CVF 方案均可以诱导仓鼠-大鼠心脏移植后的长期存活,但是后一种方案促使保护性基因 A20、Bcl-xl、Bcl-2、HO-1 在移植心中的内皮细胞及平滑肌细胞进行表达。当将长期存活的心(CsA+RAD)与适应的心(CsA+CVF)进行再次移植时,后者仅使用 CsA 就可以获得长期存活,并减少适应的产生,而前者则无法做到这一点。这表明,异种移植物的长期存活并不等同于适应,存在内源性机制可以保护适应心免受排斥。

3. 内皮细胞是诱导适应形成的关键

异种移植物的内皮细胞在急性血管性排斥反应中扮演了关键角色,既作为损伤的靶点,又放大了损伤效应。内皮细胞的状态对移植物的预后具有直接的影响。

4. 适应可被逆转

黏附分子被公认为具有极其重要的异种抗原表位特性。在适应性反应中,P-选择素和 E-选择素的表达水平明显降低。然而,当已适应的心脏再次接受移植后,P-选择素和 E-选择素的表达水平会再次上升,提示适应性反应可能发生逆转。

5. 适应不等于耐受

为了维持移植物的长期存活,必须长期使用免疫抑制剂(CsA)。当给已经适应的受体移植相同供体来源的新鲜脏器时,虽然受体免疫系统可能会排斥该器官,但是已经适应的器官组织如果再移植给另外一个受体时,则一般不会被排斥。

6. 适应不等于免疫抑制

适应与免疫抑制不同,它代表了一种共存状态。在这种状态下,血管内皮细胞不再对天然抗体、补体发生的刺激产生反应。

不管其作用机制如何,适应的不断发展将对异种移植的临床应用产生积极推动作用,无须对受体进行过度处理。适应能够免去清除受体体内抗供体抗体的必要步骤,并且有助于提供预防各种慢性排斥反应的有益信息。此外,适应相关的研究也将为改变血管内皮对其他损伤过程的敏感性提供新的指导思路。

第三节　适应的研究模型

截至目前,在临床同种异体器官移植的部分病例以及一些实验性动物移植模型中,已观察到适应现象的出现。

适应现象最早在人类 ABO 血型不合的同种异体肾移植中被发现。在移植过程中，人们发现少数 ABO 血型不合的临床肾移植受者在接受移植后并不出现超急性排斥反应，特别是在特异性抗体水平较低的情况下。进一步的研究发现，如果在移植前及移植后短期内对受者进行血浆置换以降低抗体水平，ABO不合的移植物在抗体水平回升后也不被排斥。另外，存在抗 HLA 抗体的患者，经过短期血浆置换处理后，同种异体移植物同样能在抗体回升后存活。在这些情况下，移植物能在抗移植物抗体和补体均存在的情况下存活，因此被认为发生了适应。

人们建立和研究适应的第二个模型是在狒狒的同种异体移植实验中。将受者预先用血型 A 或 B 抗原致敏，然后移植相应血型的供体狒狒心脏，如果预致敏的受者仅接受一般免疫抑制药治疗，移植心脏会在几小时内发生血管性排斥反应。但如果移植前及移植后几天加用三糖来中和抗 A 或抗 B 抗体，在停止使用三糖后，移植心仍能存活几周。这种情况下也产生了适应。

适应的第三个模型是在仓鼠或小鼠-大鼠的一致性异种心脏移植中建立的，这也是迄今研究最多的适应模型。如果短期应用眼镜蛇毒因子清除受者体内补体、同时持续每天给予环孢素以控制 T 细胞介导的排斥，大多数心脏移植物都能长期存活。在移植后第 10 天已能在移植心血管内皮上检测出抗移植物 IgM以及补体裂解产物的沉积，但移植物并未发生排斥，如果此时在同一受者移植第二个供体型心脏，则此移植心在几分钟内发生超急性排斥，而第一个移植心却仍能长期存活。这种现象也是适应。

另外，在仓鼠-预致敏大鼠的心脏移植模型中，由于预致敏大鼠体内含有较高水平的 IgG 和 IgM，仓鼠心脏移植后很快发生超急性排斥反应（20 min 左右），近似于非一致性异种移植模型。在这种模型中，如果移植前通过血液置换以降低抗体水平、移植后短期给予 CVF 以暂时降低补体，并通过脾切除及持续每日使用环孢素、CyP 延缓新抗体产生，移植物在抗体及补体水平均回升后仍可长期存活。这种类似于非一致性异种移植的困难模型的成功诱导适应对其机制的探讨极有帮助，也使人们对临床异种移植适应的前景充满希望。

在非一致性异种移植的动物模型中，通过抑制异种反应性天然抗体和（或）补体活性或者通过转基因技术在猪供体器官上表达人的补体调节蛋白，能够避免超急性排斥反应的发生，但仍然无法避免急性血管性排斥反应的发生，其中由异种移植物抗原刺激所产生的 IgM 和 IgG 型诱生异种反应性抗体是导致急性血管性排斥反应的因素之一。这些抗体不但能激活补体或者直接激活移植物血管内皮细胞，还能介导抗体依赖性细胞介导的细胞毒作用以及促进抗体依赖细胞介导的排斥反应。

在一致性异种移植中同样存在导致急性血管性排斥反应的 IgM 和 IgG 型诱生异种反应性抗体,但是通过抑制受体 IgG 型诱生异种反应性抗体的产生能够使移植物长期存活,诱导出移植物的适应。然而使一致性异种移植物长期存活的免疫抑制方案不适用于非一致性异种移植。目前尚未能获得非一致性异种移植物的长期存活。

根据目前的研究,为了诱导适应,必须有一段时间防止抗体攻击移植物的内皮细胞,使内皮细胞有机会上调保护基因的表达,从而能够耐受抗体和补体的攻击,能耐受 IgG 介导的补体依赖性(非依赖性)的排斥反应。

在非一致性异种移植模型中,尚未实现适应的诱导。然而,在体外实验中,培养的猪内皮细胞已经能够避免补体的损伤。当猪内皮细胞单独接触人抗猪天然抗体时,这些细胞便具备了避免补体介导的细胞毒作用的能力。人们推断,与内皮细胞表面 α-Gal 抗原结合的异种反应性天然抗体是诱导这种保护作用的主要原因。因为采用特殊的植物凝集素与 α-Gal 特异性结合也能使内皮细胞产生避免补体损害的能力。

第四节　诱导适应的方法

一、消除 Gal 抗体及应用免疫抑制药

在梅奥临床医学中心,普拉特教授及其团队采取了以狒狒作为猪器官移植受体的方法。首先,他们分离了狒狒的血浆和红细胞。接着,将血浆引至 Sepharosc 柱,通过吸附抗 Gal 天然抗体后,再与红细胞结合并输回至狒狒体内。此外,还采用了常规的免疫抑制药物,包括甲泼尼松、CsA 和环磷酰胺。结果显示,CD59 转基因猪的心脏移植物的生存时间得到了显著延长。尽管抗 Gal 抗体逐渐恢复至正常水平,但部分心脏移植物仍然能够避免超急性排斥反应和急性排斥反应。然而,该方法并不能防止非抗 Gal 抗体和补体介导的移植排斥反应。科兹罗斯基等的研究发现,当应用非 CD59 转基因猪作为心脏供者时,由于补体作用的影响,移植的心脏迅速地被补体介导的反应所排斥。

二、补体耗竭和抗细胞免疫反应治疗

无论是在非一致性或一致性异种移植的情况下,体液(包括抗体和补体)和细胞免疫反应都发挥了重要作用。1999 年,哈佛大学的巴赫教授带领的小组使用了仓鼠-大鼠心脏移植模型来研究适应性。他们通过使用补体耗竭(CVF)和 CsA 诱导仓鼠心脏存活,尽管抗供者 IgG、IgM 和补体恢复至正常水平,但移植

的心脏仍维持其正常的组织学形态。接着,他们将长期存活的移植心脏(被称之为适应性的心脏)移植到另一未处理过的受体中,然后注入超敏感的血清。结果显示,只有新鲜的(幼稚的)心脏,而不是适应性的心脏产生了超急性排斥反应。两种心脏移植物内均发现大量的 IgG、IgM 和补体沉积。该实验提示,由于供体器官适应性而非受体的修饰导致了适应性反应的发生。

三、应用免疫球蛋白亚类诱导适应

抗 Gal 抗体和供者特异性非抗 Gal 抗体均可引发超急性排斥反应,这些抗体主要分为 IgG 和 IgM 两类。在异种移植的排斥反应过程中,IgM 的含量通常会迅速升高,随后 IgG 的含量会增加并维持较长时间。然而,不同种间移植的器官对抗 Gal 抗体的敏感性存在差异。由澳大利亚桑德林领导的研究小组发现,胰岛异种移植物对由抗 Gal 抗体介导的超急性排斥反应并不敏感。尽管大量抗 Gal 抗体和补体存在于血液循环中,但移植的胰岛仍能维持其正常功能。其原因为,胰岛属于非血管化移植物,而 Gal 抗原主要表达于血管内皮细胞表面,因此无法触发由 Gal 抗原介导的补体激活。另外,有实验发现,血管化的胰腺异种移植物对由抗 Gal 抗体介导的超急性排斥反应相对抵抗。这可能是由于胰腺血管内皮细胞 Gal 抗原表达较低,或者存在一些目前尚不清楚的抑制物质。另一个研究小组的研究结果表明,当致敏的大鼠受体植入仓鼠的心脏和肝时,心脏和肝均产生超急性排斥反应。在心脏移植物内,存在大量供者特异性 IgG 和 IgM 沉积;在肝移植物中,仅发现有 IgG 沉积。这一结果表明,是 IgG 而非 IgM 在肝异种移植超急性排斥反应中起作用。

为了研究免疫球蛋白及其亚类在诱导适应中的作用,学者使用了 Galtransferase 基因敲除小鼠(GTKO)作为 Gal 阳性小鼠同种移植物的受者。GTKO 小鼠缺乏 Gal 抗原,但会产生大量抗 Gal 抗体,包括抗 IgG 和 IgM,进而诱导 Gal 阳性心脏移植物发生超急性排斥反应和急性血管性排斥反应。

在发生排斥反应的小鼠脾中,产生抗体的 B 细胞被分离出来,并与 SP2/骨髓细胞进行杂交,生成能够分泌抗 GalIgG 亚类的杂交瘤细胞,这些细胞包括 GT4-31(分泌 IgG3)和 GT16-27(分泌 IgG1)。通过细胞培养和透析,获得了纯化的抗 Gal 抗原特异性的 IgG1 和 IgG3 单克隆抗体。

研究结果显示,高浓度的 IgG1 和 IgG3 抗体均能诱导小鼠心脏移植物发生超急性排斥反应和急性血管性排斥反应。然而,这两种抗体通过不同的途径和方式诱导排斥反应。在 IgG3 诱导的心脏排斥反应中,发现大量补体 C3 和 C5 沉积,而在 IgG1 诱导的排斥反应中仅发现 C3 沉积。因此,可以推断 IgG3 通过补体激活途径产生膜攻击复合体,进而导致血管内皮细胞破坏并激活凝血系统产生血性,最终导致移植的心脏缺血、坏死。而 IgG1 在与 NK 细胞上 Fc 受体（FcRⅢ）黏连后激活了 NK 细胞并溶解了抗体所包被的细胞,这一过程为抗体依赖细胞介导细胞毒性反应（ADCC）。

四、同种器官移植中适应的诱导

在最初进行 ABO 血型不同个体间的肾移植时,发现存在适应现象。随后,临床研究指出,通过切除受体脾并移除抗血型抗体,能够成功实现血型不同的肾同种移植物的移植,即使在抗体水平恢复正常后,移植的肾仍能维持其正常的功能。近期实验研究又发现,GTKO 小鼠在接受异种（猪）Gal 抗原致敏后会产生高滴度的抗 GalIgG 抗体,并导致细胞溶解。加入抗 GalIgM 抗体后能增强这种反应,然而在用同种 Gal 抗原致敏后仅能部分增加抗 GalIgG 的滴度。使用抗CD154 单抗后（阻断复合刺激信号）,能够阻断 IgG 的增加。这种差异可能源于异种 Gal 抗原能够提供较多的抗原表位,因此激活了较多的 T 辅助细胞刺激 B细胞（能够产生抗 Gal 抗体）分化成为浆细胞并分泌抗 IgG 和 IgM 抗体。

在相同器官的移植中,由于表达 Gal 抗原的相同器官细胞膜含有相对较少的免疫原性肽,Gal 抗原与血型抗原的差异非常微小,仅在 Gal 侧键上增加一个Fucose 糖链或 NAC 链就可成为 A 或 B 血型抗原。在抗原呈递过程中,仅有相对较少的 T 淋巴细胞被激活,导致较少的 B 淋巴细胞增殖,因而仅能产生较少的抗 Gal 抗体。这使得阻断其 B 细胞增殖反应变得容易。因此,在 ABO 血型不相容的相同器官移植过程中,体内补体调节蛋白能够有效处理这些低活性的血型抗体。如果能诱导适应性,将使人类接受 ABO 血型不相容的相同器官成为可能。

第五节　免疫适应在大动物异种
移植模型中的应用前景

基于目前已建立的仓鼠与大鼠（协调性）以及仓鼠与预致敏大鼠（模拟非协调性）两种异种心脏移植适应的动物模型,我们可以发现,术前清除抗供体抗体并抑制抗体水平的回升,使抗体在一定时间内维持在一个较低的水平,是诱导适应的关键措施。然而,我们必须注意到,仓鼠与预致敏大鼠的异种心脏移植和非协调性异种移植之间仍然存在显著的差异。例如,分子不相容性可能会加剧排斥反应的发生。

在实验条件下,猪的内皮细胞与人抗猪天然抗体长时间接触后,可以引发猪内皮细胞产生针对补体介导损伤的保护作用。这种保护作用可能与啮齿类异种器官移植模型中描述的抗排斥保护性改变有着相似的机制。在实验条件下,猪内皮细胞所引发的这些保护性改变可能对猪-灵长类异种器官移植的适应性研究具有重要的意义。

亚历山大等通过使用血清透析及免疫抑制治疗,成功延长了移植到狒狒体内的猪肾移植物的存活时间。其中,一例猪肾移植物的功能维持了22 d,这表明该移植物可能发生了适应性反应,这是由于在受者外周血中检测到抗供体抗体的存在。

有学者报道了三例猪心脏移植到经过血清交换和免疫抑制处理的非人类灵长类动物(猴)的情况。这些移植物的存活时间明显延长。在其中的一例中,受体猴在接受了血清交换、免疫抑制处理以及在第8天被处死时,猪心脏仍保持良好的功能。此外,受体猴的血清中检测到抗供体抗体及补体系统的正常组分。组织病理检查发现,除猪心脏移植物有 IgM 沉积外,没有明显的组织损伤性改变,这为异种猪心脏移植物在受者中发生适应性反应提供了有力的依据。

在猪心脏移植给狒狒的动物模型中,首先对受体狒狒进行血液透析、免疫抑制以及蛇毒处理。其中一例猪心脏移植物存活了 17.5 d;另一例则在在第8天处死受体狒狒时,猪心脏功能完好。

罗斯林等报道了将受体狒狒进行血液透析及全身淋巴结射线照射处理后,猪心脏移植物分别存活了 6 d、8 d 和 15 d。这些心脏移植物是否发生了适应性反应仍需进一步研究。

总的来说,这些研究表明,通过使用特定的处理方法,可以显著延长异种移植物在灵长类动物模型中的存活时间,并为探索适应性反应的发生提供了依据。

目前尚未获得非协调性异种移植物的长期存活,猪-灵长类异种移植需要某些改变以产生适应。在啮齿类动物模型中,适应形成的重要条件包括使受体在一定时期内补体不激活及免疫反应倾向于 Th2 反应。因此,可以推想灵长类诱导适应可能同样需要抑制补体激活和诱导 Th2 反应,同时还需要降低抗移植物抗体的水平。这些变化将导致移植物组织(特别是在血管内皮和平滑肌)启动针对损伤的保护机制。然而,灵长类诱导适应比较困难,所需的条件比啮齿类动物更多,但确切的条件尚不清楚。对适应产生机制的深入研究将非常有助于猪-灵长类异种移植"适应"的建立。

在类似于非一致性异种移植的仓鼠-预致敏大鼠心脏移植模型中,仅使用 CVF+CsA 进行诱导适应是不够的,必须结合血浆置换、脾脏切除及环磷酰胺等手段来减少抗体并延缓其回升才能产生适应。在更为复杂的猪-灵长类非一致性异种移植中,为避免针对 α-Gal 的抗体反应过于剧烈,有必要采用免疫抑制剂或其他免疫学手段来有效减少抗体的产生,并尽可能维持一个相对较长的低天然抗体水平时间,防止抗体攻击移植物的内皮细胞,以便内皮细胞有机会表达保护基因,从而耐受抗体和补体的攻击,并能够适应 IgG 介导的补体依赖性(或非依赖性)的排斥反应。尽管在猪-灵长类异种移植中诱导出类似啮齿类动物模型所产生的适应可能较为困难,但应该能够实现一定程度的针对免疫损伤的保护作用。这可能需要进一步开发可选择性激活细胞表达保护性基因的药物,或通过分子基因工程增加移植物组织的某些关键保护基因(如产生 HO-1 和/或 A20 转基因猪)的表达,这可能是迈向临床异种移植的重要一步。

第五章　基因工程技术在异种移植中的应用

随着现代基因工程技术的进步,我们现在已经能够实现从一个物种到另一个物种的基因添加、删除和替换。这种技术的发展为异种移植研究开辟了新的途径,其核心目标是消除物种间的差异,从而成功地进行器官移植。在接下来的章节中,我们将详细介绍基因修饰动物在技术和应用两方面的最新发展。

近年来,针对猪的基因修饰技术取得了新的突破,酶工程技术以及小干扰RNA技术也正处于快速发展的阶段。在基因工程修饰动物的应用方面,已经证明基因修饰猪具有克服生理和免疫障碍的潜力。

α-1,3-半乳糖基转移酶基因敲除猪作为器官供体,避免了受体中天然存在的抗体对物种特异抗原的免疫应答,从而极大地提高了异种移植器官受体的成活率。

猪作为异种移植器官供体的最大优势在于其基因组能够通过现代基因工程技术进行修饰。猪的繁殖特性有怀孕期相对较短、每窝产仔数较多,这使得对卵母细胞进行改造和人工授精成为可能,从而进一步促进了基因增加表达(如转基因动物)和基因缺失表达(如基因敲除动物)在异种移植中的实现。在20世纪90年代之前,已经出现了以异种移植为目的的转基因动物。而在21世纪初,成功实现了α-1,3-半乳糖基转移酶基因敲除动物的培育。

第一节　异种移植之基因工程技术总论

一、转基因技术在异种移植研究领域的发展历史

国际上人体器官的短缺一直对器官移植的临床研究与应用构成困扰,这一状况也推动了对非人类器官移植可能性的研究。猪因其与人类器官的相似性而成为人类临床异种器官移植的首选供体。为克服受体对异种外源器官的超急性排斥反应,研究者已创建了多种转基因猪品系,其目的在于调节或抑制补体反

应。其中,人衰退加速因子(hDAF、hCD55)和 hCD59 的研究最为成功。1995
年,罗森加德等利用显微注射技术将 hDAFcDNA 注射到猪胚胎中,共获得 46
例转基因后代,其中 27 只通过免疫组化检测的转基因猪中有 6 只广泛表达
hDAF。除了利用 hDAF、hCD59 作为外源基因建立异种移植的转基因动物模
型,还有利用其他补体调节因子的 cDNA 进行的相关研究。亚努索斯利用 YAC
作为载体构建了表达人膜辅因子蛋白(hMCP、hCD46)的转基因小鼠模型,并在
体内验证了其显著阻止人血清引起的超急性排斥反应的作用。1997 年,达格特
将 3 例 hMCP 转基因猪肺移植给狒狒,将其存活时间延长为平均 12 h。

超急性排斥反应是由人体内的天然抗体与移植器官或细胞表面的抗原结
合,引发补体活性反应所导致。天然抗体主要识别糖类结构的 α-1,3-Gal 表面
抗原。从理论层面讲,通过改变或降低表面抗原的表达,可有效阻止超急性排斥
反应。因此,特尔利用基于同源重组的基因打靶技术,使 α-1,3-GT 基因失活,
成功制备出 α-1,3-GT 基因敲除小鼠(GTKO)。

二、对猪的基因修饰技术

基因修饰技术在异种移植研究中具有重要意义,其中对猪的基因修饰技术
亦不例外。在早期,人们采用原核显微注射法成功获得了首例转基因猪。然而,
这种方法现在已经很少使用,因为存在更有效和更适宜的技术可供选择。

克洛斯等研究者通过显微注射法将肿瘤坏死因子-α 相关的凋亡受体导入
猪体内,并检测了肿瘤坏死因子-α 的表达水平,该技术在不受其他因素影响的
情况下表现良好。

马丁等研究者成功培育出一种转基因猪,在神经元特异的烯醇酶启动子的
调控下表达人 T 细胞抑制分子和人细胞毒性 T 淋巴细胞抗原 4-免疫球蛋白。
这些表达分子在转基因猪的大脑很多不同区域均可观测到,包括中脑区、海马区
和皮质区等。

库萨等研究者则成功培育出另一种转基因猪,并通过显微注射具有自动调
控性和四环素反应性的双顺反子表达盒。观测结果表明,该表达盒的表达形式
与 NTA 转录起始位点的甲基化状态正好相反,这表明其中一个 NTA 反应盒被
沉默了。

1. 精细胞介导的转基因

目前,转多基因猪技术正处于发展阶段。通过将精细胞与三个表达荧光蛋
白的基因共同孵育,随后利用所得精子进行人工授精,已成功获得了转基因小
猪。通过 PCR 分析,证实了其中 7 头小猪为转基因猪。相较于原核显微注射技
术,精细胞介导的转基因技术更具效率、适应性和便捷性。然而,由于基因插入

是随机的,转入的基因会被重新排列,因此会影响蛋白的表达水平。同时,转入基因表达的长期效应尚存在争议。

使用非病毒游离型载体进行精细胞介导的转基因操作具有许多优点,包括阻止插入突变和避免基因表达的位置效应。实验结果表明,在 18 个胎儿中有 12 个成功整合了游离型报告基因,且其中 9 个表达出了蛋白。

另一种形式为胞内精细胞注射介导的转基因技术,与体细胞核转移两种方法结合,成功培育出转基因猪。将精细胞与人白蛋白绿色荧光蛋白双顺反子载体一起孵育,随后将精子直接显微注射入卵细胞的胞质。移入 5 头小母猪体内的 702 个胚胎中,35 个胎儿中有 2 个发生了转基因。再将转基因猪的体细胞用于核转移,将 767 个胚胎植入 5 个受体体内,最终获得 6 头成活的转基因小猪。实验结果表明,将 SMGT 和 SCNT 两种技术分开使用比结合使用更为有效。然而,在转移大型基因时,如 YAC、BAC 和巨大染色体等,将两种技术结合使用相对更为有效。

2. 病毒介导的转基因

慢病毒介导的转基因技术是一种高效可行的方法,通过感染卵细胞、胚胎或体外培养的体细胞,可获得转基因动物的成功率高达 $80\% \sim 100\%$。这种慢病毒载体已被广泛应用于各种实验,能够用于多种不同基因的细胞转染,包括应用小干扰 RNA 进行干细胞和体细胞基因沉默等实验。然而,由于存在多重整合的风险,如原癌基因激活、插入突变、甲基化导致病毒序列沉默以及供体动物高频率的嵌合性等问题,慢病毒载体并不适用于临床应用。

腺病毒是一种常被用于转基因的病毒载体。通过使用这种病毒,罗杰斯等人成功利用转基因和 SCNT 技术培育出了一种具有囊性纤维化跨膜转导调节子(CFTR)缺失和△F508 插入修饰的转基因猪。腺病毒载体介导的转基因方法在敲除 CFTR 基因方面非常有效,使得该基因在成纤维细胞中不再表达。

3. 体细胞核转移(SCNT)

SCNT 已成为产生转基因动物的主要途径,体细胞修饰在其中的应用也变得日益重要。而在众多大型动物中,猪被公认为最佳实验对象。当前,无 zona 系统是最便捷有效的技术手段。其具体操作包括去核、移除 zona,再进行融合、活化及培养,或在去核前移除 zona 进行手动克隆。然而,这一领域仍存在一些主要的限制,如胚胎干细胞技术的缺乏以及体细胞的有限寿命,这些都限制了基因体外操作的时间。

以异种移植为目的,应用小型猪具有许多优点。然而,小型猪品种和商用品种的生殖效能并不相同,同时小型猪品种也较为难以获得。当以小型猪作为受体时,SCNT 的效率相对较低。为解决这一问题,人们尝试将小型猪胚胎转入商用品种猪,从而提高了 SCNT 的效率。

4. 酶工程

转座子,也称跳跃基因,是可移动的第二类遗传元素,以小片段 DNA 的形式,通过转座酶在 DNA 间移动。DNA 的"剪切和复制"机制显示,转座酶在脊椎动物细胞中的运作精确且高效。最新的研究结果显示,当使用 Sleeping Beauty、passport Tol2 和 piggyBac 及其对应的转座酶表达载体共同转染 PEGE 细胞时,相较于未转染转座酶的细胞,蛋白的表达量分别高出 13.5 倍、5 倍、21 倍和 28 倍。转座酶介导的转基因不仅能增加整合效率,更可精确地将转座子的单拷贝基因整合到基因组的一个或多个位点,且避免整合到载体原核元件的 G/C 富集区域,从而避免基因表达的关闭。另一强大的基因组修饰工具为 Cre 和 FLP 重组酶,这两种重组酶能催化保守 DNA 重组反应,如 loxP 和 FRT 之间的两个短重组酶识别位点(RRSs)之间的 DNA 缺失或插入,其方向性取决于 RRSs 位点的排列。细胞因子和蛋白酶体抑制药已被证实可增加慢病毒载体基因的转移。圣托尼等的研究表明,当人造血干细胞(HSCs)与慢病毒载体共同孵育时,在干细胞因子、促血小板生成素、白介素-6 和 Flt3L 的存在下,转基因的效率得以提高。然而,蛋白酶体限制了慢病毒载体在 HSCs 中的基因转移。在慢病毒-GFP 载体转染期间,应用可逆的肽-醛、蛋白酶体抑制药 MG132 和肽-硼酸盐抑制药 PS-341,细胞中转移基因的表达和平均荧光密度在药物剂量依赖的情况下均有大量增加。

根据对人类细胞和小鼠细胞实验的深入研究,我们发现锌指核酶可以诱导双链 DNA 在目标基因处解离成单链,从而有效地提高基因靶向的效率。这一过程的重要环节是激活细胞内源性同源重组机制,以达到精准、高效的治疗效果。

通过口蹄疫病毒感染哺乳动物这一方式,2A 体系得以建立,这有力地推动了转多基因猪培育技术的发展。在此体系中,开放阅读框(ORF)包含了多种单一的 cDNA,这些 cDNA 被编码 2A 和 Furin 位点序列分离。通过单个 mRNA 进行翻译后,将生成单一的多肽。此后,多肽会嵌入内源蛋白的 2A 位点中。

5. 小干扰 RNA

在细胞接受小干扰 RNA(siRNA)载体转染后,目标 mRNA 遭遇到内源性核酶的降解,由此导致蛋白的表达量显著下降,降低幅度超过 95%。这一过程被命名为基因沉默,而经过技术改进,更可以实现基因敲除的复杂目标。当内源基因以多拷贝形式存在,且常规基因敲除技术无法实施时,小干扰 RNA 技术的重要性便凸显出来。以病原体猪内源性反转录病毒(PERV)为例,相较于病毒序列 pol2,转基因猪 siRNA 成功实现了对 PERV 表达的有效沉默。最新研究揭示,单链 DNA 胞嘧啶脱氨基酶 APOBEC3G,能够抑制 PERV 的传播,以及多种反转录病毒元件的表达。其通过转氨基酶将 cDNA 的胞嘧啶转化为尿嘧啶,从而抑制病毒编码的能力。

三、异种移植相关基因

1. 超急性排斥反应中的相关基因及其产物

在将猪器官移植给灵长类动物后,移植器官会遭受到一种由补体介导的免疫排斥反应,称为超急性排斥反应(HAR)。其主要病理变化为血栓形成、出血和水肿,这一系列反应在器官移植后的几分钟到几小时内迅速发生,导致移植器官的功能无法逆转地丧失。产生这种反应的主要原因是人体内的异种反应性天然抗体(XNA)与猪器官血管内皮细胞表面的糖基结构结合,引发补体系统的链式激活。被 XNA 识别的抗原表位主要是位于异种移植物细胞表面的 α-1,3-Gal。α-1,3-Gal 表位是由 α-1,3-半乳糖基转移酶 α-GT 催化产生的。α-GT 是一种与高尔基膜相连的糖基转移酶,能将单糖残基转移到糖脂或糖蛋白分子上。α-GT 在猪、小鼠及新世界猴体内普遍存在,然而在人、猿及旧世界猴体内,由于 α-GT 基因功能丧失,无法表达这种抗原结构。因此,阻止 α-1,3-Gal 抗原表位的合成是抑制异种排斥反应尤其是 HAR 的最佳途径之一。

(1) α-1,3-半乳糖基转移酶

α-GT 属于第二类膜蛋白,包含一个胞质尾区,该尾区由 6 个氨基酸残基构成。该蛋白还有一个疏水跨膜锚定序列,由 16 个氨基酸残基组成,该序列通过一个柔性区域与较大的羧基催化结构域相连。猪、小鼠、牛及绒猴的 α-GT 的氨基酸序列同源性最高的区域位于羧基末端,也就是具有酶催化活性的区域,同源性高达 78%。在染色体上,α-GT 基因只有一个基因座位,这个基因座位含有 9 个外显子。前三个外显子编码 mRNA 5′端非翻译区,后六个外显子为编码区。其中,第九个外显子编码酶的催化活性域,因此它可以作为基因敲除的理想靶区。外显子五和六通过选择性剪接产生四种同工型,这些同工型具有不同长度的躯干区,但都保持了酶的活性。

现已鉴定出两个与小鼠 α-GT 基因同源的人基因组序列,它们为非连锁假基因,一个位于 9 号染色体 q33-34 部位,另一个位于 12 号染色体 q14-15 部位。值得关注的是,9 号染色体上的假基因与形成人的 AB 血型的糖基转移酶基因连锁,这提示着这些糖基转移酶在进化上可能存在一定的相关性。

经过基因敲除技术培育出不表达 α-1,3-Gal 表位的猪对于解决异种移植排斥反应具有重大意义。然而,由于猪胚胎干细胞的限制,该技术在猪身上的实现存在困难。但令人欣喜的是,α-GT 基因敲除小鼠已取得成功。这种小鼠体内

不表达 α-1,3-Gal 表位,而且在接触含有 α-1,3-Gal 表位的肠道菌群或兔红细胞膜后,可成功产生抗 α-1,3-Gal 抗体,对细胞表面糖基化的影响也相对较小。尽管 α-GT 基因敲除小鼠在接受正常人血清灌注时心脏仍出现排斥反应,但发生时间较野生小鼠有所延迟,至于具体原因尚待进一步研究。

（2）α-1,2-岩藻糖基转移酶

α-1,2-岩藻糖基转移酶（α-1,2-FT）在异种器官移植中受到广泛深入研究,该酶与 α-GT 基因竞争共同底物 N-乙酰乳糖胺,将其催化合成人 ABO 血型系统中的前体分子 H 血型抗原。通过显微注射方法将 α-FT 基因导入小鼠基因组,使 H 血型抗原在小鼠血管内皮细胞上高表达,显著降低了 α-1,3-Gal 的表达。此外,在细胞内,N-乙酰乳糖胺首先与 α-FT 接触,而后才与 α-GT 接触,这更有利于前者对后者的底物竞争。然而,在小鼠体内,α-1,2-FT 会导致表面糖基化模式的改变,它不仅降低了 N-乙酰乳糖胺的 α-2,3-唾液酸化程度,还暴露了在正常情况下隐藏的抗原,即唾液酸化的 Tn 和 Forssman 抗原。由于人血清中存在针对这两种抗原的抗体,这些新暴露出来的抗原也可能成为异种移植排斥反应的诱因。此外,在 α-1,2-FTcDNA 转染的 CHO 细胞上,也发现了 α-1,2-FT 的表达对整个细胞糖基化的影响。赛普等利用过表达 α-1,2-FT 的猪内皮细胞系研究了细胞表面 H 血型抗原、α-1,3-Gal 和其他岩藻糖基化和唾液酸化的糖基抗原的表达。在正常情况下,α-1,3-Gal、α-2,3-唾液酸化和 α-2,6-唾液酸化抗原呈强表达,而 2 型 H 血型抗原和 Lewis 抗原呈弱表达。然而,α-1,2-FT 的表达使 H 血型抗原增强 5～8 倍,使 α-2,3-唾液酸表位和 α-2,6-唾液酸表位下降 40%～50%,使 Lewis 表位降低到背景水平,但作为新生抗原的 Lewis 的表达被强烈上调。

在血管内皮细胞上表达人 H 血型抗原的转基因猪已有成功的例子。人 H 血型抗原的表达显著降低了 α-1,3-Gal 的表达,人 XNA 对猪血管内皮细胞反应性和人血清介导的细胞裂解作用也有明显降低。另外,对人单核细胞的黏附和功能的激活也有影响。

（3）α-2,3-唾液酸基转移酶

唾液酸基转移酶（α-2,3-ST）能够催化 N-乙酰乳糖胺的唾液酸化反应,生成 N-唾液酸乙酰乳糖胺,这是唾液酸化 Lewis 结构的重要前提。有研究结果显示,相较于未转染的对照细胞,猪内皮细胞中过表达 α-2,3-ST 基因导致对人天然抗体的抗原性下降了 77%,同时由补体介导的细胞裂解能力降低了 75%。作为对照的转染了 α-FT 基因的猪内皮细胞,其抗原性和细胞裂解分别下降了 30% 和 25%。该研究结果表明,α-2,3-ST 能够有效地减少 α-1,3-Gal 表位的表达,同时显著降低了 α-GT 的 mRNA 水平和 α-GT 酶的活性。

（4）N-乙酰葡糖胺基转移酶

天冬氨酸连接的寡糖链分支过程的关键酶是乙酰葡糖胺基转移酶（GnT-Ⅲ），其催化产生二等份的 N-乙酰半乳糖胺（GlcNAc）残基。这些二等份的 GlcNAc 残基可以抑制其他糖基转移酶催化的进一步寡糖糖基化。在体外实验中，将 N-乙酰葡糖胺基转移酶基因转染到猪内皮细胞系后，α-1,3-半乳糖表位的表达降低，人天然抗体和 BS-IB4 凝集素对内皮细胞的结合下降了 70%～80%，并显示出对补体介导的细胞裂解的抑制作用。在体内实验中，通过使用天然人血清、抗人的 IgG 和 IgM 作为抗体，检测了转 GnT-Ⅲ 基因鼠中异种抗原表位的表达。结果显示，与野生型相比，转 GnT-Ⅲ 基因小鼠的心脏和肺的全部糖蛋白，尤其是相对分子质量 6.6 万以下的糖蛋白的表达大幅度减少。

（5）α-1,3-岩藻糖基转移酶

α-1,3-岩藻糖基转移酶（α-1,3-FT）和 α-2,6-唾液酸基转移酶（α-2,6-ST）是两个可以抑制 α-1,3-Gal 表位表达的糖基转移酶。这两个酶在目前的研究中受到了广泛的关注，但是还没有确凿的证据来证明它们可以有效地竞争性抑制 α-1,3-Gal 表位表达。

（6）α-半乳糖苷酶

α-半乳糖苷酶能够通过水解细胞表面糖脂和糖蛋白末端的 α-1,3-半乳糖基，从而减少 α-1,3-Gal 抗原表位的表达。有研究采用咖啡豆 α-半乳糖苷酶处理猪的血管内皮细胞，流式细胞分析结果显示末端 α-1,3-Gal 残基完全消失，同时暴露出 N-乙酰乳糖胺。这些变化导致与人血清的 IgG 和 IgM 的结合能力显著下降。需要注意的是，该酶处理并未诱导任何非特异性免疫球蛋白的结合，而是导致了新的抗原表位的暴露。此外，补体介导的裂解作用也明显减弱。

为了探究防止异种器官移植引发的免疫排斥反应，研究者采用了 α-半乳糖苷酶来处理猪股静脉内皮细胞。结果显示，α-半乳糖苷酶能够在 30 min 内清除猪血管内皮细胞上的异种抗原 α-1,3-Gal。经过处理的猪血管内皮细胞在 1 h 内未出现明显的形态学病理变化。此外，研究者还采用 α-半乳糖苷酶处理体外培养的猪主动脉内皮细胞，发现 α-1,3-Gal 有效地从猪主动脉内皮细胞上清除，并且猪主动脉内皮细胞免受了新鲜人血清补体介导的细胞毒作用。这些结果表明，α-半乳糖苷酶在细胞水平和组织器官水平上均可以有效地清除 α-1,3-Gal，且不会引起处理后组织器官的结构破坏。

在猪内皮细胞和 COS 细胞中过表达人 α-半乳糖苷酶后，上述细胞表面的 α-1,3-Gal 抗原表位降低了 30%，与人天然抗体的反应性也降低了 10%。在表达人 α-半乳糖苷酶的转基因鼠体内，脾细胞与人天然抗体的结合能力下降了 15%～25%。此外，在体外实验中，采用 α-半乳糖苷酶处理猪内皮细胞、淋巴细胞或兔红细胞几乎完全消除了它们与人天然抗体的反应性。α-半乳糖苷酶处理猪的内皮细胞后,其与人、猴天然抗体的反应性降低了 59%~90%,人血清介导的裂解作用也降低了 80%。

综上所述,这些研究结果充分表明,α-半乳糖苷酶在异种器官移植中具有潜在的应用价值,可作为一种有效预防免疫排斥反应的手段。

α-半乳糖苷酶在血型转换方面具有重要作用。A、B 和 O 血型的红细胞分别表达 A 和 H、B 和 H 或 H 抗原,其血型抗原的特异性取决于细胞膜脂质双层中糖蛋白和糖脂表面连接的糖基结构。当非免疫活性的岩藻糖与半乳糖残基结合形成 H 抗原时,A 型血和 B 型血则分别由 N-乙酰氨基半乳糖或半乳糖所决定。因此,通过外切酶水解位于糖链末端的 N-乙酰氨基半乳糖或半乳糖后,A 或 B 型红细胞即可转变成 O 型。

在临床应用中,O 型血的供需平衡,而 A、B 或 AB 型血的使用则受到限制。为扩展其应用范围,通过去除红细胞表面的 A、B 抗原结构可将 A、B 或 AB 型血转换成 O 型血。从 B 型血转换成 O 型血已获得成功,因为 B 抗原与 O 抗原结构上的区别仅在于末端的 α 连接的半乳糖残基。由咖啡豆获得的 α-半乳糖苷酶能够有效地降解 B 型红细胞表面的 α-半乳糖残基。经过 α-半乳糖苷酶处理后,B 型红细胞能变成 O 型,并保持红细胞的完整性和可移动性,这一方法已被成功应用于临床。

(7) 补体调节蛋白

在异种移植 HAR 过程中,补体活化对内皮细胞的激发挥重要作用。由于异种移植物补体调节系统失活,导致受体补体系统对供体产生强烈攻击,最终导致器官受到实质性破坏。为克服 HAR,最直接和有效的方法是通过转入人类补体调节蛋白基因来改造供体器官。膜辅助蛋白 CD46、衰变加速因子 CD55 和 CD59 已被用于抑制异种移植过程中的补体反应。CD46 是一种表达于白细胞、淋巴细胞、上皮细胞和成纤维细胞上的膜糖蛋白,可作为 I 因子的协同因子介导 C4b 裂解。CD55 存在于所有外周血细胞、内皮细胞及各种黏膜的上皮细胞上,可抑制 C3 转化酶形成并促进形成的 C3 转化酶解离,抑制经典途径补体活化,也可与 C3 结合阻断替代途径 C3 转化酶的装配。CD59 是一种相对分子质量为 1.8 万~2 万的糖蛋白,可通过阻断 C7 和 C8 与 C5b-6 的结合来抑制攻膜复合物 MAC 形成。CD59 具有同源限制性,仅能抑制 MAC 对相同种属细胞的攻击。

经过一系列基因转染操作,我们已经成功地培育出具有转人 CD46、CD55 和 CD59 基因的猪(转基因猪)。这些转基因猪的器官在移植给狒狒后,成功地克服了宿主抗移植物反应(HAR)。为了进一步优化异种移植效果,我们将两个以上的补体调节蛋白的转基因猪用于实验模型。

在猪-狒狒肾移植模型中，我们发现强表达 CD55 和 CD59 可以完全抑制 HAR。为了进一步证实这一结果，我们采用腺病毒为载体，将 CD46、CD55 和 CD59 共转染猪肝，并在体外用人血灌注 2 h 后进行检测。结果显示，三基因共转染肝内 C3 转化率明显低于单一 CD59 基因或 CD59 和 CD55 双基因转染肝，且显著降低了肝脏内攻膜复合体的形成。

在猪心脏移植入狒狒的实验中，我们发现，CD46 转基因猪心脏移植 16 d 后仍具有强的功能。在手术后 5 h 和 46 h 采集组织进行检测，发现野生型和转 CD46 基因猪供体心脏组织内都有免疫球蛋白 M(IgM)沉积，但后者攻膜复合物形成量明显比前者小。

另外，表达 CD55 和 CD59 的转基因小鼠，如果再通过基因操作控制 α-1,3-半乳糖基转移酶(α-1,3-Gal)表达，可以进一步克服 HAR。这一发现为我们提供了更有效的异种移植治疗方法。

表达人补体调节蛋白的猪器官虽成功解决了 HAR 问题，但也可能带来一系列其他问题。多种淋巴细胞，特别是单核细胞和自然杀伤细胞(NK 细胞)，在激活后表达 CD97。CD97 也是 CD55 的高亲和力配体，因此，表达 CD55 的猪器官尽管解决了 HAR 问题，但理论上更容易与激活的淋巴细胞结合，从而可能促进急性排斥反应。另外，CD46 是麻疹病毒的受体，CD55 是柯萨奇病毒和艾柯病毒的受体，表达 CD46 和 CD55 可能会使猪更容易感染这些病毒。这提示在临床试验之前，研究各种基因可能带来的不良反应是必要的。此外，调控补体的膜蛋白常常成簇表达在内皮细胞上，这使补体的激活仍可能发生在补体调控蛋白簇间的细胞上。因此，尽管来自这些转基因猪的器官不会发生 HAR，一定程度的补体活化仍可能通过引发炎性反应而损害移植器官的功能。

2. T 细胞介导的排斥反应中相关基因及其产物

在异体移植过程中，T 细胞介导的免疫反应在体内和体外已得到广泛探究。宿主的 T 细胞不仅能识别供者抗原呈递细胞表面的抗原(直接识别)，还可以针对自身 MHC 呈递的供体抗原产生反应(间接识别)。关于 T 细胞增殖和激活的研究揭示了异种抗原的直接识别和间接识别均可发生，其机制可能比之前所认为的更为复杂。

体外实验结果显示，直接识别在活化的 T 细胞表面 TVRVβ 家族以及 CDR1、CDR2 与异源 MHC 分子的相互作用中具有至关重要的作用。对重复刺激所产生的人抗猪的细胞毒性 T 细胞的研究证实 CDR3 区域也参与了直接的异种反应。

关于直接和间接呈递反应相对重要性的问题，已经利用多种模型进行了深入研究。在细胞异体移植中,间接识别起着主导作用。通过将猪细胞注射至异种受体的腹腔内,可促使受体体内巨噬细胞呈递异种抗原,从而激活 T 辅助细胞,引发排斥反应。在异种角膜移植以及胰岛移植的大鼠模型中,也观察到间接识别占主导地位的现象。

FasL 属于 TNF 家族的Ⅱ型跨膜蛋白,主要分布在活化的 T 细胞、B 细胞和 NK 细胞。它通过与 Fas 受体结合诱导细胞凋亡。Fas 在各种组织和细胞中广泛表达,包括 T 细胞、B 细胞、巨噬细胞、中性粒细胞以及胸腺、肝、脾、肺、心、肾、小肠、脑、睾丸和卵巢等。Fas 与 FasL 介导的细胞凋亡依赖于下游半胱天冬酶的参与。半胱天冬酶是一系列结构相似的特异性半胱氨酸蛋白酶,能切割天冬氨酸残基后的肽键。根据对切割部位 4 个氨基酸残基保守序列的识别特异性,半胱天冬酶可以分为三个亚类,其中半胱天冬酶-3 属于Ⅱ类,是细胞凋亡的执行蛋白酶,在下游凋亡事件中处于核心地位。Ⅱ类蛋白酶的降解底物包括许多结构蛋白,如核纤层蛋白,肌动蛋白和胞衬蛋白,以及 DNA 修复或 DNA 片段化相关因子。降解这些底物会导致染色质凝缩,磷脂酰丝氨酸暴露和细胞黏膜丧失等。

在猪的异种移植器官中,由于不同物种之间的 MHC 差异较大,CD8＋CTL 的排斥作用极易发生。CTL 主要通过 Fas 与 FasL 系统和颗粒酶、穿孔素两条途径诱导细胞凋亡。当表达 FasL 的 CTL 与靶细胞接触后,FasL 三聚体分子与其受体 Fas 结合,导致 Fas 三聚化。Fas 分子胞内死亡结构域与带有死亡结构域的接头蛋白 FADD 相互作用,进而与半胱天冬酶-8 酶原 FLICE 形成复合物,使半胱天冬酶-8 活化,从而启动半胱天冬酶级联通路,激活一系列下游半胱天冬酶。其中,半胱天冬酶-3 对其多种底物的酶解作用最终导致细胞解体凋亡。此外,FasL 被认为在维持免疫豁免中起着关键作用。已经证明,在眼前房上皮细胞、睾丸 sertoli 细胞和脑神经元中都有组成性表达的 FasL,可以通过 Fas 与 FasL 系统诱导侵入该组织的 Fas＋淋巴细胞凋亡,避免了在这些部位发生免疫应答及其可能造成的组织损伤,包括免遭 CTL 介导的排斥反应。

四、猪基因改造在异种移植的应用

在外科医学与免疫学的进步推动下,同种器官移植在人类中的效果得到了显著提升。例如,接受肾移植的患者 5 年存活率高达 90％以上。然而,捐赠器官的数量仍远远不足以为所有等待移植的病患提供足够的器官来源。因此,科学家们将目光转向了异种移植,积极寻求动物器官作为移植供体。

在所有可用的动物器官中,非人类灵长类,特别是人猿和世界猴,与人类的生理结构和免疫系统最为相似。因此,理论上,使用这些动物的器官进行人体异种移植可以减少排斥反应。虽然已有相关的临床实践报道,但这些非灵长类动物的器官大小和数量有限,人工繁殖困难,且存在伦理问题。

由于人类和非人类灵长类在生物学和生理学上的高度相似性,许多存在于非人类灵长类的病毒有可能感染人类。实际上,国际上已经禁止使用非人类灵长类器官进行人体异种移植。

考虑到上述因素,猪成了理想的研发对象。猪的器官在数量、繁殖和生理学、解剖学构造方面与人类非常接近。然而,将猪器官用于人体异种移植时,可能会发生复杂的排斥反应。

普通猪的器官作为人体异种移植器官时,可能会引发超急性、急性和慢性排斥反应。超急性排斥反应通常在移植后几分钟至几小时出现,由人类血中的自然抗体与猪器官抗原结合活化补体系统和凝血系统,形成血栓导致移入的器官坏死。急性排斥反应分为血管性急性排斥反应和细胞性急性排斥反应。血管性急性排斥反应是由于人类细胞活化猪血管内皮细胞引起凝血反应和血管性阻塞,导致移入的猪器官坏死;细胞性急性排斥反应则是猪器官抗原活化人类 T 细胞和自然杀伤细胞,这些细胞破坏植入的猪器官。慢性排斥反应可能发生在超急性排斥反应被抑制后,可能是人类体液性和细胞性免疫系统在长期接触猪器官抗原后被活化,目前机制尚不明确。

为解决这些排斥反应,基因修饰技术被应用于猪器官的改造。通过对猪基因进行修饰,使猪器官的抗原变得更为人类化,从而降低排斥反应的发生。然而,修饰基因的过程可能导致新的、未预料到的健康问题。此外,如何确保基因修饰的稳定性和持久性也是需要解决的重要问题。

总的来说,虽然异种移植为解决器官短缺问题提供了新的可能性,但其涉及的生物学、免疫学、伦理学以及技术问题仍有待深入研究和解决。在这些问题得到有效解决之前,异种移植作为一种临床治疗手段仍需谨慎实施。

五、猪胰岛细胞的异种移植

截至目前,来自瑞典、新西兰、美国和中国等国家的学者已成功地利用非转基因猪的胰岛细胞进行了人体试验。尽管这一研究方法由于未进行非人类灵长类动物实验而备受争议,但实验结果表明猪胰岛细胞在治疗 1 型糖尿病中的潜力。

2007 年上半期,新西兰 LCT(Living Cell Technology)公司的埃利奥特团队声称已获得白俄罗斯卫生部门的批准,他们将使用该公司独特的、无猪病毒及寄生虫的猪胰岛细胞,在莫斯科 ANO 医学研究所对 6 例患者进行为期 1 年的临床试验。由此可见,猪胰岛细胞的异种移植进入临床治疗的可能性随时存在。

目前,猪胰岛细胞的来源主要是新生幼猪或成年猪。相较于其他来源,成年猪的胰岛细胞具有容易分离、数量较多等优点,每约2头猪可供应1位患者的需求。另外,成年猪的胰岛细胞低表达甚至不表达 α-1,3-Gal,因此在进行移植时不会引起诱发性 HAR。在非人类灵长类动物中,使用成年猪的胰岛细胞进行移植,并在只使用 T 细胞免疫抑制药的条件下,可获得较好的效果。

然而,成年猪的胰岛细胞经过培养后将表现出半乳糖抗原。当使用一般猪的胰岛细胞移植至非人类灵长类时,于8～10周后会产生 anti-Gal 抗体。此外,CD46 转基因猪的胰岛细胞进行马来猴经肝门静脉的移植,并配合 ATG、anti-CD154 及 MMF 抗排斥药物的使用,可以使猴子的血糖维持在生理范围内长达100 d。

综上所述,选择适当的猪胰岛细胞来源和采用合适的抗排斥治疗方案对于异种胰岛移植治疗糖尿病的有效性和安全性至关重要。

在非人类灵长类的胰岛细胞异种移植中,经由肝门静脉注射胰岛细胞时,有一大部分胰岛细胞在移植后数小时内丧失,此现象称为血液介导的瞬时炎性反应(IBMIR),其反应主要是急性凝血反应及补体系统的活化。实验结果显示,IBMIR 和胰岛细胞在移植后表现出组织因子相关。因此,胰岛细胞如果表现出 hTFPI,可能有利于减缓 IBMIR 现象。猪胎或新生猪的胰岛细胞含有的初级细胞,可以增殖成胰岛素分泌细胞,临床使用有其好处,但是猪胎或新生猪胰岛细胞会表现出较高的 α-1,3-Gal 抗原,因此 α-GT 基因敲除及克服血栓形成的转基因猪的胰岛细胞相对较好。

六、异种移植新进展

华盛顿大学医学院圣路易斯分院的研究人员成功地实现了猪供体移植,无须免疫抑制,治愈了大白鼠的糖尿病。具体操作如下:首先将来自猪胚胎的胰腺细胞移植给糖尿病大白鼠,这些细胞在体内生长成为胰腺,并含有可分泌胰岛素的胰岛细胞;几周后,再将来自成年猪的胰岛细胞进行第二次移植。这种方法使大白鼠的免疫系统为第二次移植做好准备,使其能够接受并适应猪供体的胰岛细胞。

猪供体的胰岛细胞在接受移植后表现出了与大白鼠自身器官相似的特性,无须使用抗免疫排斥药物,使大白鼠能够产生足够的胰岛素来控制血糖水平。这一研究成果对未来可能采用类似的策略来治疗人类糖尿病具有前瞻性的意义。

此外,由于人类胰岛捐献者数量有限,供体来源十分有限,且患者需要终身服用抗免疫排斥药物,因此猪细胞作为来源充足的供体可以同时解决前两个方面的限制。这一研究成果为治疗糖尿病提供了新的思路和方向。

此外，接受人类胰岛细胞移植的患者必须终身服用抗免疫排斥药物，也就是说，他们基本上需要使用免疫抑制剂来代替每天注射胰岛素，这种做法本身就具有一定的风险。此项研究为治疗糖尿病开辟了新的道路，其特色在于胰岛供体实际上是无限的，且无须使用免疫抑制药物。猪胰岛素已被用于治疗人类糖尿病，从而使猪成为糖尿病患者潜在的优秀胰岛捐赠者。自 20 世纪 80 年代以来，DNA 技术的发展使得制药公司能够生产人类胰岛素，猪胰岛素已成为向糖尿病患者提供的常规药品之一。在此项新的研究中，研究者将几簇在猪胚胎早期发育阶段提取的胰腺细胞移植到 10 只自身无法生产胰岛素且葡萄糖水平极高的糖尿病大白鼠体内。研究者认为这样做可让大白鼠的免疫系统"看不见"这些细胞，或者诱导产生一种免疫耐受状态。当未成熟的胰腺细胞发育时，它们开始产生胰岛素，尽管未能使大白鼠的血糖水平恢复正常，但显著降低了血糖水平。接着，在 8 周后，其中一些大白鼠接受了第二次移植，这次供体为来自成年猪的胰岛细胞，对照组中的其他糖尿病大白鼠不接受任何胚胎胰腺细胞，只接受成年猪胰岛细胞。12 周后以及随后的几个月，同时接受猪胚胎胰腺细胞与胰岛细胞的大白鼠的血糖水平恢复了正常，表明猪胰岛细胞正在产生充足的胰岛素，而只接受胚胎胰腺细胞的对照组中的大白鼠，其葡萄糖水平仍比正常情况高。研究者采用多种方法证实成功移植的猪胰岛细胞已在之前接受胚胎胰腺细胞移植的大鼠体内"安家落户"。

相较于未接受胚胎胰腺细胞移植的大鼠正在经历的免疫排斥困扰，此次研究引入了全新的治疗方法，即应用猪胰岛来治疗糖尿病。通过移植猪胚胎胰腺细胞，成年猪胰岛移植物能够在无须免疫抑制药物的条件下发挥出显著的功效，成功治愈了大白鼠的糖尿病。研究者正在进行相应的实验，以验证相同的移植策略在糖尿病灵长类动物中是否也能取得成功。

在之前的研究中，研究者已经证明了大剂量猪胚胎胰腺细胞移植能够治愈大白鼠的糖尿病，但在非人类灵长类动物的实验中遭遇了挫折。移植到灵长类动物中的猪胰腺细胞确实降低了其血糖水平，但还不足以让灵长类动物完全摆脱胰岛素注射的困扰。由于灵长类动物体型比大白鼠大得多，需要移植极大剂量的猪胚胎胰腺组织，这种方法在实践中难以实现。

成年猪胰岛提供了更为精粹的胰岛素来源，并且易于获取。猪胰岛有效控制大鼠血糖水平，无须免疫抑制药物的成功经验在灵长类动物实验中也将有望取得成功，并进一步在人类实验中取得成功。这一重大进步为应用猪胰岛来治疗糖尿病提供了新的研究方向。

基因工程技术已成功地培育出了一系列经过基因改造的猪，这些猪对异种移植具有重要价值。在未来的应用中,转基因和基因敲除技术的使用将更加便捷。这些技术的理论依据在于增加、移除或交换了部分与异种移植排斥密切相关的基因。例如,人体肾脏会产生红细胞生成素(EPO),在肾移植过程中可以使用表达人体 EPO 的转基因猪来替代猪 EPO。同样,肝移植可能需要修饰猪的部分具有不相容性的蛋白与酶。值得注意的是,在实施转基因或基因敲除技术时,无须对猪的近交遗传背景进行修饰。

第二节　基因敲除技术消除异种天然抗原表达

一、分子生物学技术与超急性排斥反应的防治

当前阶段,异种血管性器官移植面临的主要挑战是抗体和补体引发的超急性排斥反应。研究已明确,这种排斥反应主要是由天然抗体对 α-1,3-Gal 糖类抗原的识别作用所引发。为避免或减轻抗体介导的排斥反应,科研人员尝试运用分子生物学技术,下调或消除供体猪的 α-1,3-Gal 糖类抗原的表达。若上述三个关键因素——抗原、抗体和补体中的任何一个被排除,则超急性排斥反应将不会发生。实验证实,α-1,3-Gal 糖类抗原在多种猪蛋白中表达,是引发超急性排斥反应的主要抗原。由于人类及旧世界猴等灵长类动物不表达 α-1,3-Gal,因此其 B 细胞天然产生抗 α-1,3-Gal 的抗体。这种天然抗体不易被中和或去除,仅在一定程度上可延迟超急性排斥反应的发生。因此,克服超急性排斥反应的方法主要包括运用基因工程技术对猪器官进行基因修饰以减少 α-1,3-Gal 糖类抗原的表达;通过转基因技术使供体猪表达保护性蛋白以减轻补体介导的反应。随着克隆技术的成功,已有部分实验室或生物公司开始尝试培育 α-1,3-Gal 缺失的克隆猪。

二、应用分子生物学技术降低 α-1,3-Gal 的表达

在猪体内,α-1,3-Gal 是通过一种名为 α-1,3-半乳糖基转移酶的酶作用于 N-乙酰基乳糖胺而形成的,这种转移酶的基因是单拷贝的。要直接消除 α-1,3-Gal 的表达,最直接的方法是使用特定的重组技术使 α-1,3-半乳糖基转移酶基因失去活性。这种方法已经在小鼠模型中实现,但对猪并不适用,主要原因在于缺乏可用于体外构建的猪胚胎干细胞。缺乏 α-Gal 的小鼠可用作依赖 α-1,3-Gal 的超急性排斥反应或血管性异种移植排斥反应的动物模型。在致敏的 Gal 缺失的小鼠模型中,α-1,3-Gal 心脏移植物的超急性排斥反应发生在移植后 10～20 min。尽管核转移技术可以产生敲除某一基因的猪,但目前主要采用

转基因技术对基因进行修饰改造以降低 α-1,3-Gal 的表达。

1. α-1,3-半乳糖基转移酶基因敲除异种移植研究

在生物演化过程中,新世界猴和某些普通微生物的细胞均具有半乳糖转移酶(α-1,3-GT),这种酶可催化细胞表面蛋白质的末端合成 α-1,3-Gal 抗原结构。该表面抗原也存在于小鼠和猪的细胞表面,且小鼠能够克隆出完整的 α-1,3-GT 的 cDNA。

然而,旧世界猴和人类的 α-1,3-GT 基因由于突变和核酸序列位移,无法在细胞表面合成 α-1,3-Gal 结构。因此,人类出生后接触环境中的微生物后,会迅速产生针对 α-1,3-Gal 结构的自然抗体。从疾病角度来看,这是机体对抗病原的生存演化过程。

在进行猪器官人体异种移植时,人体中的对抗 α-1,3-Gal 抗原的自然抗体与猪的 α-1,3-Gal 抗原结合,进而活化补体与凝血系统,引发严重的超急性排斥反应。

针对克服抗 α-1,3-Gal 自然抗体问题,早期研究采用了亲和性滤管滤除自然抗体或注射双糖与血管结合以暂时抑制其作用。此外,改变器官表面糖蛋白尾端 α-1,3-半乳糖结构通过 β-galactosidase、α-1,2-fucosyltransferase 与 α-1,3-galactosyltransferase 等基因转移模式,竞争性或消化性减少内皮细胞等细胞表面 α-1,3-Gal 抗原决定部位,以避免自然抗体的作用,从而保护异种器官免于超急性排斥反应。然而,这些方法的效果并不理想。

因此,培育 α-1,3-GT 基因敲除猪成了研究重点。近期,体细胞核转移克隆动物技术发展成熟,该过程通过将供核转移的猪单个体细胞的 α-1,3-Gal 转移酶基因敲除,再利用体细胞核转移克隆动物技术将 α-1,3-GT 基因敲除猪体细胞发育成 α-1,3-GT 基因敲除猪。

最新研究表明,以这种 α-1,3-GT 基因敲除猪的器官进行狒狒的异位移植可避免补体及自然抗体的排斥反应。在心脏移植方面,狒狒可存活 2～6 个月(最长可存活 179 d),使用 α-1,3-GT 基因敲除猪肾进行原位移植至狒狒的实验中,狒狒存活率提高至 30～83 d。

这些初步成果表明,通过基因改造猪单个器官可以实现进入临床试验所需的 90 d 要求。然而,在观察期间,狒狒仍需持续静脉注射抗凝血药以防止凝血反应所造成的血液凝集、血管堵塞导致器官坏死的排斥反应。

虽然通过 α-1,3-GT 基因敲除技术可以成功培育出无 α-1,3-Gal 抗原的 α-1,3-GT基因敲除猪,但是非半乳糖(non-Gal)抗原以及血管栓塞性微血管病变(TMA)仍然可能导致移植器官或胰岛细胞的失败。因此,为了进一步解决血管栓塞问题,微血管凝血病变需要通过基因转移策略进行进一步处理。

2. 用核移植方法生产 α-GT 基因敲除猪

哺乳动物细胞核移植研究经历了漫长的发展阶段。1996 年,第一个体细胞克隆动物"多莉"羊的诞生,标志着细胞核移植研究取得了历史性的重大突破。此后,体细胞克隆转基因动物的成功也进一步推动了该领域的发展。

在猪的细胞核移植研究方面,1989 年,有报道称首例应用核移植技术成功获得胚胎细胞克隆猪。而首例体细胞克隆猪则采用了与克隆多利羊相似的核移植技术,在多莉羊出生三年后获得成功。

2001 年,帕克等报道了首例在细胞核移植之前对成纤维细胞进行基因改造获得的克隆猪。

3. 用核移植方法生产杂合 α-GT 基因敲除猪

① 供体细胞的选择和分离培养:首先选用了一个高度近交、主要组织相容性复合体确定、无猪内源性反转录病毒感染过的小型猪品系。从该品系猪中选择 1 个雄性和 3 个雌性妊娠 37 d 的胎猪,从中分离细胞用来产生供体细胞系。

② 构建载体:用基因捕获载体猪 α-GT 基因做内源 GGTA1 等位基因的同源替换。此载体包含与 GGTA1 基因座同源的 21kb 片段,并且在催化域的上游编码序列中插入一个选择性盒子,盒子包含 Bip 内部核糖体进入位点和编码 G418 抗性的序列。

③ 转染后筛选细胞系:将构建的猪 α-GT 基因转入供体细胞后,再经过 14 d 的 G418 筛选,活的细胞克隆分 3 组传代,用于将来的检测和低温储藏,以备细胞核移植用。

④ 对细胞系进行检测确定是否基因敲除成功:传代的细胞做 RT-PCR,上游引物来自 exon7,下游引物来自选择性盒子,并对 RT-PCR 产物做斑点杂交。GGTA1 基因座的结构通过两次重叠 PCR 来分析。那些具有靶向插入盒子的细胞表现出替换的结果,因此用来作为核移植的候选供体细胞。17 个克隆中有 8 个成功重组。

⑤ 细胞核移植:受体细胞用体外成熟的 MⅡ 期去核卵。将供体细胞纤维注射到去核卵内,人工激活重构胚后体外培养至囊胚。

⑥ 移植基因敲除:生产基因敲除的小猪采用不同步胚胎移植法,即代孕母猪发情周期比移植胚胎的周期早一些。最少需要移植 4 个活胚胎来保证使猪怀孕。再用微卫星分析鉴定新生小猪的遗传来源,对基因敲除猪进行繁育。

4. 生产纯合 α-GT 基因敲除猪

通过自然繁育的方法生产纯合 α-GT 基因敲除猪,即雌雄都选择杂合基因敲除猪进行交配繁殖,需要 12 个月时间。另一种方法是以杂合 α-GT 基因敲除猪为材料进行第二轮基因敲除和克隆,可以节省 6 个月时间,并且所有克隆出的

小猪都是 α-GT 双基因敲除的。其操作程序如下：使用一种细菌毒素来选择和富集 α-GT 基因双敲除的细胞，毒素 A 来源于艰难梭状芽孢杆菌，它可以与α-1,3-Gal 抗原高度亲和性的结合并产生一种细胞毒性反应，这种反应对 α-1,3-Gal是阳性的。毒素 A 将 α-1,3-Gal 表面抗原作为细胞表面受体，从而产生环绕靶α-1,3-Gal 阳性的细胞，因而易于从培养容器中进行识别。

构建一个靶向抗胸腺细胞球蛋白的 α-GT 基因敲除载体 pPL680，其中也包含 neo 基因，用来敲除第二个 α-GT 基因。657A-I11-6 细胞系来自杂合的 α-GT基因敲除胎猪的纤维细胞，通过电穿孔与 pPL680 融合，并通过纯化的艰难梭状芽孢杆菌 A 筛选阴性表型，筛选出一个克隆 680B1，用荧光标记的 α-1,3-Gal 特异的植物凝集素 GS-IB4 染色 680B1 细胞，80％是 α-1,3-Gal 阴性的。说明这一克隆是阴性、阳性细胞混合的。用 680B1 细胞作为供体细胞进行体细胞核移植，然后将胚胎移植到受体小母猪中。在 39 d 终止怀孕，检测由 680B1 细胞克隆出的胎猪是否是 α-GT 基因双敲除的。从 4 头胎猪中分离获得 4 个纤维细胞系（680B1-1-4），进行一下实验鉴定。

第一，进行 GS-IB4 染色。通过荧光激活细胞分选仪，确定 680B1-1，680B1-2和 680B1-4 细胞是 α-1,3-Gal 阴性的，而 680B1-3 是阳性的。

第二，进行血清裂解细胞实验。正常人血清本来就具有 α-Gal 的抗体和补体蛋白，因此可使 α-Gal 阳性细胞迅速裂解。680B1-1、680B1-2 和 680B1-4 细胞可以抵抗正常人血清的裂解，而 680B1-3 则以与野生型细胞同样的比例被裂解。

第三，进行 PCR 和 Southernblot 检测。阴性细胞没有特异酶切位点，而阳性细胞有，据此可辨别。结果表明，680B1-1、680B1-2 和 680B1-4 等 3 个阴性细胞系与 657A-I11-6 具有相同的等位基因模式。

第四，Northernblot 分析。这 4 个细胞系表达与 657A-I11-6 细胞相似大小的 mRNAs。

将鉴定出的 3 个 α-GT 基因双敲除的细胞系做体细胞核转移和胚胎移植。得到 4 只小猪，到 7 周时仍然正常。使用 α-GT 基因敲除小鼠做体内的免疫原性测试。将基因双敲除的小猪的胰岛样细胞簇注射到基因敲除小鼠体内，并用新生的野生型小猪做对照。注射基因敲除猪胰岛样细胞簇的小鼠 IgM 并没有升高，而对照升高了，说明 α-GT 基因双敲除的小猪不产生 α-1,3-Gal 表面抗原。为确定第二个等位基因失活的机制，对 4 个细胞系进行了 α-GTcDNA 测序。发现 680B1-1、680B1-2 和 680B1-4 细胞的非靶向等位基因的第 9 外显子第二碱基由 T 到 G 的转换，导致 α-GT 基因功能的破坏。

第三节 转基因技术突破异种移植生理屏障

替代敲除的一个策略是表达另一个糖基转移基因,其产物与 α-1,3-半乳糖基转移酶竞争 N-乙酰基乳糖胺底物,导致 α-1,3-Gal 表达的减少。第一个使用的糖基转移酶是岩藻聚糖基转移酶,结果使体内外 α-1,3-Gal 表达水平均减少。此外,来源于岩藻糖基转移酶转基因小鼠的心脏移植物在 Gal 缺失小鼠体内没有超急性排斥反应的迹象,移植物存活大于 120 min。多数心脏移植物在 18 h 内被排斥,提示其他的修饰对移植物长期的存活是必要的,进而使抗体介导的超急性或急性排斥反应均无效。转基因猪表达的岩藻聚糖基转移酶可减少 α-1,3-Gal 的表达水平。该器官对超急性排斥反应的易感性仍未见报道。从猪中提取一个不同的岩藻聚糖基转移酶 FUT2 比 H 类型岩藻聚糖基 FUT1 有较广的受体特异性,当和 α-1,3-半乳糖基转移酶共表达时,使 α-1,3-Gal 的表达减少。FUT2 和 FUT1 共同转染 COS 细胞后,COS 细胞的 α-1,3-Gal 减少 99%。

此外,α-2,3-sialytransferase 与 FUT1、FUT2、α-1,3-半乳糖基转移酶使用相同的底物。其在糖基转移酶的效能上有一些矛盾的结果,有研究显示,其没有减少的表达;另一研究则显示,α-2,3-sialytransferase 像 FUT 一样有效减少 Gal 表达。使用 N-乙酰葡萄糖胺转移酶 III 可使 Gal 减少,它是一个不直接使用 N-乙酰葡萄糖胺,却在 N 连接寡糖产生 GlcNAc 残基分支的酶。一个完全不同的途径是,使用 α-半乳糖苷酶。当 Gal 糖基化之后,该酶可以酶解末端的 α-D-糖基残基。该酶使 COS 细胞表面 Gal 的表达约减少 75%,且使结合到猪内皮细胞的抗体减少。表达人 α-半乳糖苷酶基因的转基因鼠显示,其抗 Gal 抗体与脾细胞的结合减少 25%,补体介导的细胞溶解亦减少。实验结果表明,α-半乳糖苷酶和其他 4 种半乳糖转移酶 FUT1、FUT2、α-2,3-sialytransferase 和 N-乙酰葡萄糖胺转移酶 III 均不能引起 Gal 的全部缺失。α-1,2-岩藻聚糖基转移酶和 α-半乳糖苷酶的基因合并使用对减少细胞表面 Gal 表达有协同作用。移植 α-半乳糖苷酶转基因小鼠的心脏显示,其存活时间明显延长,超急性排斥反应延迟达 90 min。因此,在猪器官去除 Gal 要求更新的敲除技术,如核转移或 3 个更多的转基因的合并使用,或直接建立 Gal 缺失的克隆猪。

一、应用分子生物学技术抑制补体系统的激活

防止超急性排斥反应的另一种方法是抑制补体激活。1997 年,第四届国际异种移植大会上有研究报道,表达人补体调节因子 CD46、CD55、CD59 和 DAF 的转基因猪器官对超急性排斥反应有耐受性。CD46 或 CD55 与 C3b 和 C4b 结

合,而 CD59 与 C789 结合,从而抑制补体的活化,保护猪器官不被排斥。在大量免疫抑制处理的猴或狒狒受体身上,该转基因猪的心脏和肾移植物的存活期从 7 h 延长至 30 d。应用体外心脏灌注模型,将表达 α-1,2-岩藻聚糖基转移酶和补体调节因子 CD59 及 CD55 合并转基因的小鼠心脏与 Gal 缺失的小鼠对超急性排斥反应的敏感性进行比较,结果发现,单独表达 α-1,2-岩藻聚糖基转移酶与 α-1,3-半乳糖转移酶单独灭活对防止小鼠心脏的超急性排斥反应一样有效。当 α-1,2-岩藻聚糖基转移酶与 CD55 共同表达或 α-1,3-半乳糖转移酶与 CD59 共同表达,可进一步增强对心脏移植物的保护作用。除表达于细胞表面补体调控分子外,表达其他的可溶性分子 CR1、DAF 和 CD46 也试用过。可溶性的 DAF 用于防止超急性排斥反应的效果不好,但可溶性的 CR1 和 CD46 对防止超急性排斥反应则显示较好的效果。

1. 核转移

自克隆羊首先报道后,这项技术已扩展到山羊、牛、小鼠等其他动物。在体外实验中,用转基因技术可使成纤维细胞表达一种外源性蛋白,故可用这些成纤维细胞的细胞核通过"核转移"技术产生转基因羊和牛。核转移技术也可用于猪。在体外可使一个猪细胞系表达相应的半乳糖转移酶,补体调控分子或灭活的 α-1,3-半乳糖转移酶,进而通过"核转移"技术培养一个有实际临床意义的供体猪。

2. 骨髓转移及反转录病毒基因转染诱导 B 细胞耐受

现已证实,由混合的造血细胞嵌合体可以诱导 T、B 细胞对同种和异种移植抗原的免疫耐受,而且异种骨髓移植为诱导异种移植免疫耐受的重要途径之一。人们应用 α-1,3-Gal 缺失的小鼠进行产生抗 α-1,3-Gal 抗体的 B 细胞耐受研究。致死照射的 α-1,3-Gal 缺失的小鼠,同时给予大量的 Gal 骨髓细胞和 α-1,3-Gal 缺失小鼠的骨髓细胞,形成一个混合的嵌合体。结果该鼠不产生抗 Gal 抗体,即形成 B 细胞耐受。在灵长类动物模型研究中,将敲除 CD2*、CD20 细胞的自身骨髓细胞和猪骨髓细胞输入接受骨髓及免疫抑制的狒狒,则抗 Gal 反应被完全抑制。这些结果提示,骨髓嵌合体可以诱导 B 细胞免疫耐受,从而消除受体抗供体抗原的抗体。这样,随后移植的血管性器官将不发生超急性排斥反应。此外,一些研究表明,用反转录病毒基因转染,体外使 α-1,3-Gal 缺失的小鼠骨髓细胞表达 α-1,3-半乳糖转移酶,然后给免疫抑制处理的 α-1,3-Gal 缺失小鼠注射,则 α-1,3-Gal 缺失的小鼠不产生抗 Gal 抗体,即诱导 B 细胞耐受。

总之,转基因方法可减少 Gal 的表达水平,表达膜结合或可溶性的补体调控因子。在动物实验模型中,转基因技术可以使超急性排斥反应被延迟或减弱。同时采用减弱 Gal 抗原表达和增强的保护作用也许可能解决超急性排斥反应的问题。应用基因治疗技术可能在克服超急性排斥反应方面有应用价值。

二、对供体猪进行基因改造预防超急性排斥反应

获得适合人类器官移植用途的转基因猪是异种移植临床医学最关键的环节之一。猪的器官移植到灵长类动物包括人类身体后,将先后发生三种不同的排斥反应,包括超急性排斥反应、延缓性排斥反应和细胞介导的排斥反应。转基因猪被公认为解决这些排斥难题的根本措施,其目的在于通过对猪的基因组进行必要的遗传改造,即敲除引起排斥反应的猪关键基因,或者向猪的基因组中添加可抑制排斥反应的人基因,从而使转基因猪的组织器官移植到人体后不被排斥。

三、制备异种移植用转基因猪

应用转基因技术可以将外源 DNA 整合到宿主细胞基因组。一旦导入细胞后,外源 DNA 以两种方式被整合到宿主细胞基因组,即随机整合和同源整合。

1. 常用的转基因动物培育方法

(1)受精卵原核显微注射法

受精卵原核显微注射法是由美国人戈登发明的。他将 SV40 的复制原点和启动子与疱疹病毒的 TK 基因插入细菌质粒 PBR322,然后将其注入小鼠的受精卵原核内,再将胚胎移植到假孕母鼠输卵管里,直至小鼠出生。然后通过southernblot 法检测其基因组是否含有注射的基因同源片段。在获得的 78 只小鼠中,有 2 只呈转基因阳性。

现在受精卵原核显微注射已成为一种广泛应用、技术上比较成熟的方法。利用该法进行转基因猪制作是将体外构建的人目的基因(如人 DAF 基因、膜辅助因子蛋白 MCP 基因)通过显微操作注射到猪受精原核胚内,使人外源基因整合到猪基因组内,通过连续繁育,筛选后代,获得稳定表达人目的基因的转基因猪。该方法的缺点是:能添加新基因到猪基因组中,但不能删除基因组中的有害基因;外源基因整合到猪基因组的机会是随机的,不能人为控制。所以,阳性转基因猪比例较低,需要一个大的猪群做筛选,或者转双基因如人 DAF 和人CD59 基因的猪。

(2)精子介导转基因法

该方法将精子与外源基因 DNA 混合,使外源 DNA 附着于精子,以精子为载体,通过受精将外源 DNA 带入卵母细胞内,并在受精后被随即整合到原核中。该法的先驱性研究要追溯到 1971 年布拉克特等的工作。他们将精子暴露于纯化的 H3 标记的 SV40DNA 中后,在精子的头部检测到放射性物质。1989年勒维特雷诺等将小鼠精子与 pSV2CAT 质粒共孵育后进行小鼠体外受精,在获得的 250 只小鼠后代中有 30％显示转基因阳性,这些阳性转基因小鼠的转基因特征可以传给后代。但在后来很长一段时间内许多实验室无法重复其结果。最近韦伯斯特等证明应用精子介导转基因法可以高效生产转多基因猪。结果显示,转入编码荧光素蛋白加强蓝 EBFR、荧光素蛋白加强绿 EGFP 和荧光素蛋白红 DSRED2 等 3 个基因的猪精子与卵子受精后第 6 天,在 195 个正常发育的桑椹胚或囊胚中有 171 个胚胎表达这 3 个基因,表达率达 88％,PCR 检测表明 18只出生的小猪中,阳性表达率 100％,其中 7 只表达全部 3 个基因,7 只表达其中 2 个基因,4 只表达单基因。原位杂交分析显示多个转基因整合位点。在肌肉、心脏、肝、头发以及外周血单核细胞中可检测到其 RNA 和蛋白表达。该结果表明,精子介导转基因法有可能成为大批量、高效率生产转基因猪的有效方法。

（3）ES 细胞转基因动物法

由于小鼠 ES 细胞系的成功建立,利用 ES 细胞生产转基因小鼠已经获得成功。其原理是将外源基因构建在一个合适的载体上,然后导入 ES 细胞中,经过筛选将表达外源基因的 ES 细胞注入受体囊胚中,然后囊胚被移植到代理受孕的母鼠子宫内,转基因的 ES 细胞可参与胚胎形成,其中某些后代可以产生原始生殖细胞并最终形成生殖细胞。它们参与受精,其后代可以携带这个外源转基因,F1 代成为异源合子,这些异源合子经过反复交配,就可以产生一个对导入位点来说是同源异型的小鼠品系,导入的外源基因也变成了宿主品系基因组的一部分,因而可代代相传。这条技术路线也适合于其他哺乳动物,但前提是获得合适的 ES 细胞作为受体细胞。猪的 ES 细胞系尚未成功建立,利用 ES 细胞生产转人基因猪的研究仍在探索之中。

（4）细胞核移植转基因动物法

这种方法是将经基因组改造过的体细胞或 ES 细胞核移植到除去染色体的卵子中,人工激活卵子启动其发育程序使其发育成整合了外源基因的个体。该方法涉及几个关键步骤,包括:卵母细胞的准备,去除卵母细胞的遗传物质(染色质),将经过遗传修饰的供体细胞核移植到去核的卵母细胞中构成重组卵母细胞(即核移植卵),激活重组卵母细胞使其启动胚胎发育程序,克隆胚胎体外培养至囊胚,将克隆胚胎移植到代孕母亲子宫内并发育到出生。

2. 异种移植转基因猪目的基因的选择

转基因猪研究要解决的第一个难题就是克服猪到人异种移植所发生的HAR。HAR 发生的机制是:宿主血液中存在大量针对异种移植物的天然抗体,它们进入移植物血管后就会立即与其抗原结合形成抗原抗体复合体,后者附着于移植物血管内皮细胞,同时激活补体引起连锁反应,进而共同破坏内皮细胞,导致血小板同白细胞的凝集以及血纤维蛋白沉淀,造成血栓形成,导致移植物迅速梗死。HAR 发生在移植后几分钟或几小时内,是由两个因素控制的:① 受体体内异种天然抗体与异种移植物内皮细胞表面抗体的结合;② 供体补体调节蛋白与受体补体系统的不亲和导致不可控制的补体激活。已有的研究结果表明,猪血管内皮细胞表面存在的 Gal 抗原是触发猪到人异种移植 HAR 的罪魁祸首。

3. 转基因表达调控

大多数转基因动物携带的转移基因在所有组织都表达。在特定的情况下,为了避免一些可能的不良反应,转移基因不希望在一些组织中表达,这就需要一个可以诱导组织特异性表达的启动子。这种方法已经在老鼠体内实现,应用于猪还有待研究。

四、转基因动物应用于异种移植

虽然远远落后于转基因动物培育的技术进步,但是,转基因动物应用于异种移植的研究也在向前发展。

1. 器官移植

首例研究报道的转基因猪是将人补体调节蛋白(CRPs)作为转移基因转到远系繁殖的猪体内。深入研究表明,这 3 种 CRPs 是人衰变加速因子(hDAF)、CD46 和 CD59。

近年来,研究方向为应用这种转基因动物结合其他的基因修饰,来降低抗体或者补体介导的活性。拉姆等研究报道,用可溶性补体受体 1(SCR1,TP10)处理的 hDAF 猪的肾移植给猕猴所产生的慢性补体抑制效应,移植后存活率无明显提高。麦格雷戈等报道,将 CD46 转基因猪的心脏植入狒狒体内,以 rituximab 和 thymoglobulin 诱导治疗,伴随包括 tacrolimus、sirolimus 激素和 Gal 抗体抑制药的标准免疫抑制治疗后,狒狒存活了 96 d。清水等报道,将转 hDAF 猪的肾移植给狒狒,并采用体外吸收 Gal 抗体,cobra venom 因子抑制补体和 T 细胞免疫抑制。但是,发生了体液移植排斥,表现为抗体沉淀和血栓形成等微血管病。清水等的研究表明,失调的抗体沉积是免疫排斥的一部分,并且免疫反应引发的破坏可能是整个排斥过程的始发点。伯恩等的研究证明这个假说是正确的。研究显示,增强抑制免疫反应比增强抗凝作用更能延长 CD46 转基因猪的心脏移植给狒狒的存活时间。目前 α-1,3-半乳糖基转移酶基因敲除猪(GTKO)已经可以获得,Gal 抗体被认为是猪-灵长类异种移植后产生体液排斥的主要原因。

2. 细胞水平研究

因为器官异种移植的体内实验比较困难,许多研究报道应用异种移植排斥的细胞水平参数研究转基因修饰后的影响。福特等研究发现,人自然杀伤细胞对猪原始淋巴细胞和猪内皮细胞的自然杀伤细胞毒性可以被这些猪细胞表面的人白细胞抗原 E(HLA-E)的表达所抑制。尽管 NK 细胞在异种器官移植产生的直接排斥反应中扮演的角色现在还不清楚,但是它们确实在细胞水平移植产生的排斥反应中产生了很重要的作用,如它们通过嵌合体诱导产生耐受。有学者应用体外实验证明,人类和非人类灵长类补体的差异导致非人类灵长类体内的 hDAF 诱导产生补体介导的细胞溶解,从而发生保护缺失。曼齐等研究报道,人可溶性补体受体 1 不完全形式转染猪内皮细胞系,可以保护这些细胞免受人体天然抗体引起的补体介导的细胞溶解。但是,转基因猪是否表达 SCR1 还没有检测到。

3. 胰岛异种移植

赫林等研究表明,Gal 在成年猪胰岛中不是一个有疑问的抗原,并且非 Gal 抗原也起到重要作用。科莫达等证实转基因猪的胰岛表达 N-acetylglucosami-nyltransferase-Ⅲ,移植到猕猴体内后延长了猕猴的存活时间。

五、转基因猪克服补体活化反应引起的异种移植超急性排斥反应

在克服超急性排斥反应方面,人类补体衰变加速因子(hDAF、CD55)、MCP(CD46)与 CD59 等转基因猪的产生,可以抑制人体补体系统的活化。这三个内皮细胞膜蛋白质分子可分别抑制 C3/C5 活化、C3b 和 C4b 不活化、阻止 C9 的错合作用,而抑制补体活化引起的排斥反应。用 CD59 和 hDAF(CD55)转基因猪进行实验,转基因猪均可表达出抑制补体活化反应的蛋白质。在进行离体器官人血灌注及移植之前的临床试验中,显示 CD59 和 hDAF 基因转移到猪的心脏、肾、肺与肝脏均可避免超急性排斥反应的发生。用猿猴为器官受体的大动物异种移植模式,也显示转 hDAF 基因的猪器官在心脏原位移植最长可存活达 30 d,肾的原位移植可达 78 d。不同表达量或不同品系的转基因猪,其抑制补体活化的效果不同,因此,增加 hDAF 在猪单个血管内皮细胞的表达量,可增强抑制补体活化所引起的超急性排斥反应。此外,最新研究显示,这种血管内皮细胞上调控补体活化反应的因子(DAF、MCP 和 CD59),并非全部具有种间差异,而是具有表达量的差别。猪与人类的 DAF 功能具有种间差异,猪的 DAF 无法有效抑制人类补体活化反应,MCP 猪与人类差异不大,彼此均可有效抑制补体活化,CD59 与 MCP 的情况相同,只是猪 CD59 抑制人类补体活化的效率较弱。有研究将前述三种基因以基因转移和配种方式组合在同一只猪体内,并没有增加其抗排斥效果。相反的在离体模式中,研究者将 3 倍或 4 倍 hDAF 重复转染猪血管内皮细胞,结果显示提升其对抗补体排斥反应,用表达能力强的 MCP 启动子

调控 hDAF 基因在猪血管内皮细胞的表达量,提升其抗排斥能力。

六、转基因猪克服凝血反应相关的急性排斥反应

目前,在凝血反应造成 TMA 的原因在于基因改造猪器官移植后因抗体(anti-Gal 及 non-Gal)作用、血小板及白细胞作用,引起血管内皮细胞(EC)活化,造成 EC 收缩,引起基底暴露组织因子(TF)及增加 TF 与 prothrombinase Fgl-2 表达量,丧失 heparan sulfate 及其相关的抗凝血因子,血栓调节因子(TBM)内化消失。此外,移植器官之组织损伤及缺血造成血栓调节因子 TBM 及 CD39 被氧化;TBM 中的 EGF 第四及第五 domain 被氧化,分别降低与 proteinC 及 thrombin 结合能力,减低其抑制 thrombin 形成能力;CD39 被氧化后降低分解 ATP 及 ADP 的能力,造成 TF 暴露,产生凝血栓塞。目前学者以人类 TBM 及 CD39 蛋白质基因转移小鼠模式,使其内皮细胞表现 TBM 及 CD39,初步显示其可达抑制血管栓塞的效果,并进行 TBM 及 CD39 转基因猪培育中。

1. HO-1 转基因猪克服血管性急性排斥反应

在抑制血管性排斥反应方面,可抑制血管内皮细胞中 NF-kB 转录因子活化而达成,在经 Th1 的细胞激素作用而诱发 HO-1、A20、Bcl-xl 与 Bcl-2 等保护基因表达,可保护血管内皮细胞,避免进一步活化而遭受破坏。HO 为代谢 Heme 的酶,Heme 在体内会造成细胞凋亡,因此在血管或组织受伤时,由 Hemeoglobin 或 Myoglobin 释放出来的 Heme 必须迅速清除,HO 即为此反应的关键性的酶。HO 有三种形式:HO-1、HO-2、HO-3。HO-1 与 HO-2 的氨基酸相似性近 40%,HO-2 与 HO-3 的氨基酸相似性则达 90%,HO-1 与 HO-2 的基因位于不同的染色体上,HO-1 是诱发表现型的基因,HO-2 与 HO-3 是维持表现型的基因,HO-1 存在于细胞质的微粒体内,HO-2 则在线粒体内,HO-2 角色在于维持细胞的正常功能,HO-1 则在诸多异常状态下表现,对细胞及组织进行保护作用,HO-1 在异种器官移植时对移植器官具有保护作用。因此,改变 HO-1 的表现形式,由原来诱发表现型改为由 β-actin 启动子控制的持续表现的形式,一旦猪器官移植后,损伤的组织和血管可由 hHO-1 的保护作用减缓血管性的排斥反应。此外,CO 为 heme 代谢产物之一,可抑制血小板的功能和引起血管舒张(此功能与 NO 相同)。血小板是启动血栓形成的因子,HO-1 由 CO 抑制血栓与引发血管舒张,将可避免血管产生栓塞,而减缓急性血管性排斥反应,甚至降低氧化紧迫及抑制血小板活化,产生抗血管栓塞的功能。

2. HLA 转基因猪克服细胞性急性排斥反应

细胞性急性排斥反应是移植后,植入器官的抗原活化受体 T 细胞与自然杀伤细胞,而后毒杀 T 细胞与自然杀伤细胞破坏植入的猪器官。这种反应在人类

同种器官移植中,可以使用 cyclosporinA、FK506 与 rapamycin 等免疫抑制药来抑制。在以猴子为器官受体的异种移植急性排斥反应中,可发现自然杀伤细胞的浸润程度较无急性排斥者高。新近研究是以第 I 型人类白细胞表面抗原(HLA-I)的 E 亚型(HLA-E)转染猪细胞。实验结果显示,此转基因的猪细胞可以离体抑制人类自然杀伤细胞的细胞毒性反应,甚至转移 HLA-G 及 HLA-CW3 至猪细胞亦有相似效果,但是其效果根据 NK 细胞表面受体表现的形态和表达量而定,因此其基因转移的效果并不稳定,截至目前,尚无 HLA-I 基因转移猪被培育以克服 NK 细胞的排斥反应。使用人类白细胞表面抗原转基因猪器官,再配合免疫抑制药的使用,是减缓细胞性急性排斥反应的方法。除前述使用 HLA-I 进行猪细胞的转基因实验外,有研究者在进行第 II 型人类白细胞表面抗原(HLA-II)转基因猪的培育,期望将转基因猪器官更进一步拟人化。HLA-II 是免疫反应的调节者,在人类同种异体器官移植间的 HLA 抗原形态的配对,会影响移植成功率及移植器官的寿命。HLA-II 有 DR、DQ 与 DP 等三种亚型,每一型均为 α 与 β 次单元蛋白质所组合,其遗传表现为共显性,即每个细胞均可表达来自父母两方共 6 种表面 HLA-II(两种 DR、两种 DQ 与两种 DP)抗原。HLA-II 的蛋白质结构属于免疫球蛋白家族,构造上分为最外面 α1 与 β1 的变异区、α2 与 β2 的恒定区(接近细胞膜)、细胞膜穿越区以及细胞质内区。可变区可呈现外来被分解的抗原,恒定区则与 CD4 结合以传递免疫系统活化信号。在人类同种异体器官移植的临床医疗结果显示,HLA-II 配对若相同,可提高器官移植后存活率。因此,有研究希望以 HLA-II 基因更进一步将猪器官拟人化。目前,已经培育出 hDAF 与 HLA-II 相关的转基因猪,并证实可在其周边血液单核细胞(PBMCs)表现人类白细胞表面抗原。此外,以 PBMCs 进行初级淋巴细胞反应实验,以测试转基因猪 HLA-DP(DPw4)抗原的完整性。结果显示,转基因猪的刺激反应指数较非转基因猪高出 2 倍,显示转移后 HLA-DP(DPw4)在猪细胞表面仍保持完整的抗原性。进行直接异种混合淋巴细胞反应,亦证实转基因猪 PBMCs 引起人类淋巴细胞反应,较非转基因猪低。此外,HLA-DQA1＋B1 与 HLA-DQA1＋B1 转基因猪的 HLA-II 抗原性 DR 比 DQ 强,DQ 又比 DP 强,进一步实验证实 DQ 转基因猪比 DP 转基因猪抑制人类 T 淋巴细胞化反应的效果更佳。

七、猪转多基因修饰

供应人类异种器官来源的基因改造猪,不只携带一种转移基因,在解决超急性排斥反应之后,应再考虑急性血管性细胞性排斥反应,如此经由转多基因猪的培育,方可达到临床使用为人类器官移植的异种器官来源。猪转多基因修饰对于农业、人类疾病和异种器官移植研究很重要。大多数转多基因猪使用多个转单基因猪来进行繁殖,这种方法复杂耗时间。有研究表明,应用病毒 2A 多肽片段培育转多基因猪是可行的,说明病毒 2A 多肽片段可以在基因治疗和体细胞重排中被用来进行多基因转移。以 2A 多肽为基础的双启动子表达载体介导 4 个转入猪胚胎初级成纤维细胞的荧光蛋白的表达,G418 筛选后细胞集落共同高表达这 4 种荧光蛋白,经体细胞核转移所获得的胚胎,均匀表达 4 种荧光蛋白,移植入 7 头成年母猪。2 头母猪生育出 11 头小猪,其中有 7 头在不同的组织中共同高水平地表达 4 种荧光蛋白。通过护目镜直接观察鼻、蹄、舌的荧光强度,结果表明把 2A 多肽和双启动子结合的策略有效地介导 4 种荧光蛋白在猪体内的共同表达,并因此产生了一种很有前景的由单一核转移培育转多基因猪的方法。

这种克隆猪在特定波长的激发下可发出红、黄、绿、青 4 种荧光,这是国际上首次获得能够同时表达 4 种荧光蛋白的转基因克隆猪,为追踪猪组织、细胞和器官在受者体内存活和功能状况提供了重要标识,这种克隆猪将成为异种移植研发的理想动物模型。研究者通过点穿孔的方法分别将红色荧光蛋白、黄色荧光蛋白、绿色荧光蛋白以及青色荧光蛋白 4 种基因同时转入白猪胎儿纤维细胞,然后用表达 4 种荧光蛋白的细胞进行体细胞克隆,将克隆胚胎移入代孕母猪体内,最终获得 11 头转基因克隆猪。目前,8 头转基因克隆猪已健康成长 1 年多,并开始繁殖。

目前,体细胞克隆技术是生产转基因大动物最有效的途径,但受体细胞增殖能力有限的影响,在此之前的研究中,每一轮克隆只能转入一个外源基因。赖良学博士领导的课题组经过潜心研究,利用 2A 短肽序列巧妙地将不同的荧光蛋白基因连在同一个载体上,从而只通过一轮动物克隆即成功获得了含多个外援转基因的克隆猪,不仅克服了体细胞多基因转移技术的障碍,而且实现了多基因在高水平上的协同表达。

猪是人类组织、细胞和器官异种移植最有前途的供体,克隆猪表达的荧光蛋白为追踪猪组织、细胞和器官在受体内存活和功能状况提供了重要的标识,因此,就表达 4 种荧光蛋白的克隆猪本身而言,它将成为异种移植研发的理想动物模型。该项研究成果的取得,标志着我国转基因克隆猪技术达到了国际领先水平,该项成果的运用将极大地促进含多种优良性状的转基因克隆猪的研究与产业化,为今后加速我国对猪的遗传性状进行转基因改良、提高其生产性能、制作用于人类疾病动物模型及作为人类器官移植供体的转基因猪研究奠定了基础。

八、内皮细胞活化

研究者已经克隆了一些新基因,并且在体外系统进行评估已成重要步骤。TTP 更为全面地分析、揭示了 NF-kB 信号通路以前未知的功能。TTP 的重组腺病毒载体已经产生,可在四环素的调控下表达。LNK 具有激活信号通路的特点,产生配体分子去连接整个信号通路。此外,LNK 可以对抗异种天然抗体引起的血管反应。关于 ADAM10 的类似研究正在进行。蛋白的不稳定性延迟了 Nrf2 靶基因及其特性的鉴定。然而,已经确定了一种策略去克服这个问题,预计鉴定出新的保护基因。EPRC 和 TM(人类与猪)之间的相互作用还需进一步研究。我们的研究结果进一步加强了人类 TM 的重要性。非 Gal 异种反应抗体及其引起的信号通路的研究仍在继续。总的来说,在体外应用猪的血管内皮细胞产生的非常有治疗前景的数据表明,这些基因的表达,尤其是 TTP 和 LNK,当猪器官移植到非人类灵长类体内时,会对转基因猪器官提供保护。

九、基因修饰猪的间充质基质细胞对人类 T 细胞的异种抗原性

间充质基质细胞(MSC)被用于移植领域的免疫调节治疗,尤其是胰岛移植。虽然 MSC 可以跨物种屏障再生,转基因猪的 MSC 对人类和非人类灵长类 T 细胞反应的免疫调节影响尚未研究。间充质基质细胞来源于野生型、α-1,3-半乳糖基转移酶基因敲除猪(GTKO)和转入人类补体调节蛋白 CD46 的 GTKO 猪,分别纯化,用于分化检测。比较野生型、GTKO 猪的 MSC 和 GTKO 猪主动脉内皮细胞的抗体结合和 T 细胞反应,对猪白细胞抗原 II 级(SLA)进行了测试,检测共刺激分子 CD80 和 CD86 的 mRNA 水平,比较 GTKO、GTKO/CD46 猪的 MSC 和人类的 MSC 对于人类 T 细胞和炎性因子增殖的反应。结果显示,在体外实现了 α-1,3-半乳糖基转移酶基因敲除 GTKO/CD46 PMSC 的隔离和分化。人类抗体结合和 T 细胞反应在 GTKO 猪比在野生型 MSC 低,所以 GTKO/CD46 猪 MSC 可用于异种移植进行细胞治疗。

十、丙型肝炎病毒感染的人源化基因修饰的小鼠模型

丙型病毒肝炎仍然是医学上的主要难题。抗病毒治疗只是部分有效,由于缺乏一个合适的小型动物模型,更有效的治疗方法的发展受到阻碍。虽然用于人类肝细胞异种移植的免疫缺陷小鼠具有应用前景,但是这种模型也受到了重要的挑战。CD81 和 occlidin 是 HCV 在体外允许进入小鼠细胞的最低限度的人为因素,通过基因改造的方法使小鼠人源化。两种人类基因的表达,足以使丙型肝炎病毒感染具有完全免疫功能的近交系小鼠。应用转基因小鼠模型观察病毒入侵和验

证 B 型 I 类受体对丙型肝炎病毒的摄取,结果显示被动免疫可以阻止丙型肝炎病毒,表明重组疫苗病毒载体诱导体液免疫,赋予部分保护,对抗异种挑战。

第四节　基因工程技术降低种属间交叉感染风险

一、猪细胞及器官进行异种移植的疾病传染问题

尽管经由转基因猪移植器官传染疾病较经由非人类灵长类者风险小,但是科学家、医学界与社会大众一直反复争辩其利弊,担心经由转基因猪移植器官传染疾病的可能性仍然存在。猪内源性反转录病毒(PERV)在离体培养与活体实验动物移植模型中,均被证明会感染人类与动物细胞,但是长期移植模型的实验则没有直接证实器官接受有 PERV 感染。不论其感染风险有多大,将来移植用的转基因猪,必须被饲养在无指定病源的猪舍中,并进行严格病源监控。再者,猪在人类历史文明中,与人极普遍而亲密生活在一起,除大家熟知的日本脑炎等少数猪与人类共同传染性疾病之外,由转基因猪器官感染疾病的机会不大,并且远比非人类灵长类少。新近以使用猪肝细胞进行体外灌流的临床试验,显示患者及相关医疗与护理人员均无感染 PERV 的现象,并且以 siRNA 的策略可以抑制 PERV 感染,但是是否有其他猪病原可能造成的风险,需要再进一步观察。

二、基因工程技术降低种属间交叉感染风险

利用转基因技术改造猪,转入表达人补体调节蛋白基因,或用酶学途径来改造猪细胞的表面糖蛋白,可以大大降低改造后的猪发生急性排斥的概率。但转基因猪在跨越免疫学屏障的同时增加 PERV 感染人源细胞的概率,如在病毒被膜上表达人的补体调节蛋白,可使病毒逃逸人体中补体的溶病毒作用,这一点在 HIV 的研究中已经得到证实。病毒是以出芽方式从细胞表面释放的,因此如果转基因猪体内能产生活性病毒粒子的话,由于其表面缺少 α-Gal,这类 PERV 对补体的敏感性要降低很多,成为抗补体的病毒株。同时,在转入的 3 个基因所编码的蛋白质中,有两个本身是某些病毒的受体,CD46 是麻疹病毒的受体,而 CD55 是柯萨奇病毒的受体。因此在异种移植中,病毒引起的人兽共患病在转基因猪上发生的概率要高于未经改造的猪。因此,转基因猪在经历了 20 世纪 90 年代初第一个热潮后已经转入低潮。在某些国家,政府正试图通过法律手段来禁止现阶段使用转基因动物。

1. 克隆与基因敲除技术

克隆技术使人类可以改造猪的基因,敲除掉某些有害的基因,如 PERV 基

因。由于 PERV 存在于基因中，并以孟德尔遗传方式遗传，含有至少 50 个拷贝，且大部分序列不全，要将其完全敲除几乎不可能。一种可行的方法是找出并敲除其 50 个拷贝中活化的 2～3 个拷贝，但这种敲除对猪的其他性状和生理功能有多大影响尚未知。内源性反转录病毒并非基因组中可有可无的"垃圾"，对 PERV 的研究表明，PERV 在胎盘的滋养层形成中直接介导滋养层细胞的融合。科学家使用克隆猪的另一个目的是想敲除 α-Gal 基因，避免 HAR，其后果仍然是增加了 PERV 的感染概率。

2. RNA 干扰技术

RNA 干扰技术作为一项新的分子生物学方法，可封闭特定 mRNA，从而阻止功能蛋白质产生。研究者发现，合成的短片段干扰 RNA 可显著地减少 PERV 表达，这些 RNA 针对病毒 gag、pol 和 env 三个不同的功能基因，最有效的片段是 polymeraseⅢ载体系统所结合的短发夹状 RNA，可以持续抑制 PERV 的复制。但该技术的关键问题在于这种干扰时间是否足够长，且 RNA 干扰技术在体内的环境里是否能有效地发挥其抑制作用。

3. 酶抑制药

国外有研究小组用酶抑制药来对抗 PERV 并用于治疗，用 11 种美国食品与药物监督局批准的用于治疗 HIV-1 的药物，在体外实验中研究它们对 PERV 可能的临床疗效，包括 6 种反转录酶抑制药物（zidovudine、lamivudine、zalcitabine、stavudine、didanosine 和 nevirapine）和 5 种蛋白酶抑制药。结果表明，PERV 只对一种反转录酶抑制药物 zidovudine 敏感，对其他药物均不敏感。原因在于 HIV-1 与 PERV 结构的差异太大，两者蛋白酶的氨基酸相似性仅为22％。Zidovudine 对 PERV 有效的原因，可能在于这种药物对病毒作用位点的结构差异要求不高。

尽管现在组织工程的发展、干细胞的运用和克隆技术的改进，为解决供体器官严重短缺提供了新的手段，但要通过干细胞的定向诱导等技术获得可供移植的自体器官，还是一个遥远的目标。因此，猪-人异种移植的基础研究备受关注。PERV 能否在异种移植后引起受体感染、患病甚至在人群中扩散为新的传播性疾病，是一个极为重要的问题。确定猪源性病原体的潜在危害性，必须认真评估以下几个问题或确认存在以下的证据：① 必须存在有感染力，是人细胞病毒；② 这种病毒必须存在于异种移植供体猪的基因组中，且必须在这些猪细胞组织或器官中表达；③ 这种病毒必须能够感染移植受体，并能够在受体体内复制且扩散；④ 这种病毒必须对宿主致病，并能够通过宿主传播给其他人。从目前已获得的研究结果不难发现，以上条件并未得到完全证实。正是这种严峻的现实和潜在的巨大需求，鼓励研究者们不断进行人-兽共患病机制和干预方面的深入研究。

第六章　版纳微型猪 5 个潜在异种器官移植免疫排斥反应基因

　　与其他动物相比,灵长类动物(如黑猩猩、狒狒以及猴子等)与人类的亲缘关系更近,免疫排斥反应更容易控制,属"协调性"异种移植。但是灵长类动物单胎繁殖数量有限、生长周期长、喂养困难、容易传播疾病、有伦理道德之争、器官大小不匹配(偏小)、不易操作,最终无法成为临床异种移植最适宜的动物来源。猪→人异种器官移植是解决同种移植供体来源不足的理想途径,许多学者认为,小型猪具有体型小、性成熟早,在解剖、生理、代谢等方面与人相似等优点,是良好的异种器官移植供体。鉴于异种器官移植需要克服超急性排斥反应这一过程,当前科学家主要通过敲除供体的免疫排斥抗原基因或导入受体的补体途径上关键抗原改造供体动物,克服超急性排斥反应,而近交系实验动物具备成为理想供体动物的几乎所有特点。

　　版纳微型猪近交系(BMI),是云南农业大学曾养志教授带领课题组利用云南省特有地方猪种资源——西双版纳小耳猪,采用连续高度近交加严格选择的方法培育成功的基因高度纯合、遗传背景清楚的哺乳类实验动物近交系。2005 年已通过成果鉴定。版纳微型猪近交系有着广泛的应用前景,在基因敲除、转基因、器官人源化、异种器官移植等一系列基础研究和临床试验等方面具有其他实验动物无法比拟的优势,其器官、组织或细胞等移植一旦研究成功,将会有十分广阔的市场,并终将造福人类。版纳微型猪近交系将为器官人源化的转基因研究、异种器官移植研究等一系列基础研究和临床试验提供任何其他实验动物都无法替代的作用,也为猪→人异种器官移植术提供了最适宜的器官供体。

第一节 猪→人异种器官移植
免疫排斥相关基因简介

一、猪胞苷磷酸-N-乙酰神经氨酸羟化酶(CMAH)基因研究进展

有研究中观察到,人血清中的 anti-α-Gal 被完全去除后,仍然有猪红细胞的黏附,也提示 α-Gal 不是唯一的异种抗原。辛克尔等的研究中,将敲除 α-1,3-半乳糖基转移酶基因的小鼠与人血清反应后发现,敲除的小鼠完全不表达 α-1,3-半乳糖抗原,但 N-乙酰乳糖胺抗原有所增加,对凝集素的结合也有一定影响。在马格努森等的研究中,检测一位接触过猪细胞或组织的病人血清,发现 NeuGc 有自己独立的免疫原性,另外一位病人进行活体猪肾灌注后显示抗 NeuGc 的抗体显著产生。

猪 N-羟乙酰神经氨酸(NeuGc)是猪体内 N-乙酰神经氨酸(NeuAc)在胞苷磷酸-N-乙酰神经氨酸羟化酶(CMAH)的催化下合成的抗原(图 6-1),可识别人天然存在的抗体,从而发生超级性排斥反应。NeuAc 和 NeuGc 是最普通的唾液酸类型。唾液酸与各种生物过程相关,比如免疫应答、炎症和肿瘤细胞转移。NeuAc 在人体中普遍表达,而 NeuGc 在除人类之外的大多数哺乳动物中含量都很丰富,这是由于人体中合成 NeuGc 的酶(CMAH)的基因一个纯合子发生了缺失突变。在免疫反应中,与复合糖结合的 NeuGc 被 HD(Hanganutziu-Deicher)抗体所识别,HD 抗体的首次鉴定分别是由 Hanganutziu(1924 年)和 Deicher(1926 年)完成的。这些 HD 抗体出现在注射动物抗血清治疗后的病人中,而且能够凝集动物红细胞。另外,与一些有相关疾病的病人一样,在正常人体的血清内也有 HD 抗体。这些研究结果都表明,NeuGc 是一个潜在的免疫原。

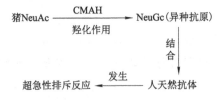

图 6-1 CMAH 作用机制

NeuGc 被认为是非 α-Gal 的又一重要猪→人异种器官移植抗原。因此,获

得敲除 CMAH 基因的克隆猪是继敲除 α-1,3-半乳糖基转移酶后异种器官移植研究的下一个关键步骤。

猪 CMAH 包含 1 734 bp 的编码区,可编码 577 个氨基酸。基因组结构分析显示:猪 CMAH 在 5′-UTR 有两个选择性拼接形式。其中较长的形式(5′UTR-2)包含外显子 0-1b 的 327 bp 的 5′-UTR 以及长度为 76 863 bp 的序列(14 个内含子、15 个外显子)。而较短的形式(5′UTR-1)包含外显子 1a 的 228 bp 的 5′-UTR 以及长度为 36 241 bp 的序列(14 个内含子、14 个外显子)。DNA 序列分析显示,5′UTR-2 有 103 bp 重叠,包含翻译起始位点在 5′UTR-1 的 3-末端。这些结果指示,猪 CMAH 5′-UTR 的拼接形式不影响它的 ORF 序列。多物种 CMAH 氨基酸序列多重比对分析表明:推导出的猪 CMAH 氨基酸序列与其他物种一致性很高,如牛、黑猩猩、小鼠和人。此外,推导出的猪 CMAH 氨基酸序列有典型的基序,如一个铁硫蛋白中枢结合位点、一个单核铁中枢假结合位点、一个 CMP-NeuAc-结合位点和一个与细胞色素 b5 交互作用位点,与除人类以外的已知序列都高度保守。

二、猪氧化应激反应 1(OXSR1)基因研究进展

异种免疫排斥反应在细胞介导方面的研究现已成为超急性免疫排斥反应研究的另一主要内容。

为了获得与猪→人异种器官移植细胞免疫排斥反应相关的新基因,胡为民等通过抑制消减杂交技术结合体液介导技术构建了猪→人异种器官移植免疫排斥反应的体外模型,构建猪内皮细胞与人血清作用后差异表达的 cDNA 消减文库。将从 cDNA 消减文库中获得的表达上调基因片段进行克隆、测序,然后进行 GenBank 数据 BLAST 同源性比对,发现 CS3 基因片段与人氧化应激反应 1(OXSR1)基因序列同源性高达 81% 的。推断这个基因是猪→人异种器官移植相关的基因。

机体在有氧代谢过程中产生的活性氧族(ROS)对细胞有毒性,会导致机体发生氧化应激反应,可导致发生基因突变,对机体造成损伤。氧化应激也会导致器官移植后多种并发症的发生,尤其是再灌注损伤、移植物功能延迟恢复以及移植物功能障碍等,这在器官移植中一直是很严重的问题。氧化应激引起细胞凋亡是当前研究的一个难点和热点。

氧化应激反应 1(OXSR1)基因可以影响氧化应激从而控制细胞增殖和细胞凋亡并导致级联放大反应。目前,OXSR1 在异种器官移植中的功能正在研究中。

猪氧化应激反应 1 基因的编码区长 1 590 bp,可编码 529 个氨基酸,其蛋白

分子量约为 58 kD,等电点为 6.09,N 端 17～291AA 有一丝氨酸/苏氨酸蛋白激酶结构域。

三、猪共刺激因子(CD80)基因研究进展

在猪 CD80 和人 T 细胞的相互作用研究中证实:在异种淋巴细胞反应中,异种共刺激分子——猪 CD80 对人抗猪免疫刺激和免疫调节有重要作用。因此,基因改造猪 CD80 分子,如 CD80 基因敲除猪或可溶性人 CD80 转基因猪,都极有可能为调节移植器官的免疫应答和增加免疫耐受提供一个较好的治疗方案。而最近的一项研究中,移植了猪胰岛的小鼠中,7～14 d 开始出现排斥,而在 $CD4^+$ T 细胞缺失的小鼠中移植的猪胰岛生存了将近 100 d。这些研究结果表明,细胞介导的异种免疫应答在以猪胰岛为供体的异种移植中起着核心作用,且通过猪 CTLA4-IgG4 和猪 CD80 有效的结合来阻断 T 细胞的活化使移植器官的存活期得以延长。因此,人抗猪异种免疫应答的细胞和分子机制研究引起了人们极大的兴趣。

B7 家族属免疫球蛋白超家族,为 50～70 kD 的跨膜糖蛋白。目前已发现 5 种(B7-1、B7-2、B7-H1、B7-H2 和 B7-H3)。它们作为共同刺激因子均参与机体免疫过程,参与 T、B 细胞的活化以及参与机体免疫。

CD80(也被称为 B7-1)是重要的共刺激分子,以寡聚体形式多表达在 B 淋巴细胞、专职性抗原提呈细胞(APC)、活化 T 淋巴细胞及单核-巨噬细胞的表面。膜型 CD80 分子的受体为表达在 T 淋巴细胞表面的 CD28 和 CTLA-4,也属于免疫球蛋白超家族。CD80 既能与 CD28 结合为 T 细胞活化提协同刺激信号、促进 T 细胞的增殖与分化;又能与 CTLA-4 结合抑制 T 细胞活化、增殖以及细胞因子的分泌,从而下调或终止 T 细胞效应。CD28 介导的 T 细胞活化和 CTLA-4 介导的抑制信号之间的平衡可以成为增强或终止免疫应答的一种手段。

1989 年,弗里曼首次成功克隆了人 CD80 的 cDNA 并进行序列分析。其编码基因长度为 1 491 bp,其中 318～1 181 bp 是它的开放阅读框,分子量为 44～54 kD,包含 5 个不同的区域,具有 I 型跨膜糖蛋白的典型特征:氨基端含有信号肽区、有一个疏水性跨膜区、一个胞浆区以及一个胞膜外区的免疫球蛋白可变区和一个免疫球蛋白恒定区。在胞膜外区还有 8 个潜在的糖基化位点。

猪 CD80 完整的核苷酸序列(pCD80,GenBank:AB049760)以及两个可变剪接变体、缺乏跨膜和细胞质区域的可溶性亚型 1 和 2(AB026121、AB038153)均已通过 RACE-PCR 获得。经克隆和测序,pCD80 tm 共有 2 726 bp 核苷酸序列,包括 891 bp ORF。猪 CD80 胞外域与人类 CD80 之间的同源性为 67.0%,

而与狗和老鼠 CD80 序列同源性分别为 76.7％和 54.3％。物种间胞内域的核苷酸序列保守性极差,与人类 CD80 胞内域的同源性为 43.0％。预测的猪 CD80 蛋白疏水性分析表明跨膜域内有很高的疏水性。

四、肝脏去唾液酸糖蛋白受体 1(ASGR1)基因研究进展

肝病晚期的病人可以利用猪的器官进行异种器官移植,但是移植后的血小板减少症成为异种器官移植的障碍。肝脏去唾液酸糖蛋白受体(ASGPR)是阿什维尔发现的,它的识别和定义是因为它可以去掉血循环中末端称为 β-1,4-半乳糖的寡糖糖蛋白。它是一种异源低聚物内吞受体,也可以称为肝凝集素,分布范围主要是窦状隙一侧的肝细胞膜表面。ASGR1 属于质膜上的 Ⅱ 型跨膜受体,可以分为四个功能区:胞质区、跨膜区、蒂区和糖识别域(CRD)。CRD 属于 C 型(钙依赖)凝集素的超家族,它能结合去唾液酸的非还原半乳糖残基和 N-乙酰半乳糖胺,增加受体配体的亲和性,被认为是 ASGR1 最重要的部分。

猪肝窦内皮细胞和枯否细胞通过内吞作用移除人的血小板。体外数据显示,人血小板移除的机制部分依赖于去唾液酸糖蛋白受体 1(ASGR1),猪的糖基化模式和人类血小板。ASGR1 结合缺乏末端唾液酸的糖蛋白,通过受体介导的内吞作用移除血小板。ASGR1 还具有清除引起血栓的血液成分、血小板、血管性血友病因子(vWF)的作用。它还在去除冷藏的血小板中起着关键作用,限制用于输血中的血小板的保质期。在链球菌败血症小鼠模型中,ASGR1 起着去除血小板的重要作用,防止致命的血栓形成。ASGR1 可以负责去除脂蛋白和乳糜微粒,它的机制不同于 LDL 受体途径。研究发现,ASGR1 主要表达于肝窦内皮细胞,使用 siRNA 技术降低 ASGR1 表达,翻译的蛋白质显著减少了20％,人血小板的结合降低了21％,表明在猪→人异种器官移植中 ASGR1 基因的敲除是降低血小板减少的可行策略。

五、β1,4-N-乙酰半乳糖氨基转移酶 2(B4GALNT2)基因研究进展

β1,4-N-乙酰氨基半乳糖转移酶 2(B4GALNT2)属于 N-乙酰氨基半乳糖转移酶(GalNAc-Tases)家族成员之一,能催化 N-乙酰半乳糖胺的末端添加到唾液酸修饰的半乳糖胺形成 Sda 抗原。Sda 作用机制类似 ABH 抗原的作用机制,它们都是存在于红细胞膜表面的一类糖蛋白,有时还会转移到肝的血管内皮细胞、肝窦内皮细胞以及胆管的上皮细胞表面。供受体移植过程中,血型不配的供体肝脏移植入受体患者体内后,受体体内相应的凝集素能直接与供体移植物血管内皮细胞上的抗原结合,从而形成抗原-抗体复合物,引起一系列补体级联放大反应,激活补体系统,使得移植物的血管网迅速遭受破坏,引起大面积血栓,最

终致使移植物失去应有的功能。

糖蛋白和糖脂修饰涉及各种各样的生物过程,包括蛋白质的稳定性、形成和细胞生长。在个体和物种之间碳水化合物修饰的变化定义了一种免疫自我识别的形式。相同的过程发生在物种间,人类和灵长类动物不产生 α-1,3-半乳糖,而所有其他哺乳动物合成 α-1,3-半乳糖。因此,人类产生高水平的抗半乳糖抗体并成为主要异种移植的障碍。B4GALNT2 基因 CDS 全长 1 509 bp,编码 502 个氨基酸,无信号肽,有一个跨膜结构,含有半乳糖转移酶结构域,其 mRNA 在扁桃体、脾脏和淋巴结等重要免疫组织中有较高表达。猪的 B4GALNT2 与人和鼠的同源性分别为 76% 和 70%,主要表达于猪内皮细胞并显示出广泛分布的表达模式。pB4GALNT2 基因在人 HEK 细胞中表达会导致抗体与 B4GALNT2 酶的连接增加。当猪的心脏移植到灵长类动物体内后,由于受到灵长类血清的刺激,HEK-B4T 细胞会显示出补体介导的裂解敏感性增加。pB4GALNT2 是在猪到灵长类异种器官移植的过程中的一个新的非半乳糖致免疫原。猪 B4GALNT2 基因研究较少,需要我们更进一步地探索其在猪→人异种器官移植中的作用及机制。

六、本研究目的和意义

器官移植是目前治疗终末期器官功能衰竭病人的主要方法,供体器官的严重缺乏,迫使外科医生和生物医学工作者把目标转向了异种器官移植,目前,猪→人异种器官移植是公认的解决同种移植供体来源不足可能的理想途径。版纳微型猪近交系在近交选育及心脏、肝脏、肾脏、皮肤、眼角膜等分子生物学、医学实验方面的研究,已显示出它作为实验动物模型和异种器官移植供体的绝对优势,用版纳微型猪近交系进行基因修饰或敲除,然后克隆,只要克隆成功一头正常猪或者虽然出现基因损伤但却可以正常繁殖的猪,就可以通过 3～4 代的高度近交获得正常基因型的个体并能连续传代扩大繁殖生产数量可观的经基因修饰的特殊群体。已经证实除 α-1,3-Gal 基因影响猪→人异种器官移植超急性排斥反应以外,还有其他基因在异种器官移植免疫排斥反应中起作用,基于异种器官移植迫切需要解决的现状以及版纳微型猪近交系在猪→人异种器官移植方面独特的应用前景,本实验选取潜在的可能与猪→人异种器官移植免疫排斥反应相关的 CMAH、OXSR1、CD80、ASGR1 和 B4GALNT2 等 5 个基因进行研究,从分子、蛋白、细胞等层次系统、全面、多视角地研究,确定其与猪→人异种器官移植免疫排斥反应的相关性。

在分子水平采用 RT-PCR 技术克隆 BMI CMAH、OXSR1、CD80、ASGR1 和 B4GALNT2 等 5 个基因的全长编码区序列,采用荧光定量 PCR(qPCR)技术分析每个基因在 BMI 免疫系统占主导的 15 种重要组织中的表达情况,了解每个基因在 BMI 各组织中的分布状况和转录表达水平,并在此基础上对这 15 个器官组织进行 Western Blot 研究,在蛋白水平上进一步验证 5 种蛋白的分布及表达。在细胞水平上,利用 pIRES2-AcGFP1 绿色荧光蛋白真核表达载体构建这 5 个基因的真核融合重组表达载体并分别转染猪肾上皮细胞 PK15 示踪表达,把这些基因和绿色荧光蛋白的真核融合重组表达载体转染人脐静脉内皮细胞 HUVEC 进行稳定表达来确定基因与猪→人异种器官移植免疫排斥反应的相关性。最后对 5 个基因编码的蛋白质进行功能生物信息学分析,分析其蛋白质序列的基本信息、理化信息、特征信息、结构域、功能位点、高级结构等来揭示这 5 个基因对应蛋白质的功能。这些研究将填补猪→人异种器官移植非超急性排斥反应基因研究的空白。研究结果将为认识猪→人异种器官移植排斥反应的分子机制奠定基础,为版纳微型猪近交系→人异种器官移植利用提供基础数据资料,为促进其开发利用提供科学依据。

第二节　材料与方法

一、实验材料

(一)生物材料

猪肾上皮 PK15 细胞:中国科学院昆明动物研究所。

人脐静脉内皮细胞 HUVEC:美国 Merck Millipore 公司。

版纳微型猪近交系 413:昆明原种猪场。

(二)购买试剂

1. RNA 分析所需试剂

RNAiso Plus RNA 提取试剂、焦碳酸二乙酯(DEPC)、RNA-free Water 溶液、EX Taq 酶、dNTP mix、$2\times$GC buffer I、DL2000 DNA Marker、$6\times$loading buffer、SYBR© Premix DimerEraser(Perfect Real Time)qPCR 试剂、DNA 胶回收试剂盒、MiniBEST Plasmid Purification Kit Ver. 4.0 质粒提取试剂盒、pMD18-T Vector、E. coli Competent Cells DH5a 感受态细胞、限制性内切酶(Xho I、Sal I、Sma I、EcoR I 和 BamH I)、Amp 氨苄西林、Kana 卡纳抗生素、IPTG 和 X-Gal 均购自大连宝生物工程有限公司。

琼脂糖、酵母粉均购自西班牙 BIOWEST Agarose。

无水乙醇、异丙醇购自天津市风船化学试剂科技有限公司。

引物由昆明硕擎生物技术公司合成。

M-MLV 型反转录试剂盒购自美国 Invitrogen 公司。

2. 蛋白分析所需试剂

蛋白裂解液 RIPA（强）、PMSF 蛋白酶抑制剂、BCA 蛋白浓度测定试剂盒和 5×SDS-PAGE 蛋白上样缓冲液购自上海碧云天生物技术有限公司。

Trise-Base、硼酸和 EDTA Na_2 均购自 Amresco 公司。

TEMED、过硫酸铵、丙烯酸胺和亚甲基双丙烯酰胺均为进口分装。

Protease Inhibitor Cocktail 蛋白酶抑制混合剂购自德国 Calbiochem 公司。

PVDF 膜和 HRP 辣根过氧化酶底物荧光（A、B）发光液均购自美国 Millipore 公司。

脱脂奶粉、通用显影粉、酸性定影粉、吐温（TWEEN-20）购自北京索莱宝科技有限公司。

蛋白 Marker 购自北京全式金生物技术有限公司。

β-tubulin 一抗：Beta Tubulin ♯M30109 购自艾比玛特 Abmart 生物医药（上海）有限公司。

CMAH(S-14)sc-131131 一抗和 OXSR1(N-14)sc-49472 一抗均购自美国 Sauta Cruz 公司。

Hamster Anti-Mouse CD80（B7-1）Purified 一抗购自美国 Affymetrix（eBioscience）公司。

β-tubulin（羊抗鼠）二抗、通用二抗（兔抗羊）、Peroxidase-Labeled Antibody To Hamster IgG（H+L）CD80 二抗购自美国 KPL 公司。

3. 真核表达试剂

pIRES2-AcGFP1 真核表达质粒购自 TaKaTa 旗下的 Clontech 公司。

脂质体 2000 购自 Invitrogen 公司。

胎牛血清购自 Gibco 公司。

PBS 购自北京索莱宝科技有限公司。

青霉素/链霉素双抗和胰蛋白酶均购自美国 HyClone 公司。

DMEM 培养基购自美国 Amresco 公司。

（三）试剂配制

1. RNA 分析试剂

① 5×TBE 电泳缓冲液：称取 Tris 碱 54 g,硼酸 27.5 g,0.5 mol/L EDTA（pH=8.0）10 mL,加 800 mL 去离子水充分搅拌溶解后,定容至 1 L,室温保存；

② EDTA(0.5 mol/L,pH=8.0)：186.1 g Na_2EDTA·$2H_2O$ 溶于 800 mL 去离子水中充分搅拌,用 NaOH 调 pH 值至 8.0 溶解,定容至 1 L,高温高压灭菌,室温保存。

2. 蛋白分析试剂

① PBS:称取氯化钠(NaCl)8 g,氯化钾(KCl)0.2 g,磷酸氢二钠(Na_2HPO_4)1.42 g,磷酸二氢钾(KH_2PO_4)0.27 g,加 800 mL 去离子水溶解。调 pH 值至 7.4,定容至 1 L,高温高压灭菌后室温保存。

② 5×TBS:取 44 g NaCl,1 mol/L Tris-HCl(pH＝8.0)100 mL,离子水定容至 1 L,4 ℃保存。

③ 1×TBST:量取 5×TBS 100 mL,吐温 0.25 mL 溶于 300 mL 去离子水,充分搅拌,定容至 500 mL,4 ℃保存。

④ 5%脱脂奶粉:称脱脂奶粉 3.5 g 加入 70 mL TBST 中,混匀溶解。

⑤ 显影液:称取显影小包药粉 0.8~1 g 先溶于 50 mL 50 ℃的去离子水中,完全溶解后再将显影大包药粉 10 g、100 mL 去离子水加入至全溶,最后定容至 200 mL。

⑥ 定影液:称取 23 g 定影药粉溶于 150 mL 25℃适量去离子水中,待全部溶解后,定容至 200 mL。

⑦ 发光液:取 HRP 辣根过氧化酶底物荧光发光液 A、B 各 500 μL 于棕色小瓶混匀,现用现配。

⑧ 5×转膜缓冲液:称取 Glycine 14.5 g,Tris base 29 g,SDS 1.85 g,溶于 800 mL 去离子水中,充分搅拌溶解,定容至 1 L,4 ℃保存。

⑨ 1×转膜缓冲液:取 5×转膜缓冲液 200 mL,甲醇 200 mL,去离子水 600 mL 混匀。

⑩ 50%甘油:取 100%甘油原液 100 mL,加去离子水定容至 200 mL。

⑪ 3×Gel buffer:分别称取 Tris 90.85 g 和 SDS 0.75 g,加去离子水定容至 250 mL,并用 HCl 调 pH 值至 8.9。

⑫ 51%丙烯酰胺:分别称取丙烯酰胺 48.0 g 和甲叉双丙烯酰胺 3.0 g,加去离子水定容至 100 mL。

⑬ 上槽缓冲液:分别称取 Tris 60.57 g、Tricine 89 g、SDS 5 g,加去离子水定容至 500 mL,其自然 pH 值约 8.25,4 ℃保存,使用时 1:10 稀释。

⑭ 下槽缓冲液:称取 Tris 121.14 g,加去离子水定容至 500 mL,并调 pH 值至 8.9,4 ℃保存,使用时 1:10 稀释。

⑮ 30%丙烯酰胺:称取丙烯酰胺 290 g、甲叉双丙烯酰胺 10 g 于 1 L 烧杯中,加入 600 mL 去离子水充分搅拌溶解后,定容至 1 L 并过滤,于棕色瓶中4 ℃保存。

⑯ 10%SDS:称量 10 g SDS 溶于 80 mL 去离子水中,加热至 68 ℃助溶,滴加浓盐酸调 pH 值至 7.2,定容至 100 mL,室温保存。

⑰ 1.0 mol/L Tris-HCl(pH=6.8):60.55 g Tris 溶于 400 mL 去离子水中,充分搅拌溶解,用浓盐酸调 pH 值至 6.8,定容至 500 mL,121 ℃下蒸汽灭菌后,室温保存。

3. 真核表达试剂

① Amp 氨苄(100 mg/mL):称量 5 g Ampicillin 溶于 40 mL 去离子水中,充分混合溶解,定容至 50 mL,过滤灭菌,小份分装(1.5 mL/份),-20 ℃保存。

② LB 液体培养基:取 1 g NaCl、0.5 g 酵母粉、1 g 胰蛋白胨、80 mL 去离子水,定容至 100 mL,在 121 ℃下蒸汽灭菌 20 min,4 ℃保存。

③ 制作 LB 固体培养基平板:取 1 g NaCl、0.5 g 酵母膏、1 g 胰蛋白胨、1.8 g 琼脂粉、80 mL 去离子水,制成 100 mL 的培养基,倒入蓝盖瓶中 121 ℃下蒸汽灭菌 20 min,高压结束后手工放气,放于 50 ℃的烘箱中 20 min 左右,使其温度慢慢下降至 50 ℃左右,加入抗生素 Amp(体积 1∶1 000),摇匀,每个板约 25 mL 倒板,凝固后反扣,置于 4 ℃冰箱中待用。

④ CaCl$_2$(1 mol/L):14.7 g CaCl$_2$·2H$_2$O 溶于 60 mL 去离子水中,定容至 100 mL,过滤除菌,每份 10 mL 分装后于-20 ℃保存。制备感受态时取出一份稀释至 100 mL,过滤除菌,预冷备用。

⑤ Kana 卡那霉素(50 μg/μL):称量 2.5 g 卡那霉素置于 50 mL 烧杯中,加入 40 mL 去离子水,充分混合溶解后定容至 50 mL,过滤除菌,小份分装(1 mL/份)后,-20 ℃保存备用。

⑥ 低糖 DMEM+2％FBS 培养基+100 U/mL PS:在无菌超净工作台里,按每 98 mL DMEM 培养基加入 2 mL 胎牛血清(FBS)以及 100 U/mL 双抗(PS)的比例配制成 DMEM+2％FBS 培养基,4 ℃保存备用。

⑦ 低糖 DMEM+10％FBS 培养基+100 U/mL PS:在无菌超净台里,按每 90 mL DMEM 培养基加入 10 mL 胎牛血清(FBS)以及 100 U/mL 双抗(PS)的比例配制成 DMEM+10％FBS 培养基,4 ℃保存备用。

(四)仪器

水浴锅 DK-8D(上海精宏),纯水机(美国 Milli-Q Biocel Millipore),DHG-9140A 型电热恒温鼓风干燥箱(上海精宏实验设备有限公司),SS-325 高压灭菌锅(日本),SB25-12DTD 超声波清洗机(宁波新芝),BCD-290W 4 ℃冰箱(青岛海尔),Revo 超低温-80 ℃冰箱(美国 Thermo 热电),手掌离心机(日本 TO-MY),Centrifμge 5415D 高速离心机(德国 Eppendorf),Centriμge 5417R 台式冷冻离心机(德国 Eppendorf),Vortex-Genie 2 可调速漩涡混合器(美国 SI),涡旋振荡器(中国江苏),磁力搅拌器(德国 IKA),摇床 TS-8S(中国江苏),ALC-210.4 型电子分析天平(德国 ACCULAB),pH 计(意大利 HI200B HANNA),RS232C

BioPhotometer 核酸蛋白测定仪(德国 Eppendorf),酶标仪(美国 Multiskan FC Thermo Scientific),T100™梯度 PCR 仪(美国 BIO-RAD),荧光定量 PCR 仪器 (德国 Mastercycler ep realplex Eppendorf),微量移液器(德国 Eppendorf),水平 电泳槽及配套电泳仪(美国 BIO-RAD),凝胶成像系统(英国 Gene Genius),湿转 印 mini 电泳槽(美国 BIO-RAD),斯诺凯普液氮储存罐(中国昆明)。

二、CMAH、OXSR1、CD80、ASGR1 和 B4GALNT2 基因扩增和序列分析

1. 材料

采集 BMI 心、肝、脾、肺、肾、皮肤、回肠、盲肠、大脑、脊髓、淋巴结、扁桃体、 肾上腺、甲状腺和颌下腺等 15 个固有免疫系统占主导的器官组织。

2. 组织总 RNA 的提取和制备

根据 RNAiso Plus 试剂盒(TaKaRa Code:9109)说明,严格按操作步骤,提 取组织总 RNA。

3. 组织总 RNA 质量和完整性检测

利用核酸蛋白测定仪测定 RNA 在 A260 nm 和 A280 nm 波长的吸光度值, 确定 RNA 的浓度和纯度,利用琼脂糖凝胶电泳确定 RNA 的质量,确定 28S、 18S 和 5S 条带是否完整、有无降解。

4. cDNA 第一链合成

利用美国 Invitrogen 公司的 M-ML 型反转录试剂盒(Invitrogen Code: C28025-032)合成 cDNA。

5. 设计并合成 PCR 引物

分别参照 GenBank 猪 CMAH 完整 CDS 序列(登录号:NM_001113015)以 及猪 CMAH 部分 mRNA 序列(登录号:Y15010);GenBank 猪 OXSR1 mRNA 序列(AY271356)以及猪 EST 序列;GenBank 猪 CD80 mRNA 序列(NM_214087); GenBank 猪 ASGR1 mRNA (登录号: NM_001244458); GenBank 猪 B4GALNT2 mRNA 序列(登录号:NM_001244330)。利用 Primer Premier 6 和 Oligo 7 软件设计特异引物分别扩增 BMI CMAH、OXSR1、CD80、ASGR1 和 B4GALNT2 基因。引物由昆明硕擎生物公司合成,引物序列见表 6-1。

表 6-1　CMAH、OXSR1、CD80、ASGR1 和 B4GALNT2 基因引物信息

名称	序列	产物片段大小	参考序列
CMAH	F1: ATGAGCAGCATCGAACAAAC	1 774 bp	NM_001113015
	R1: TTCATGTTGTTGGGCACC		Y15010

表 6-1(续)

名称	序列		产物片段大小	参考序列
OXSR1	F1：GGGAGAGGTCAGCGAGTT		1 724 bp	AY271356
	R1：TTGGCAGTAGTGGGTTTAGG			
CD80	F1：AAGAGTTCAGACACCCAGGTA		1 156 bp	NM_214087
	R1：GTAAGAGGCAGACAGGACAA			
ASGR1	F_1：TCAGCAACCTCAGCCTTAACCTT		1 038 bp	NM_001244458
	R_1：CCCTTCCCTCAAAATCCGAG			
B4GALNT2	F_1：GCGGGATTAAGGATGACTTCGT		1 773 bp	NM_001244330
	R_1：GATGGAAACACCGCCGTAA			

6. PCR 扩增及产物检测

5 个基因的扩增体系和反应运行程序如图 6-2 所示。图 6-2(a)～(e)分别为 CMAH、OXSR1、CD80、ASGR1 和 B4GALNT2 基因的扩增体系和反应运行程序。

反应体系	体积
2×GC buffer Ⅰ	12.5 μL
(2.5 mmol/L) dNTP Mix	2 μL
引物F1	0.5 μL
引物R1	0.5 μL
模板（50 ng/μL）	2 μL
ddH$_2$O	7.25 μL
Ex Taq酶	0.25 μL
总体积	25 μL

94 ℃，预变性　5 min
94 ℃，变性　45 s
62 ℃，退火　45 s ⎫ 40循环
72 ℃，延伸　2 min ⎭
72 ℃，后延伸　10 min

(a)

反应体系	体积
2×GC buffer Ⅰ	12.5 μL
(2.5 mmol/L) dNTP Mix	2 μL
引物F1	0.5 μL
引物R1	0.5 μL
模板（50 ng/μL）	2 μL
ddH$_2$O	7.25 μL
Ex Taq酶	0.25 μL
总体积	25 μL

94 ℃，预变性　5 min
94 ℃，变性　45 s
62 ℃，退火　45 s ⎫ 40循环
72 ℃，延伸　2 min ⎭
72 ℃，后延伸　10 min

(b)

图 6-2　基因编码区扩增体系和运行程序

反应体系	体积
2×GC buffer Ⅰ	2.5 μL
(2.5 mmol/L) dNTP Mix	2 μL
引物F1	0.6 μL
引物R1	0.6 μL
模板（50 ng/μL）	2 μL
ddH$_2$O	17.05 μL
Ex Taq酶	0.25 μL
总体积	25 μL

94 ℃，预变性 5 min
94 ℃，变性 45 s
55 ℃，退火 45 s ⎫ 35循环
72 ℃，延伸 1 min30 s ⎭
72 ℃，后延伸 10 min

(c)

反应体系	体积
10×Ex Taq buffer Ⅰ	2.5 μL
(2.5 mmol/L) dNTP Mix	2 μL
引物F1	0.5 μL
引物R1	0.5 μL
模板（50 ng/μL）	1.5 μL
ddH$_2$O	17.75 μL
Ex Taq酶	0.25 μL
总体积	25 μL

94 ℃，预变性 5 min
94 ℃，变性 30 s
56 ℃，退火 40 s ⎫ 40循环
72 ℃，延伸 1 min30 s ⎭
72 ℃，后延伸 10 min

(d)

反应体系	体积
2×GC buffer Ⅰ	12.5 μL
(2.5 mmol/L) dNTP Mix	2 μL
引物F1	0.5 μL
引物R1	0.5 μL
模板（50 ng/μL）	1.5 μL
ddH$_2$O	5.75 μL
Ex Taq酶	0.25 μL
总体积	25 μL

94 ℃，预变性 5 min
94 ℃，变性 30 s
56 ℃，退火 40 s ⎫ 35循环
72 ℃，延伸 2 min ⎭
72 ℃，后延伸 10 min

(e)

图 6-2 （续）

取 5 μL 反应产物进行2%琼脂糖凝胶电泳，100 V 恒压电泳45 min，在凝胶成像仪中观察扩增片段大小。若条带清晰可见，说明目的基因扩增成功。

7. PCR 产物的回收纯化

利用 TaKaRa 胶回收纯化试剂盒（TaKaRa Code：9762）回收 PCR 扩增产物。

8. CMAH、OXSR1、CD80、ASGR1 和 B4GALNT2 与 pMD18-T 克隆载体连接

根据胶回收产物的质量配制与 pMD18-T 载体（TaKaRa Code：6011）的连接体系（表 6-2）。

表 6-2　重组质粒连接体系

试剂名称	体积/μL
pMD18-T 克隆载体	1
目的基因片段	4
Solution 连接缓冲液	5

连接仪连接 18 h,获得目的基因片段与克隆载体的重组载体,如图 6-3 所示。

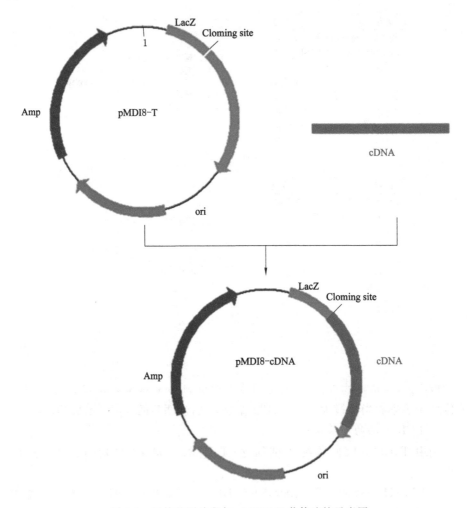

图 6-3　目的基因片段与 pMD18-T 载体连接示意图

9. 连接产物的转化、鉴定、质粒提取和序列测定

根据本实验室方法,将连接好的重组载体——转化大肠杆菌 DH5α 感受态细胞,37 ℃复苏培养 1 h,进行菌液 PCR 鉴定,反应体系和扩增运行程序参照图 6-4,用 2% 琼脂糖凝胶电泳进行检测。检测为阳性菌液,利用质粒提取试剂盒(TaKaRa Code:9760)提取重组质粒,将 PCR 产物原液和重组克隆质粒都送昆明硕擎生物公司测序。利用 LaserGene 软件结合人工识别判断整理获得基因序列。

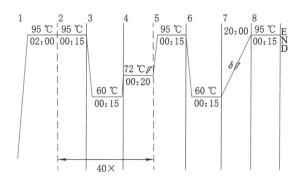

反应体系	体积
SYBR® Premix Ex Taq Ⅱ (Tli RNaseH Plus)(2×)	10 μL
引物F2(10 μmol/L)	0.8 μL
引物R2(10 μmol/L)	0.8 μL
模板(50 ng/μL)	2 μL
ddH₂O	6.4 μL
总体积	20 μL

图 6-4 反应体系和程序

三、CMAH、OXSR1、CD80、ASGR1 和 B4GALNT2 基因的表达研究

(一)qPCR 分析基因的多组织表达情况

实时荧光定量 PCR 是利用荧光信号的变化实时检测 PCR 扩增反应中每一个循环扩增产物量的变化,最终对起始模板进行精确的定量分析,简称为 qPCR。

1. 引物设计

以看家基因 GAPDH 为内参,并以测序得到的 BMI CMAH、OXSR1、CD80、ASGR1 和 B4GALNT2 mRNA 为模板设计各基因荧光定量 PCR 引物,为了防止基因组 DNA 污染影响分析结果,在设计引物时,各基因的上下游引物均跨越内含子设计,引物由昆明硕擎生物科技有限公司合成合成,引物信息见表 6-3。

表 6-3　CMAH、OXSR1、CD80、ASGR1、B4GALNT2 和 GAPDH
实时荧光定量引物序列和产物大小

名称	序列	产物大小
CMAH-qPCR	F2：GATGATTGAGACAGATGAGGAC	169 bp
	R2：GAGCAGACCATTCTTTACCA	
OXSR1-qPCR	F2：CCCCAGTCAAATCGTTCTGT	194 bp
	R2：TTGGCAGTAGTGGGTTTAGG	
CD80-qPCR	F2：ATTTCAATGTGACAGGCAACCAC	137 bp
	R2：AACGGTGAAGAGCAGGAACTGATT	
ASGR1-qPCR	F2：TGTGGGCAGAAAGATGAAGTCC	199 bp
	R2：GCCTTCATAGCCCACCCAGTTA	
B4GALNT2-qPCR	F2：ACTACCCAGACCTGACGGTGAT	167 bp
	R2：ATCGTCCACCCAGAGCACATATT	
GAPDH	F：CCTTCATTGACCTCCACTACATGGT	183 bp
	R：CCACAACATACGTAGCACCAGCATC	

2. qPCR 表达分析

用 TaKaRaSYBR© Premix Dimer Eraser™ Perfect Real 试剂盒（Code No. RR820A），心、肝、脾、肺、肾、皮肤、回肠、盲肠、大脑、脊髓、淋巴结、扁桃体、肾上腺、甲状腺和颌下腺等 15 个组织 cDNA（50 ng/μL）为模板，利用 qPCR 引物 F_2/R_2 进行实时荧光定量反应，同时以 GAPDH 为内参进行校正。数据采用相对定量 $2^{-\Delta\Delta Ct}$ 方法进行分析。试验条件参照图 6-4，具体步骤如下：

① 布板、设置反应程序。

② 按图 6-4 所示的反应体系，加样于 Axygen 八连管中，各个基因每个组织样品设置 3 个重复。

③ 同时每个组织样品用内参基因 GAPDH 进行校正，也是设置 3 个重复。反应体系及程序同目的基因，且与目的基因样品放在同一 96 孔 PCR 反应板中。

④ 按布板顺序，将样品八连管置于对应的位置，开始运行。

（二）检测 CMAH、OXSR1、CD80、ASGR1 和 B4GALNT2 蛋白的表达

1. 组织总蛋白的提取

① 按 RIPA 蛋白强裂解液（1 mL）：PMSF 蛋白酶抑制剂（10 μL）：Protease Inhibitor Cocktail 蛋白酶抑制混合剂（10 μL）的比例配制蛋白裂解液（现用现配）置于冰盒中备用。

② 用液氮充分预冷研钵，称取冷冻的 BMI 各组织（心、肝、脾、肺、肾、皮肤、

回肠、盲肠、大脑、脊髓、淋巴结、扁桃体、肾上腺、甲状腺和颌下腺等 15 个组织）样品（约 100 mg），迅速放入预冷好的研钵中，持续研磨直至组织呈粉末状，其间不断加入液氮反复速冻。

③ 将粉末状组织样品置于 2 mL 离心管中，每 20 mg 组织加入 150～200 μL 的蛋白裂解液。

④ 迅速置于冰上裂解 20 min。

⑤ 4 ℃ 12 000 r/min 离心 20 min。

⑥ 小心吸取上清液，取 5 μL 所提蛋白原液用 PBS 稀释 100 倍用 BCA 蛋白浓度测定试剂盒（碧云天 Code：P0012S）测蛋白浓度，原液于－80 ℃保存。

2. BCA 法测总蛋白浓度

① 取 0.8 mL 蛋白标准液加入一管蛋白标准中，配制为 25 mg/mL 的蛋白标准液。

② 取一定体积的蛋白标准液，用 PBS 缓冲液稀释至 0.5 mg/mL。

③ 试剂 A：试剂 B 为 50：1 的比例，配制 BCA 工作液。

④ 将标准品分别加入标准品孔中，加 PBS 补足到 20 μL，各浓度标准品 3 个重复。

⑤ 加适当体积样品到 96 孔板的样品孔中，加 PBS 补足到 20 μL，每个样品 3 个重复放置。

⑥ 各孔加入 200 μL BCA 工作液，轻轻混匀。

⑦ 37 ℃ 恒温培养箱 30 min。

⑧ 酶标仪测 A570 nm（540～595）读数，绘制标准曲线，计算样品蛋白浓度。

3. 蛋白质变性

将样品蛋白浓度用 PBS 统一稀释为 5 μg/μL，蛋白和 5×SDS 上样缓冲液以 4：1 的比例混匀，置于离心管中，95 ℃水浴锅加热变性 10 min，变性样品分装为 200 μL 后，直接进行后续实验或放置－80 ℃保存。

4. 制作 SDS-PAGE 凝胶

① 按以下配方加各组分（表 6-4）：先配好分离胶，注入双层玻璃板间的特定高度（约 5 cm），再加入蒸馏水，将分离胶液面压平，室温静置 25 min。

表 6-4　SDS-PAGE 凝胶组分

10％分离胶的制备	体积	5％浓缩胶的制备	体积
51％Acrylamide	3.2 mL	30％Acrylamide	1.0 mL
3×Gel buffer	5.34 mL	1.0 mol/L Tris-HCl(pH＝6.8)	750 μL
50％甘油	1.26 mL	10％SDS	0.06 mL

表 6-4(续)

10%分离胶的制备	体积	5%浓缩胶的制备	体积
H₂O	6.2 mL	H₂O	4.1 mL
10%过硫酸铵	80 μL	10%过硫酸铵	60 μL
TEMED	4.5 μL	TEMED	6 μL
总体积	16.084 5 mL	总体积	5.976 mL

② 倒掉上层的蒸馏水,并用滤纸将玻璃板间的水吸干,再配浓缩胶混匀后,注入双层玻璃板间,加满,立即插入梳子,室温静置 1 h。

③ 待胶完全凝固后拔掉梳子,准备上样。

5. Western Blot 检测

① 准备电泳时,在电泳槽底部加入下槽缓冲液,将制好的胶连同其装置放入电泳槽内,在两块胶之间注入上槽缓冲液,用 30 V 的电压预电泳 10 min,然后上样。

② 在第一孔加入 6 μL 全式金蛋白 Marker(Lot♯I20624),用微量上样器取 30 μg 制备好的蛋白样品加入其余胶孔中。

③ 调电压 50 V,等样品跑出浓缩胶后,调电压至 100 V,可在溴酚蓝指示剂跑至玻璃板底部时结束电泳。

④ 电泳近结束时,将裁好的与凝胶尺寸相当的 PVDF 膜于甲醇中浸泡 10 min 后,然后浸泡在转膜缓冲液中。另外,裁剪 6 张尺寸一致的滤纸连同海绵垫一起置于转膜缓冲液中浸泡。

⑤ 转膜:电泳结束后,小心取出凝胶,用割胶板切去浓缩胶后放入转膜液。装置三明治结构:黑色筛孔板、海绵垫、3 层滤纸、分离胶、PVDF 膜、3 层滤纸、海绵垫、白色筛孔板(注意清除各层之间的气泡)夹紧。将转膜夹放入转印槽中,且黑色筛孔板对应转印装置的负极(保证目的蛋白从负极到正极转印),用冰将电泳槽埋起来,连接电源,调整稳电流 200 mA,1.5 h。

⑥ 封闭:转膜结束后,从电泳槽取出膜,放入小保鲜盒中,用 5%脱脂奶粉室温摇床封闭 30 min。

⑦ 倒掉封闭液,加入用 5%脱脂奶粉稀释的一抗(1∶1 000),4 ℃过夜摇床孵育。

⑧ TBST 洗膜 3 次,10 min/次。

⑨ 加入用 5%脱脂奶粉稀释的二抗(1∶5 000),室温孵育 1 h。

⑩ TBST 洗膜 4 次,10 min/次。

⑪ 暗室曝光:分别取等体积发光液 A 和发光液 B 充分混合,均匀涂在

PVDF 膜上,避光 3 min 后(可自行调整),放入保鲜膜中。

⑫ 把封好的膜放入暗盒中,将 X 光胶片置于上面,根据荧光的强弱,曝光 5 s 至 1 min 不等。

⑬ 取出 X 光胶片,放入显影液中晃动,直至条带出现,立即放入定影液中进行定影,这时可以根据条带的效果再次调整曝光的时间。

⑭ 将定影后的 X 光胶片用自来水清洗后,晾干、挑选效果较好的胶片拍照。

(三) CMAH、OXSR1、CD80、ASGR1 和 B4GALNT2 真核表达分析

1. CMAH、OXSR1、CD80、ASGR1 和 B4GALNT2 真核表达引物设计

将测序获得的正确 BMI CMAH、OXSR1、CD80、ASGR1 和 B4GALNT2 全长编码区 CDS 序列利用 Primer Premier 6 软件搜索各个基因 CDS 区内存在的限制性酶切位点,搜索出的酶切位点将不能用于真核表达引物的设计。

根据 BMI CMAH、OXSR1、CD80、ASGR1 和 B4GALNT2 基因的 CDS 序列内部限制性酶切位点及 pIRES2-AcGFP1 绿色荧光蛋白真核表达载体多克隆位点的情况,重新设计用于真核表达用的基因扩增引物,在引物 5′端引入酶切位点,见表 6-5。

表 6-5 CMAH、OXSR1、CD80、ASGR1 和 B4GALNT2 基因真核表达引物和产物信息

名称	序列	产物大小	限制性内切酶
CMAH-ex	F3：CTCGAGATGAGCAGCATCGAACA	1 746 bp	Xho I
	R3：GTCGACCTACCCAGAGCACATCAG		Sal I
OXSR1-ex	F3：CTCGAGATGTCCGAGGACTCCAGCG	1 602 bp	Xho I
	R3：GTCGACTTAGCTGATGCTGAGCTGGGC		Sal I
CD80-ex	F3：CTCGAGATGTGTCACACACTGAAGTGG	906 bp	Xho I
	R3：GAATTCCTAGGTGCCTGGTCCTTCCAC		EcoR I
ASGR1-ex	F3：CTCGAGATGACAAAGGAATATCAGGATCTGC	873 bp	Xho I
	R3：GAATTCCTAGCTGCCGCTGTCCCTGT		EcoR I
B4GALNT2-ex	F3：GAATTCATGACTTCGTACAGCCCTAG	1 521 bp	EcoR I
	R3：GGATCCTTAGGTGACACATTGGAGAT		BamH I

2. CMAH、OXSR1、CD80、ASGR1 和 B4GALNT2 真核表达序列扩增

PCR 扩增的反应体系和运行程序如图 6-5 所示。图 6-5(a)用来扩增 CMAH 真核表达序列,图 6-5(b)用来扩增 OXSR1 真核表达序列,图 6-5(c)用来扩增 CD80 真核表达序列,图 6-5(d)用来扩增 ASGR1 真核表达序列,图 6-5(e)用来扩增 B4GALNT2 真核表达序列。

反应体系	体积
2×GC buffer Ⅰ	12.5 μL
(2.5 mmol/L) dNTP Mix	2 μL
引物F3	0.5 μL
引物R3	0.5 μL
模板（50 ng/μL）	2 μL
ddH₂O	7.25 μL
Ex Taq酶	0.25 μL
总体积	25 μL

94 ℃，预变性　5 min
94 ℃，变性　40 s
60 ℃，退火　40 s　}40循环
72 ℃，延伸　2 min
72 ℃，后延伸　10 min

(a)

反应体系	体积
2×GC buffer Ⅰ	12.5 μL
(2.5 mmol/L) dNTP Mix	2 μL
引物F3	0.5 μL
引物R3	0.5 μL
模板（50 ng/μL）	2 μL
ddH₂O	7.25 μL
Ex Taq酶	0.25 μL
总体积	25 μL

94 ℃，预变性　5 min
94 ℃，变性　40 s
60 ℃，退火　40 s　}40循环
72 ℃，延伸　2 min
72 ℃，后延伸　10 min

(b)

反应体系	体积
10×GC buffer Ⅰ	2.5 μL
(2.5 mmol/L) dNTP Mix	2 μL
引物F3	0.5 μL
引物R3	0.5 μL
模板（50 ng/μL）	2 μL
ddH₂O	17.25 μL
Ex Taq酶	0.25 μL
总体积	25 μL

94 ℃，预变性　5 min
94 ℃，变性　30 s
57 ℃，退火　30 s　}35循环
72 ℃，延伸　1 min
72 ℃，后延伸　10 min

(c)

反应体系	体积
10×Ex Taq buffer Ⅰ	2.5 μL
(2.5 mmol/L) dNTP Mix	2 μL
引物F3	0.5 μL
引物R3	0.5 μL
模板（50 ng/μL）	1.5 μL
ddH₂O	17.25 μL
Ex Taq酶	0.25 μL
总体积	25 μL

94 ℃，预变性　5 min
94 ℃，变性　30 s
55 ℃，退火　40 s　}40循环
72 ℃，延伸　1 min
72 ℃，后延伸　10 min

(d)

图 6-5　PCR扩增体系和运行程序

反应体系	体积
2×GC buffer Ⅰ	12.5 μL
(2.5 mmol/L) dNTP Mix	4 μL
引物 F3	0.5 μL
引物 R3	0.5 μL
模板 (50 ng/μL)	1.5 μL
ddH₂O	5.75 μL
Ex Taq 酶	0.25 μL
总体积	25 μL

94 ℃,预变性	5 min	
94 ℃,变性	30 s	
59 ℃,退火	40 s	35 循环
72 ℃,延伸	2 min	
72 ℃,后延伸	10 min	

(e)

图 6-5　(续)

PCR 扩增结束后,经 2% 琼脂糖凝胶电泳检测结果,若目的条带清晰可见,说明 BMI CMAH、OXSR1、CD80、ASGR1 和 B4GALNT2 真核表达序列扩增成功。

3. CMAH、OXSR1、CD80、ASGR1 和 B4GALNT2 真核表达产物与 pMD18-T 重组克隆载体的构建

回收纯化 CMAH、OXSR1、CD80、ASGR1 和 B4GALNT2 真核表达产物,实验步骤前。

根据 CMAH、OXSR1、CD80、ASGR1 和 B4GALNT2 真核表达序列胶回收产物的质量配制与 pMD18-T 载体的连接体系,反应体系同表 6-2。

连接产物进行转化、复苏和培养,步骤同前。

菌液 PCR 鉴定:以 0.2~0.5 μL 菌液为模板,其他反应体系和条件均参照图 6-5。

PCR 鉴定为阳性的菌液,进行 pMD18-T-CMAH、pMD18-T-OXSR1 和 pMD18-T-CD80、pMD18-T-ASGR1、pMD18-T-B4GALNT2、重组质粒的提取,步骤同前。

将重组载体进行双酶切鉴定,双酶切体系见表 6-6。其中,pMD18-T-CMAH 和 pMD18-T-OXSR1 用 Xho Ⅰ、Sal Ⅰ 双酶切,pMD18-T-CD80 和 pMD18-T-ASGR1 用 Xho Ⅰ、EcoR Ⅰ 双酶切,pMD18-T-B4GALNT2 用 EcoR Ⅰ、BamH Ⅰ 双酶切。若双酶切鉴定成功,立即送测序。若质粒双酶切鉴定及测序正确,则说明 pMD18-T-CMAH、pMD18-T-OXSR1、pMD18-T-CD80、pMD18-T-ASGR1 和 pMD18-T-B4GALNT2 重组载体构建成功,可大量克隆用于下一步真核表达重组载体的构建。

表 6-6　重组克隆载体双酶切体系

试剂名称	体积
重组克隆载体	10 μL
10×H buffer 缓冲液	2 μL
限制性内切酶	各 1 μL
加水至	20 μL

4. pIRES2-AcGFP1 质粒的扩增、提取与保存

在真核表达载体的构建中，需要大量的 pIRES2-AcGFP1 载体。因此，需要对 pIRES2-AcGFP1 质粒进行扩增、提取与保存。

pIRES2-AcGFP1 质粒转化 E. coli DH5α：加入 1 μL（500 ng/μL）的 pIRES2-AcGFP1 载体至 40～50 μL E. coli DH5α 感受态细胞中；吸取 100 μL 菌液均匀涂布于含 50 μg/μL 卡那霉素的 LB 琼脂固体培养基平板上（注意：抗生素全部换为卡那霉素）。

质粒提取后用 1% 琼脂糖凝胶（1×TAE 配制）进行电泳检测。

保存含有 pIRES2-AcGFP1 质粒的菌种：阳性菌落扩增后，将无菌甘油（30%）与饱和菌液按体积为 1:1 的比例混合，并分装入事先已灭菌的菌种保存管中（1.5 mL/管），−80 ℃ 超低温冰箱保存备用。

5. CMAH、OXSR1、CD80、ASGR1 和 B4GALNT2 与 pIRES2-AcGFP1 重组真核表达载体的构建

由于 XhoⅠ和 SalⅠ限制性内切酶是同尾酶，它们切割的 DNA 会产生相同的黏性末端，然后其黏性末端可通过互补作用相互连接起来，将不能被原来的限制酶所识别和切割。因此根据 pMD18-T 多克隆位点 MCS 的特征，检测目的基因在 pMD18-T 载体上的正、反向插入。用 XhoⅠ和 SmaⅠ限制性内切酶双酶切 pMD18-T-CMAH/OXSR1（真核表达序列），得到的条带是两条就说明是反向插入，若得到的是一条则说明是正向插入。选反向插入的 pMD18-T 重组载体，然后用 XhoⅠ和 SmaⅠ在 37 ℃ 恒温水浴双酶切 6 h，同时用 XhoⅠ和 SmaⅠ在 37 ℃ 恒温水浴双酶切 pIRES2-AcGFP1 真核表达载体 6 h，双酶切体系见表 6-7。pMD18-T-CD80/ASGR1（真核表达序列）重组载体和 pIRES2-AcGFP1 真核表达载体同时用 XhoⅠ和 EcoRⅠ在 37 ℃ 双酶切 6 h，双酶切体系见表 6-8。B4GALNT2 真核表达序列和 pIRES2-AcGFP1 真核表达载体同时用 EcoRⅠ和 BamHⅠ在 37 ℃ 恒温水浴双酶切 3 h，双酶切体系见表 6-9。

表 6-7 双限制性内切酶酶切体系

试剂	体积
pMD18-T-CMAH/OXSR1(真核表达序列)或 pIRES2-AcGFP1	10 μL
10×T buffer	2 μL
BSA	2μL
Xho I 和 Sma I	各 1 μL
加 H₂O 至	20 μL

表 6-8 双限制性内切酶酶切体系

试剂	体积
pMD18-T-CD80/ASGR1 真核表达序列或 pIRES2-AcGFP1	10 μL
10×H buffer	2 μL
Xho I 和 EcoR I	各 1 μL
加 H₂O 至	20 μL

表 6-9 双限制性内切酶酶切体系

试剂	体积
BMIB4GALNT2 真核表达序列或 pIRES2-AcGFP1	10 μL
10×K buffer	2 μL
EcoR I 和 BamH I	各 1 μL
加 H₂O 至	20 μL

胶回收 BMI 目的基因片段与 pIRES2-AcGFP1 的大片段,16 ℃连接 18 h,连接的反应体系 10 μL,见表 6-10。构建 pIRES2-AcGFP1-CMAH、pIRES2-AcG-FP1-OXSR1、pIRES2-AcGFP1-CD80、pIRES2-AcGFP1-ASGR1 和 pIRES2-AcG-FP1-B4GALNT2 核表达载体,如图 6-6 所示。

表 6-10 重组质粒连接反应体系

试剂	体积
pIRES2-AcGFP1 表达载体	1 μL
DNA 片段	4 μL
连接缓冲液 Solution I	5 μL

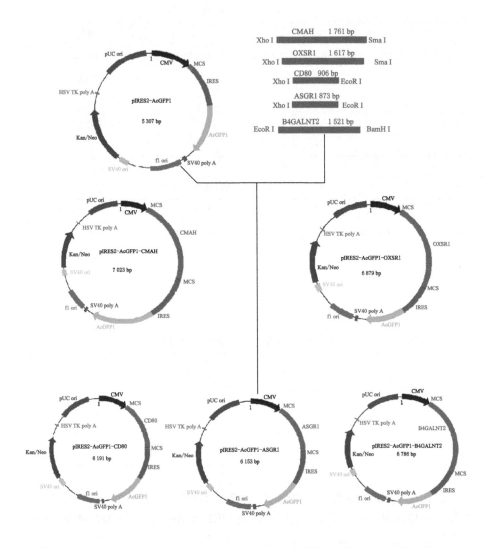

图 6-6　pIRES2-AcGFP1-CMAH、pIRES2-AcGFP1-OXSR1、pIRES2-AcGFP1-CD80、
pIRES2-AcGFP1-ASGR1 和 pIRES2-AcGFP1-B4GALNT2 真核表达载体构建流程图

　　分别将 pIRES2-AcGFP1-CMAH、pIRES2-AcGFP1-OXSR1、pIRES2-AcG-FP1-CD80、pIRES2-AcGFP1-ASGR1 和 pIRES2-AcGFP1-B4GALNT2 真核表达连接产物进行转化、复苏和培养（但 pIRES2-AcGFP1 载体为 Kana 抗性）。

　　菌液 PCR 鉴定：以 $0.2 \sim 0.5$ μL 菌液为模板，反应体系和条件均参照图 6-5。

PCR 鉴定为阳性的菌液,进行 pIRES2-AcGFP1-CMAH、pIRES2-AcGFP1-OXSR1、pIRES2-AcGFP1-CD80、pIRES2-AcGFP1-ASGR1 和 pIRES2-AcGFP1-B4GALNT2 真核表达重组质粒的提取。将重组质粒分别进行 37 ℃ 恒温水浴 6 h、6 h、3 h 和 6 h 双酶切鉴定(酶切体系分别参照表 6-7、表 6-8、表 6-9),双酶切鉴定正确的重组阳性质粒,送昆明硕擎生物技术公司测序。将鉴定及测序正确的质粒大量克隆后置 −20 ℃ 保存备用。

6. 培养转染用猪肾上皮 PK15 细胞

① 准备工作:提前将所需 DMEM 培养基、PS 双抗于 38 ℃ 恒温水浴预温,并达到 PK15 细胞的生长温度 37 ℃。对细胞间及超净工作台进行紫外照射、灭菌。

② 细胞复苏:取出液氮中储存的猪肾上皮细胞 PK15 细胞,于 38 ℃ 水浴中溶解,用电动助吸器吸入 15 mL 尖底离心管中,再加入 10 mL 2% 细胞培养液,混匀,常温 1 000 r/min 离心 8 min 后用移液枪吸走上清废液,细胞沉在离心管底部。加入 8 mL 10% 细胞培养液,用电动助吸器充分吹打分散细胞,使细胞成悬浮状态,分装到 2 个培养瓶中。再加 4 mL 10% 细胞培养液到离心管,吹打混匀,各吸 2 mL 到培养瓶,平摇几次,在显微镜下观察,若细胞均匀分布,则置于 CO_2 培养箱中 37 ℃ 培养,根据细胞生长情况适时换液。当汇合率达到约 80%～90% 的对数生长期时即可传代。

③ 细胞的传代培养:用加双抗的 PBS 冲洗细胞三遍,倒掉 PBS,加入 1 mL 胰酶进行消化 2～4 min,当细胞呈圆形、不再贴壁时,加入 10 mL 2% 的细胞培养液到培养瓶以停止消化,并用移液枪吹打形成细胞悬浮液,全量吸入到 15 mL 的离心管中,常温 1 000 r/min 离心 8 min 之后弃掉上清废液。其中,一部分离心管中加入 12 mL 正常的 10% 细胞培养液,用于传代;另一部分离心管中则加入 12 mL 无抗生素的 10% 细胞培养液,用于转染。各自垂悬吹打细胞,并尽量使其呈单细胞形式。含抗生素正常的细胞悬液各取 6 mL 加入 2 个培养瓶中。无抗生素的细胞悬液则以 2 mL/孔均匀加到 6 孔细胞培养板中,每孔约 $3×10^5$ 个细胞,于 CO_2 培养箱中培养。

7. 真核表达重组质粒转染 PK15 细胞

当培养的细胞达到 90%～95% 对数汇合率时即可进行转染。

① 转染液制备:每孔细胞加入 250 μL 无血清无抗生素的培养基稀释质粒 DNA。使用前轻轻混匀脂质体,取 10 μL 脂质体用 250 μL 无血清无抗生素培养基稀释,室温孵育 5 min(注意:请在 25 min 内进行下一步操作)。将所稀释的质粒 DNA 和脂质体混合后于室温放置 20 min 至溶液可出现浑浊。

② 转染:每孔细胞中加入 500 μL 转染液,至 CO_2 培养箱中培养,6 h 后换

液,更换为常规的 10% 细胞培养液,继续至 CO_2 培养箱中培养 18～48 h 后于倒置荧光显微镜下观察,检测基因表达。

8. 真核表达重组质粒转染的 PK15 细胞中总 RNA 的提取和 cDNA 的合成

吸掉培养液,用 PBS 清洗三遍细胞板,然后每孔中加入 500 μL RNA 提取裂解液,水平静置 5 min,根据操作说明提取细胞 RNA,所提 RNA 经质量和完整性检测后反转录为 cDNA,反转录的体系及运行程序参照图 6-4。

9. 半定量 PCR 检测 BMI CMAH、OXSR1、CD80、ASGR1 和 B4GALNT2 mRNA 表达量的差异

分别以细胞总 RNA 反转录合成的 cDNA 为模板、GAPDH 基因为内参,根据各基因真核表达引物半定量检测转染了不同质粒的细胞中 BMI CMAH、OX-SR1、CD80、ASGR1 和 B4GALNT2 mRNA 表达量的差异(反应体系及程序参照图 6-4)。

10. 培养转染用人脐静脉内皮细胞 HUVEC

① 准备工作:提前将所需培养基、细胞因子、血清、谷氨酰胺于 37 ℃ 恒温水浴预温,并达到 HUVEC 细胞的生长温度 37 ℃。对细胞间及超净工作台进行紫外照射、灭菌。

② 细胞复苏:将液氮中冻存的 HUVEC 细胞管取出,立即放入 37 ℃ 温水中快速搅动 1 min 直至细胞溶解。将细胞悬液全量加入 15 mL 的离心管中,常温 1 000 r/min 离心 5 min 后用移液枪吸走上清废液,细胞沉在离心管底部。加入 3 mL 5% 细胞培养液用移液枪充分吹打细胞,使细胞悬浮,加入 75 mL 的培养瓶中。再加 3 mL 5% 细胞培养液到离心管,吹打混匀,吸到培养瓶,平摇几次,在显微镜下观察,若细胞均匀分布,则置于 CO_2 培养箱中培养,中间换液,当细胞达到 80%～90% 的对数增长期即可传代。

③ 细胞的传代培养:用含有双抗的 PBS 冲洗一遍细胞,加入 1 mL 胰酶消化液消化 1 min,当细胞呈圆形、不再贴壁时,加入 6 mL 5% 的细胞培养液到培养瓶以停止消化,并用移液枪吹打形成细胞悬浮液,全量吸入 15 mL 的离心管中,常温 1 000 r/min 离心 5 min 之后弃掉上清废液。其中,一部分离心管中加入 12 mL 正常的 5% 细胞培养液,用于传代;另一部分离心管中则加入 12 mL 无抗生素的 5% 细胞培养液,用于转染。各自垂悬吹打细胞,并尽量使其呈单细胞形式。含抗生素正常的细胞悬液各取 6 mL 加入 2 个培养瓶中。无抗生素的细胞悬液则以 2 mL/孔均匀加到 6 孔细胞培养板中,每孔约 3×10^5 个细胞,至 CO_2 培养箱中培养。

11. 真核表达重组质粒转染 HUVEC 细胞

① 转染液制备:用 250 μL 无血清无抗生素培养基稀释每孔中的重组质粒,

轻轻混匀。使用前轻轻混匀脂质体,取 10 μL 脂质体用 250 μL 无血清无抗生素培养基稀释,室温孵育 5 min(注意:请在 25 min 内进行下一步操作)。将稀释的质粒 DNA 和脂质体轻轻混合均匀,常温放置 20 min 至溶液浑浊。

② 转染:每孔细胞板中加入 500 μL 转染液,轻轻混匀于 CO_2 培养箱中培养,6 h 后即可更换为常规的 5% 的细胞培养液,继续至 CO_2 培养箱中培养至 18~48 h,于倒置荧光显微镜下观察,检测基因的表达情况。

四、蛋白质序列的生物信息学分析

利用 LaserGene 将基因完整编码序列翻译为蛋白质序列,并计算强碱性氨基酸、强酸性氨基酸、疏水性氨基酸、极性氨基酸的个数。利用程序获得蛋白质的分子式、分子量、等电点、消光系数、体内半衰期、原子组成、不稳定指数、脂肪指数、平均亲水系数。使用 ProtScale 程序预测蛋白质的疏水结构;使用 TM-HMM Server version 2.0 程序预测蛋白质的跨膜螺旋;利用程序预测 CMAH 蛋白质的卷曲螺旋结构;通过 SignalP 4.1 程序预测蛋白质 N-末端信号肽序列;通过程序对蛋白质固有无序性进行分析;利用 NetNES 1.1 Server 程序进行蛋白质亮氨酸富集的核输出信号预测;利用 PSORT Ⅱ Prediction 程序进行蛋白质亚细胞定位预测;通过美国国家生物技术信息中心(NCBI)服务器上的 Standard Protein BLAST 程序预测蛋白的保守结构域;利用 NetPhos 3.1 程序预测的 BMI CMAH 氨基酸磷酸化位点;利用 NetGlycate 1.0 Server 程序预测的 BMI CMAH 氨基酸糖基化位点;利用 SOPMA 程序预测蛋白质二级结构;利用 SWISS-MODEL 程序预测的 BMI CMAH 蛋白质三级结构。

第三节　结果与分析

一、CMAH、OXSR1、CD80、ASGR1 和 B4GALNT2 基因序列扩增与分析结果

(一)组织总 RNA 检测结果

提取的总 RNA,用紫外分光光度计测取其纯度和浓度,其 $A_{260/280}$ 吸光度值均在 1.8~2.2 之间,说明所提 RNA 质量较好。经琼脂糖凝胶电泳检测(图 6-7)可看到 28S、18S 和 5S 三条清晰的条带,表明所提总 RNA 无降解可用于 cDNA 的合成。

(二)CMAH、OXSR1、CD80、ASGR1 和 B4GALNT2 基因 PCR 扩增结果

以 BMI 淋巴结 cDNA 为模板,分别利用各基因特异性引物扩增 BMI CMAH、OXSR1、CD80、ASGR1 和 B4GALNT2 基因的完整编码区(CDS)及部

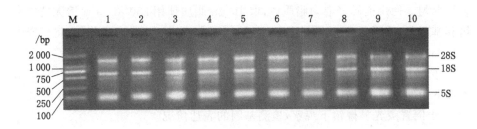

M—DNA 相对分子质量标准 DL2000；

1—心；2—肝；3—脾；4—肺；5—肾；6—皮肤；7—回肠；8—盲肠；9—大脑；10—脊髓。

图 6-7　部分组织总 RNA 琼脂糖凝胶电泳结果

分非编码区（UTR）序列，预期片段大小分别为 1 774 bp、1 724 bp、1 156 bp、1 038 bp 和 1 773 bp。PCR 产物经电泳检测（图 6-8），与预期片段大小相符。

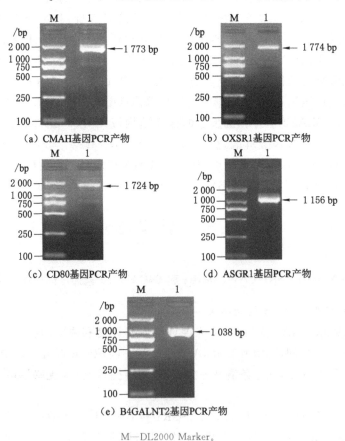

（a）CMAH基因PCR产物　　　（b）OXSR1基因PCR产物

（c）CD80基因PCR产物　　　（d）ASGR1基因PCR产物

（e）B4GALNT2基因PCR产物

M—DL2000 Marker。

图 6-8　PCR 产物电泳结果

（三）CMAH、OXSR1、CD80、ASGR1 和 B4GALNT2 基因序列测定结果

1. CMAH 基因序列

扩增的 BMI CMAH 基因序列长 1 774 bp,其中包含 1 734 bp 的完整 CDS 和 40 bp 的 3′ UTR 非翻译区序列,已提交 GenBank,获得的登录号为 KM098147。图 6-9 为 CMAH 基因的 1 734 bp 完整编码区序列。

```
1      ATGAGCAGCATCGAACAAACGACGGAGATCCTGTTGTGCCTCTCACCTGCCGAAGCTGCCAATCTCAAGGAAGGAATCAATTTTGTTCGA 90
91     AATAAGAGCACTGGCAAGGATTACATCTTATTTTAAGAATAAGAGCCGCTGAAGGCATGTAAGAACATGTGCAAGCACCAAGGAGGCCTC 180
181    TTCATTAAAGACATTGAGGATCTAAATGGAAGGTCTGTTAAATGCACAAAACACAACTGGAAGTTAGATGTAAGCAGCATGAAGTATATC 270
271    AATCCTCCTGGAAGCTTCTGTCAAGACGAACTGGTTGTAGAAAAGGATGAAGAAAATGGAGTTTTGCTTCTAGAACTAAATCCTCCTAAC 360
361    CCGTGGGATTCAGAACCCGATCTCCTGAAGATTGGCTTTTGGGGAAGTGCAGATCACGTACCTTACTCACGCCTGCATGGACCTCAAG 450
451    CTGGGAGACAAGAGGATGGTGTTCGACCCTTGGTTAATCGGTCCTGCTTTTGCGCGAGGATGGTGGTTACTACACGAGCCTCCATCTGAT 540
541    TGGCTGGAGAGGCTGAGCCGCGCAGATTTAATTTACATCAGTCACATGCACTCAGACCACCTGAGTTACCCAACACTGAAGAAGCTTGCT 630
631    GAGAGAAGACCAGATGTTCCCATTTATGTTGGCAACACGGAAAGACCTGTATTTTGGAATCTGAATCAGAGTGGCGTCCAGTTGACTAAT 720
721    ATCAATGTAGTGCCATTTGGAATATGGCAGCAGGTAGACAAAAATCTTCGATTCATGATCTTGATGGATGGCGTTCATCCTGAGATGGACA 810
811    CTTGCATTATTGTGGAATACAAAGGTCATAAAATACTCAATACAGTGGATTGCACCAGACCCAATGGAGGAAGGCTGCCTATGAAGGTT 900
901    GCATTAATGATGAGTGATTTTGCTGGAGGAGCTTCAGGCTTTCCAATGACTTTCAGTGGTGGAAAATTTACTGAGGAATGGAAAGCCCAA 990
991    TTCATTAAAACAGAAAGGAAGAAACTCCTGAACTACAAGGCTCGGCTGGTGAAGGACCTACAACCCAGAATTTACTGCCCCTTTGCTGGG 1 080
1 081  TATTTCGTGGAATCCCACCCAGCAGACAAGTATATTAAGGAAACAAACATCAAAAATGACCCAAATGAACTCAACAATCTTATCAAGAAG 1 170
1 171  AATTCTGAGGTGGTAACCTGGACCCCAAGACCTGGAGCCACTCTTGATCTGGGTAGGATGCTAAAGGACCCAACAGACAGCAAGGGCATC 1 260
1 261  GTAGAGCCTCCAGAAGGGACTAAGATTTACAAGGATTCCTGGGATTTTGGCCCATATTTGAATATCTTGAATGCTGCTATAGGAGATGAA 1 350
1 351  ATATTTCGTCACTCATCCTGGATAAAAGAATACTTCACTTGGGCTGGATTTAAGGATTATAACCTGGTGGTCAGGATGATTGAGACAGAT 1 440
1 441  GAGGACTTCAGCCCTTTGCCTGGAGGATATGACTATTTGGTTGACTTTCTGGATTTATCCTTTCCAAAAGAAAGACCAAGCCGGGAACAT 1 530
1 531  CCATATGAGGAAATTGGGAGCGGGGTTGATGTCATCAGACACGTGGTAAAGAATGGTGCTGCTCTGGGATGACTTGTACATAGGATTCCAA 1 620
1 621  ACCCGGCTTCAGCGGGATCCTGATATATACCATCATCTGTTTTGGAATCATTTTCAAATAAAACTCCCCCCTCACACCACCTGACTGGAAG 1 710
1 711  TCCTTCCTGATGTGCTCTGGGTAG                                                                    1 734
```

ATG—起始密码子;TAG—终止密码子。

图 6-9 BMI CMAH 基因编码区序列

2. OXSR1 基因序列

扩增的 BMI OXSR1 基因序列长 1 724 bp,其中包含 1 590 bp 的完整 CDS 和 134 bp 的 5′UTR 和 3′UTR 非翻译区序列,已提交 GenBank,获得的登录号为 KM098148。图 6-10 为 OXSR1 基因的 1 590 bp 完整编码区序列。

3. CD80 基因序列

扩增的 BMI CD80 基因序列长 1 156 bp,其中包含 894 bp 的完整 CDS 和 262 bp 的 5′UTR 和 3′UTR 非翻译区序列,已提交 GenBank,获得的登录号为 KP342302。图 6-11 为 CD80 基因的 894 bp 完整编码区序列。

4. ASGR1 基因序列测定结果

扩增的 BMI ASGR1 基因序列长 1 038 bp,其中包含 861 bp 的完整 CDS 和 177 bp 的 5′UTR 和 3′UTR 非翻译区序列,已提交 GenBank,获得的登录号为

```
  1  ATGTCCGAGGACTCCAGCGCCTTGCCCTGGTCCATCAACAAGGACGATTATGAGCTGCAGGAGGTGATTGGGAGTGGAGCAACAGCTGTG  90
 91  GTCCAAGCAGCGTATTGTACCCCTAAAAAGGAGAAAGTGGCAATCAAACGGATAAACCTTGAGAAATGTCAAACTAGCATGGATGAACTC  180
181  CTGAAAGAAATTGAAGCCATGAGTCAGTGCCATCATCCTAATATTGTGTCTTACTACACGTCTTTTGTGGTAAAAGATGAGCTGTGGCTA  270
271  GTCATGAAGCTCCTAAGTGGAGGTTCTGTTCTGGATATTATTAAGCACATTGTGGCAAAGGGGGAACATAAAAGTGGAGTCCTAGATGAA  360
361  GCTACCATAGCTACAATTCTCCGAGAAGTGCTGGAGGGGTTGGAATACCTGCATAAAAATGGACAGATTCACAGAGATGTGAAGGCTGGA  450
451  AATATTCTCCTTGGAGAAGATGGCTCAGTACAGATTGCAGACTTTGGGGTTAGTGCTTTTTAGCAACTGGTGGTGACATAACCCGAAAT  540
541  AAAGTGAGAAAGACCTTTGTTGGAACCCCTTGCTGGATGGCACCGAAGTTATGGAACAGGTCCGGGGTTATGATTTCAAAGCTGACATC  630
631  TGGAGTTTTGGGATCACAGCAATTGAATTGGCCACAGGGGCAGCTCCTTACCATAAATATCCACCAATGAAGGTTTTAATGCTGACACTG  720
721  CAGAATGATCCTCCTTCTTTGGAAACTGGTGTTCAGGATAAAGAAATGCTGAAAAATACGGAAAGTCATTTAGAAAAATGATTTCATTG  810
811  TGCCTTCAAAAGGATCCAGAAAAAGACCAACAGCAGCAGAACTGTTGAGGCACAAATTTTTCCAAAAAGCAAAGAATAAAGAATATCTT  900
901  CAAGAAAAAATATTGCAGAGAGCACCAACCATTTCTGAAAGAGCCAAAAAGGTTCGGAGAGTACCGGGTTCCAGTGGCCGTCTTCATAAG  990
991  ACAGAAGATGGTGGCTGGGAGTGGAGTGATGATGAATTTGATGAAGAAAGTGAAGAAGGGAAAGCAGCAATTTCACAACTCAGGTCTCCC  1 080
1 081 AGAGTGAAAGAGTCATTAACAAATTCTGAGCTGTTTTCAACCACGCACCCTGTGGGTACTTTACTCCAAGTTCCAGAACAGATTTCTGCT  1 170
1 171 CATCTACCTCAGTCCGCAGGGCAGATGCCTGCGCAGCTGACTCCGGTCTCCCTGCCGCCTGCTGCAGAGTTGGCTCCAGTGCAGGCAGCC  1 260
1 261 CAGGCTCAGTCTTCAGGAGCAGGTTCACAAGAAACCAAGATCCCAATCAGTCTAGTACTAAGGTTACGGAATTCAAAAAAAGAACTAAAT  1 350
1 351 GATATTCGATTCGAATTTACTCCTGGGAGAGATACAGCAGAGGGTGTCTCCCAGGAACTCATTTCTGCTGGCCTCGTCGATGGAAGGGAT  1 440
1 441 TTAGTAATAGTGGCAGCTAATTTGCAGAAAATTGTGGAAGAACCCCAGTCAAATCGTTCTGTCACTTTCAAACTGGCATCTGGTGTTGAA  1 530
1 531 GGCTCGGATATTCCTGATGACAGTAAACTAATAGGATTTGCCCAGCTCAGCATCAGCTAA                                 1 590
```

ATG—起始密码子;TAA—终止密码子。

图 6-10　BMI OXSR1 基因编码序列

```
  1  ATGTGTCACACACTGAAGTGGGGAACACCATTACCCAAGCTCTTTCAGCTCTTGGTGCTGGTTGGTCTTTTTGACTTCTGTTCAGGCATC  90
 91  GTTCAGGTGACCAAAACAGTGAAAGAAATAGCAGTGCTATCCTGTGATTACAACATATCCACTGAAGAACTGACTAGAGTCCGAATATAC  180
181  TGGCAAAAGGATAATGAAATGGTGCTGGCTGTCATGTCTGGAAAAGTGAAGGTGTGGCCCAAGTATGAGAACCGCACCTTCACTGATGTC  270
271  ACCAATAACCTCTGCATTGTGATCCTGGCTCTGCGCCTGTCAGACAATGGCACCTACACCTGTGTTGTTCAGAAGCGGGAGAGAGGGTCT  360
361  TATAAGCTGGAGCACCTGACTTCGGTGAAGTTAATGGTCAAAGCTGACTTTCCTGTGCCTAGTATTACTGCCCTTGGAAATCCATCTCCT  450
451  AACATCAAAAGGATAAGGTGCTCAACCTCTGGAGGTTTTCCAGAGCCTCACCTCTCCTGGTTGGAAAATGGAGAAGAATTAAATGCTACC  540
541  AACACGATGCTTTCCCAAGATCCTGAAACTGAGCTCTACATGATTAGCAGTGAACTGGATTTCAATGTGACAGGCAACCACAGCTTCATG  630
631  TGTCTTGTCAAGTATGGAGGCTTAACAGTGTCACAGACCTTCAACTGGCAAAAATCAGCTAAACGAGAAACCTCTTCTGCTAATCAGTTC  720
721  CTGCTCTTCACCGTTATTATGTCAGCCTCAGCATGTGGGATTGCAATGATACTAATATACCGGCTCTGCAGATCTGCTGCTCCAAGACAG  810
811  AGAAGGAGGAGGAATATGGAGAGCATGGAAATGGAAAGGATCTCCCCAATCTACCCAGGATCTGTGGAAGGACCAGGCACCTAG        894
```

ATG—起始密码子;TAG—终止密码子。

图 6-11　BMI CD80 基因编码序列

KU358545。图 6-12 为 ASGR1 基因的 861 bp 完整编码区序列。

5. B4GALNT2 基因序列测定结果

扩增的 BMI B4GALNT2 基因序列长 1 773 bp,其中包含 1 509 bp 的完整 CDS 和 264 bp 的 5′UTR 和 3′UTR 非翻译区序列,已提交 GenBank,获得的登录号为 KU358546。图 6-13 为 B4GALNT2 基因的 1 509 bp 完整编码区序列。

```
1    ATGACAAAGGAATATCAGGATCTGCAGCATCTGGACAATGAGGAGAATGACCAGCAGCACAGAAAAGGGCCACCTCCTCAACAGTCACTC 90
91   TTTCGGCGTCTCTGCTCGGGACCCTGCCTCCTCCTGATTTCCATGGGCCTTAGCCTCCTGCTGCTGGTAGTTGTCTGTGTGATCGGATCC 180
181  CAGAACTCCAAGCTGCAGGAGGAGCTGCAGGCCCTGAGAGAGACCTTCAGCAACCTCACCGCGAGCACAGACGCCAAGGTCAAGACCCTC 270
271  AGCATGCAGGGAGGAAATGTGGGCAGAAAGATGAAGTCCCTGGAGTCCCAGCTGGAGAAACAGCAACAGGACCTGAGTGAAGATCACTCC 360
361  AGCTTGCTGCTCGACGTGAAGCAGTTTGTGTCCGACCTGCCGGAGGCTCAGCTGTCAGATGGCTGTCCTCCAGGGCAATGGCTCTGAAAGG 450
451  ACCTGCTGCCCGGTTAACTGGGTGGACTATGAAGGCAGCTGCTACTGGTTCTCCCGCTCTGGGAAGCCCTGGCCGGAGGCCGAGAAGTAC 540
541  TGCCAGCTGGAGAACGCCCACCTCGTGGTGGTGGGCTCCTGGGAGGAGCAGAAATTTATCCAGCACCACGTGGGCCCTGTGAACTCCTGG 630
631  ATCGGCCTCACTGATCAGAGCGGGCCCTGGAAGTGGGTGGATGGCACCGACTACGAGTCGGGTTTCAAGAACTGGAGACCCGAGCAGCCG 720
721  GATGACTGGTACGGGCATGGGCTCGGGGGTGGCGAGGACTGTGCCCACTTTACGGAGGACGGCGGCTGGAACGATGACGTCTGCCAGAGG 810
811  CCCTACCGCTGGGTCTGCGAGACACAGCGGGACAGGGACAGCGGCAGCTAG                                         861
```

ATG—起始密码子；TAG—终止密码子。

图 6-12　BMI ASGR1 基因编码序列

```
1     ATGACTTCGTACAGCCCTAGATGTCTGTCGATCCTCAAGATATTGATGGTGCTTTTGGTCCTGAGCGTTGGACTCTTTATGTTCCAAAGC 90
91    GTGTTCCTCCATACAGACTTCAGTCTCCTCAACTCACCCATCCCGTCCCCCACCCTGGATGCGCAGACGCTGAAGCTTCTACCTGAGAAA 180
181   CCCGATTTCTACGGTGAAAACGGGCTGTTCCCGAAAAACCAGTGCCAATGTGACGCCTTCGGGCATCAGGAAAGCTATAACTTGGAGGAT 270
271   GCCTACGACCCGCGTGACCTCCCCGCAGTGAACCTGAGGAGACAGGCTGAGCTCGAACACTTTCAGAGGAGAGAAGGGCTCCCTCGCCCA 360
361   CCGCCCCTGCTGGCTCAGCCCAACCTCCCCTTTGGGTACCCGGTCGACGGGGTGGAAGTGATGCCTCTAGACACCATCCCCATCCCAGGC 450
451   CTCCGGTTTGAAGGACCAGATACTCCCATCTATGAGGTCACCCTGACAGCTTCTCTGGGGACACTGAACACCCTTGCTGACGTCCCAGAC 540
541   AATGTGGTGAAGGGCATAGGCCAGAACCATCTGAACATTTTGACCAGTACCCGGGAGCTTTTGAATTTCATCCTCCAGCATGTGACATAC 630
631   ACGAGCACAGAGTACCACCTCCACAGAGTGGATGTGGTGAGTCTGGAGTCCAAGTCCTCAGTGGCCAAGTTTCCGGTGACCATCCGCTAT 720
721   CCTGTCATGCCCAAGTTATATGACCCTGGACCAGAGAGGAAGCTCCGAGACCTGGTGACCATTGCCACCAAAACCTTCCTCCGTCCCCAC 810
811   AAGCTCATGACCATGCTCCGGATGTTCGTGAGTACTACCCAGACCTGACGGTGATCGTGGCCGATGACAGCAAGGAGCCCCTGAAAATC 900
901   ACTGACAGCCACGTGGAGTATTACACCATGCCATTTGGGAAGGGCTGGTTTGCTGGCAGGAACCTGGCCATATCTCAGGTCACCACCAAA 990
991   TATGTGCTCTGGGTGGACGATGACTTCATCTTCAACAGCAAGACCAGTATCGAGGCGCTGGTGGACGTCCTAGAGAAAACGGAACTGGAC 1 080
1 081 GTGGTAGGTGGCAGCGTGATTGAAAACACATTCCAGTTCAAGCTGTTGCTGGAGCAGGGGAAGAATGGCGACTGTCTCCACCAGCAGCCA 1 170
1 171 GGATTTTTCCGGCCCGTGGATGGCTTCCCCGACTGCGTGGTGACCAGTGGTGTTGTCAACTTCTTCCTGGCTCACACAGAGCGACTCCAA 1 260
1 261 AGAATTGGCTTCGACCCCCGGCTGCAGCGAGTGGCTCACTCAGAGTTCTTTATTGATGGGCTTGGGAGCCTGCTCGTGGGGTCCTGCCCA 1 350
1 351 CACGTGATCATAGGTCACCAGCCCCATTTACCAGTGATGGACCCAGAGCTGGCCACCCTGGAGGGGAACTACACCAGTTATCGGGCCAAC 1 440
1 441 ACCGAAGCCCAGATCAAATTCAAGTTGGCTCTCCACTACTTCAAGAACTATCTCCAATGTGTGCACCTAA                       1 509
```

ATG—起始密码子；TAA—终止密码子。

图 6-13　BMI B4GALNT2 基因编码序列

二、CMAH、OXSR1、CD80、ASGR1 和 B4GALNT2 基因的表达分析结果

（一）qPCR 分析的 CMAH、OXSR1、CD80、ASGR1 和 B4GALNT2 mRNA 多组织表达结果

以看家基因 GAPDH 为内参，利用各基因 qPCR 引物 F_2/R_2，采用实时荧光定量 qPCR 分析 BMI CMAH、OXSR1、CD80、ASGR1 和 B4GALNT2 mRNA

在 BMI 心、肝、脾、肺、肾、皮肤、回肠、盲肠、大脑、脊髓、淋巴结、扁桃体、肾上腺、甲状腺和颌下腺等 15 个组织中的表达情况。

　　熔解曲线(图 6-14、图 6-15、图 6-16 和图 6-17):表示荧光值(纵坐标)与温度(横坐标)的关系。处理后熔解曲线:熔解曲线求倒后的图,也是荧光值(纵坐标)与温度(横坐标)的关系,更为常用,可指示特异性,最理想的为单峰,且峰的宽度较小、较尖锐,如出现多峰证明反应不特异或存在引物二聚体,另外无模板对照(NTC)应无较高的峰出现,它用于检验引物是否被模板污染。

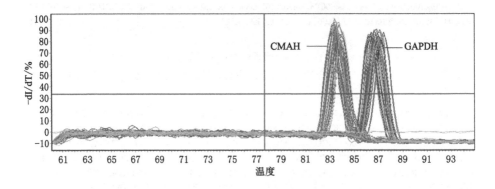

图 6-14　BMI CMAH 实时荧光定量 PCR 熔解曲线

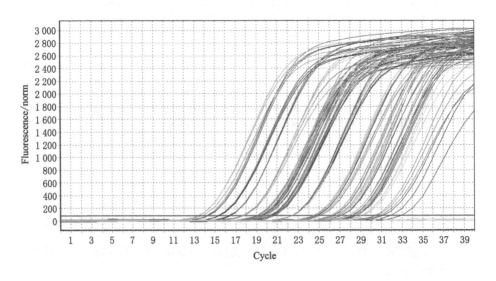

图 6-15　BMI CMAH 实时荧光定量 PCR 扩增曲线

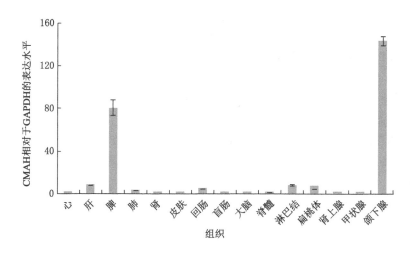

图 6-16　BMI CMAH 基因多组织转录表达谱

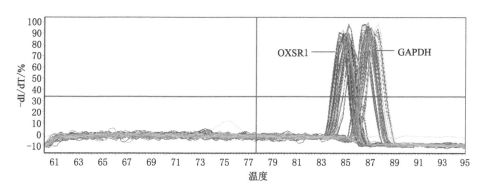

图 6-17　BMI OXSR1 实时荧光定量 PCR 熔解曲线

扩增曲线:表示荧光值(纵坐标)与反应循环数(横坐标)的关系,如果扩增曲线平滑,起始无扩增,起峰时间正常,NTC 无扩增或扩增起峰较晚为较好的扩增曲线。

本研究中各基因的熔解曲线均为单一清晰的峰,且 NTC 无峰或峰较低;NTC 扩增曲线无扩增或扩增起峰较晚。说明各基因 qPCR 引物特异性良好、无污染、设计合理,可用于实验。

以 GAPDH 为内参,通过相对定量 $2^{-\Delta\Delta Ct}$ 方法进行分析。

1. qPCR 分析的 CMAH mRNA 多组织表达结果

BMI CMAH mRNA 在颌下腺中表达最高;在脾中表达较高;在肝、淋巴结、回肠和扁桃体等组织中中度表达;在肺等组织中表达较低;心、肾、皮肤、盲肠、大脑、脊髓、肾上腺和甲状腺等组织中表达极弱。熔解曲线、扩增曲线及 mRNA 多组织表达结果分别如图 6-14、图 6-15、图 6-16 所示。

2. qPCR 分析的 OXSR1 mRNA 多组织表达结果

BMI OXSR1 mRNA 在颌下腺中表达最高；在肝、脾、肺和脊髓等组织中表达较高；在肾、淋巴结、颌下腺、回肠、肾上腺、甲状腺和扁桃体等组织中中度表达；在大脑、盲肠和皮肤等组织中表达较低；在心脏组织中不表达。熔解曲线、扩增曲线及 mRNA 多组织表达结果分别如图 6-17、图 6-18、图 6-19 所示。

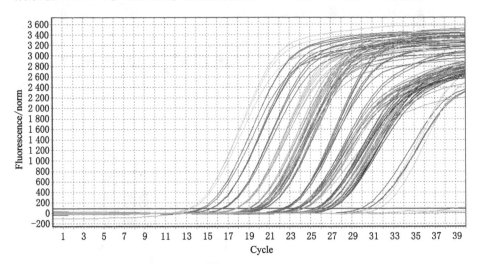

图 6-18　BMI OXSR1 实时荧光定量 PCR 扩增曲线

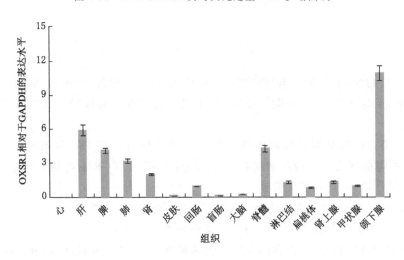

图 6-19　BMI OXSR1 基因多组织表达谱

3. qPCR 分析的 CD80 mRNA 多组织表达结果

BMI CD80 mRNA 在脾中表达最高；在淋巴结和扁桃体等组织中表达较高；在脊髓、颌下腺、回肠等组织中中度表达；在肝、肺、大脑和甲状腺等组织表达较低；在心、肾、皮肤、盲肠和肾上腺等组织中不表达。熔解曲线、扩增曲线及 mRNA 多组织表达结果分别如图 6-20、图 6-21、图 6-22 所示。

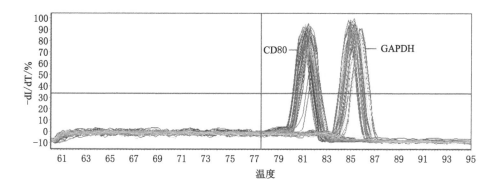

图 6-20　BMI CD80 实时荧光定量 PCR 熔解曲线

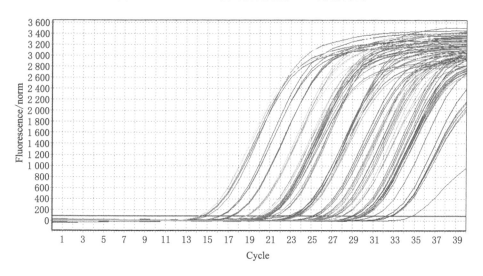

图 6-21　BMI CD80 实时荧光定量 PCR 扩增曲线

4. qPCR 分析的 ASGR1 mRNA 多组织表达结果

BMI ASGR1 mRNA 在肝脏中特异性表达最高，在其他组织中表达极弱。熔解曲线、扩增曲线及 mRNA 多组织表达结果分别如图 6-23、图 6-24、图 6-25 所示。

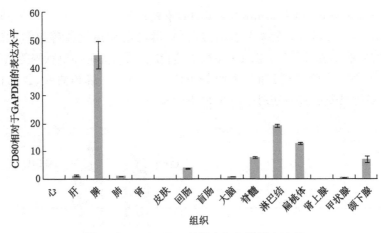

图 6-22　BMI CD80 基因多组织转录表达谱

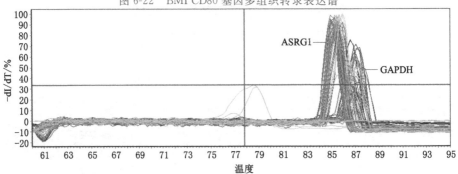

图 6-23　BMI ASGR1 实时荧光定量 PCR 熔解曲线

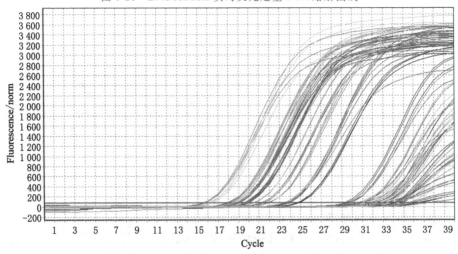

图 6-24　BMI ASGR1 实时荧光定量 PCR 扩增曲线

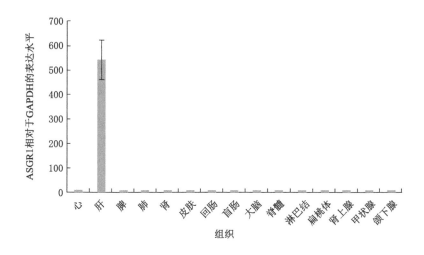

图 6-25　BMI ASGR1 基因多组织表达谱

5. qPCR 分析的 B4GALNT2 mRNA 多组织表达结果

BMI B4GALNT2 mRNA 在扁桃体中表达最高;在肺脏、淋巴结和脾脏等组织中表达较高;在回肠、颌下腺、肝脏、盲肠和脊髓等组织中中度表达;在甲状腺、肾脏、皮肤、肾上腺和大脑等组织中表达较低;在心脏中表达极弱。熔解曲线、扩增曲线及 mRNA 多组织表达结果分别如图 6-26、图 6-27、图 6-28 所示。

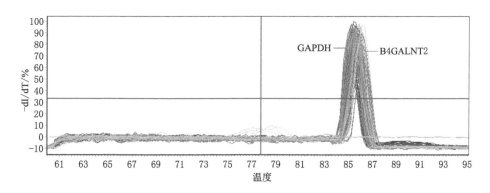

图 6-26　BMI B4GALNT2 实时荧光定量 PCR 熔解曲线

（二）CMAH、OXSR1、CD80、ASGR1 和 B4GALNT2 蛋白表达情况

1. BCA 法测总蛋白浓度标准曲线的绘制

组织总蛋白提取好后,通过 BCA 法测定所提总蛋白浓度,根据标准品蛋白

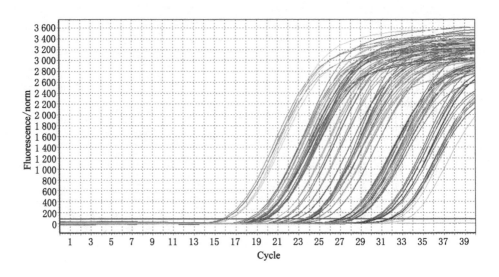

图 6-27　BMI B4GALNT2 实时荧光定量 PCR 扩增曲线

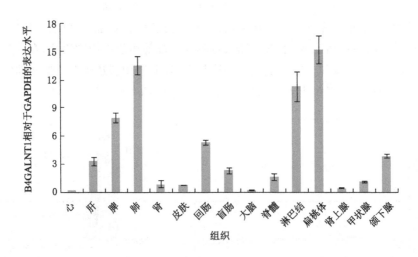

图 6-28　BMI B4GALNT2 基因多组织转录表达谱

设置 8 个浓度梯度,且每个梯度的浓度设置 3 个重复,用酶标仪测定 570 nm 处吸光值,以横坐标为吸光值、纵坐标为浓度值,绘制标准曲线(图 6-29)。图中 R^2 值大于 0.99,相关度好,结果可靠,说明所提组织蛋白可用于 Western Blot 实验。根据 BMI 各样品吸光值以及公式 $y=1.716\ 6x-0.080\ 5$ 计算出样品蛋白浓度。

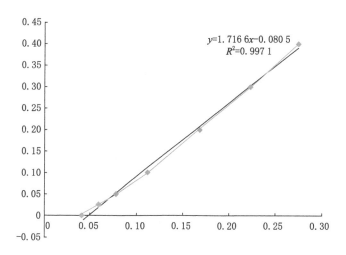

$$y=1.716\,6x-0.080\,5$$
$$R^2=0.997\,1$$

图 6-29　BCA 法测蛋白浓度的蛋白标准曲线

2. Western Blot 分析 BMI CMAH、OXSR1、CD80、ASGR1 和 B4GALNT2 蛋白表达情况

选取 BMI 心、肝、脾、肺、肾、皮肤、回肠、盲肠、大脑、脊髓、淋巴结、扁桃体、肾上腺、甲状腺和颌下腺等 15 个固有免疫系统占主导的器官组织(已做过 mRNA 水平)提取蛋白进行 Western Blot 实验,实验均以 β-tubulin(54 kD)为内参蛋白。蛋白样品浓度统一稀释为 5 μg/μL,上样体积均为 6 μl,即 30 μg。

(1) CMAH 蛋白 Western Blot 表达结果

CMAH 蛋白在肝脏、脾脏、淋巴结、回肠、皮肤、颌下腺和扁桃体等组织中都有表达(图 6-30)。

(2) OXSR1 蛋白 Western Blot 表达结果

OXSR1 蛋白在肝脏、脾脏、淋巴结、大脑、皮肤、脊髓和扁桃体等组织中都有表达(图 6-31)。

(3) CD80 蛋白 Western Blot 表达结果

CD80 蛋白在淋巴结、回肠、皮肤、肝脏和扁桃体等组织中都有表达(图 6-32)。

(4) ASGR1 蛋白 Western Blot 表达结果

ASGR1 蛋白在肝脏中特异表达,在其他组织中基本不表达(图 6-33)。

(5) B4GALNT2 蛋白 Western Blot 表达结果

B4GALNT2 蛋白在肾脏、皮肤、回肠、盲肠、淋巴结、扁桃体、肾上腺中表达较高,在其他组织中表达较低(图 6-34)。

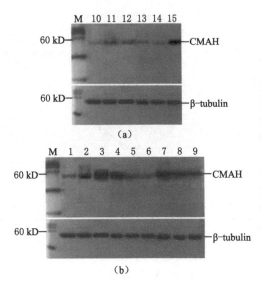

1—心脏；2—肝脏；3—脾脏；4—肺脏；5—肾脏；6—皮肤；7—回肠；8—盲肠；
9—大脑；10—脊髓；11—淋巴结；12—扁桃体；13—肾上腺；14—甲状腺；15—颌下腺。

图 6-30　BMI 9 组织 CMAH 蛋白表达

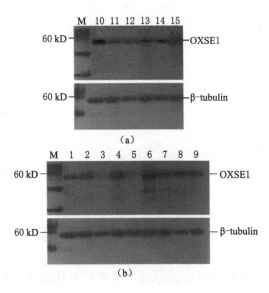

1—心脏；2—肝脏；3—脾脏；4—肺脏；5—肾脏；6—皮肤；7—回肠；8—盲肠；9—大脑；
10—脊髓；11—淋巴结；12—扁桃体；13—肾上腺；14—甲状腺；15—颌下腺。

图 6-31　BMI 9 组织 OXSR1 蛋白表达

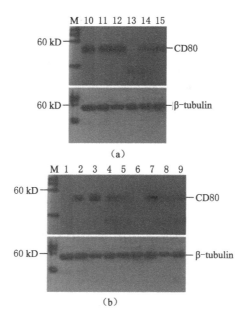

（a）

（b）

1—心脏；2—肝脏；3—脾脏；4—肺脏；5—肾脏；6—皮肤；7—回肠；8—盲肠；9—大脑；
10—脊髓；11—淋巴结；12—扁桃体；13—肾上腺；14—甲状腺；15—颌下腺。

图 6-32 BMI 9 组织 CD80 蛋白表达

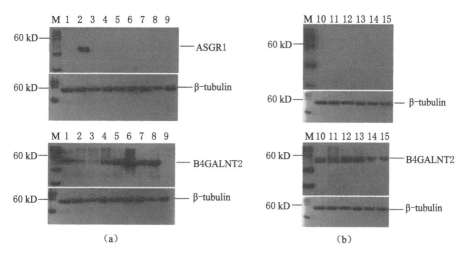

（a）　　　　　　　　　　　　　（b）

1—心脏；2—肝脏；3—脾脏；4—肺脏；5—肾脏；6—皮肤；7—回肠；8—盲肠；9—大脑；
10—脊髓；11—淋巴结；12—扁桃体；13—肾上腺；14—甲状腺；15—颌下腺。

图 6-33 BMI 9 组织 ASGR1 蛋白表达

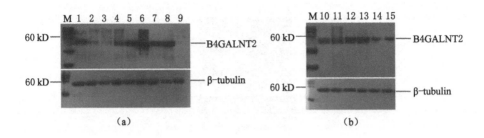

1—心脏;2—肝脏;3—脾脏;4—肺脏;5—肾脏;6—皮肤;7—回肠;8—盲肠;9—大脑;
10—脊髓;11—淋巴结;12—扁桃体;13—肾上腺;14—甲状腺;15—颌下腺。
图 6-34　BMI 9 组织 B4GALNT2 蛋白表达

（三）CMAH、OXSR1、CD80、ASGR1 和 B4GALNT2 真核表达结果

1. CMAH、OXSR1、CD80、ASGR1 和 B4GALNT2 真核表达序列扩增结果

分别以引物 CMAH-ex、OXSR1-ex、CD80-ex、ASGR1-ex 和 B4GALNT2-ex
扩增 CMAH、OXSR1、CD80、ASGR1 和 B4GALNT2 真核表达序列，得到片段
大小分别为 1 746 bp、1 602 bp、906 bp、873 bp 和 1 521 bp（图 6-35）。CMAH
扩增序列包括完全编码区 1 734 bp 和两端添加的 Xho Ⅰ、Sal Ⅰ酶切位点，OX-
SR1 扩增序列包括完全编码区 1 590 bp 和两端添加的 Xho Ⅰ、Sal Ⅰ酶切位点，
CD80 扩增序列包括完全编码区 894 bp 和两端添加的 Xho Ⅰ、EcoR Ⅰ酶切位
点，ASGR1 扩增序列包括完全编码区 861 bp 和两端添加的 Xho Ⅰ、EcoR Ⅰ酶切
位点，B4GALNT2 扩增序列包括完全编码区 1 509 bp 和两端添加的 EcoR Ⅰ、
BamH Ⅰ酶切位点。

2. pMD18-T-CMAH/OXSR1/CD80/ASGR1/B4GALNT2（真核表达序
列）重组质粒菌液 PCR 和双酶切鉴定结果

将 BMI CMAH、OXSR1、CD80、ASGR1 和 B4GALNT2（真核表达序列）与
pMD18-T 载体的连接产物分别转化大肠杆菌 DH5α 后进行菌液 PCR 鉴定。电
泳检测显示菌液中含有目的基因 CMAH、OXSR1、CD80、ASGR1 和
B4GALNT2（真核表达序列）（图 6-36）。

提取重组质粒后，pMD18-T-CMAH（真核表达序列）进行 Xho Ⅰ 和 Sal Ⅰ 双
酶切鉴定，目的条带大小与预期一致，分别为 2 698 bp 和 1 740 bp[图 6-37（a）]。
pMD18-T-OXSR1（真核表达序列）进行 Xho Ⅰ 和 Sal Ⅰ 双酶切鉴定，目的条带大
小与预期一致，分别为 2 698 bp 和 1 596 bp[图 6-37（b）]。pMD18-T-CD80（真
核表达序列）进行 Xho Ⅰ 和 EcoR Ⅰ 双酶切鉴定，目的条带大小与预期一致，分别
为 2 698 bp 和 900 bp[图 6-37（c）]。pMD18-T-ASGR1（真核表达序列）进行 Xho Ⅰ

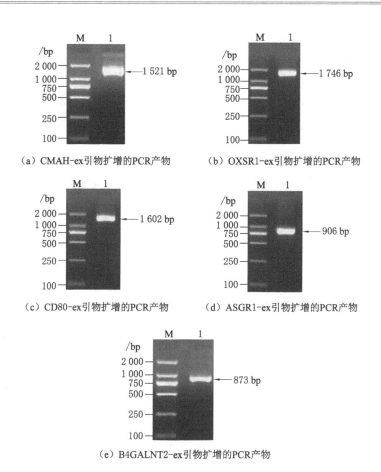

（a）CMAH-ex引物扩增的PCR产物　　（b）OXSR1-ex引物扩增的PCR产物

（c）CD80-ex引物扩增的PCR产物　　（d）ASGR1-ex引物扩增的PCR产物

（e）B4GALNT2-ex引物扩增的PCR产物

M—DNA 相对分子质量标准 DL2000。

图 6-35　BMI CMAH、OXSR1、CD80、ASGR1 和 B4GALNT2 真核表达 PCR 产物电泳结果

和 EcoR I 双酶切鉴定,目的条带大小与预期一致,分别为 2 698 bp 和 867 bp
[图 6-37(d)]。pMD18-T-B4GALNT2(真核表达序列)进行 EcoR I 和 BamH I
双酶切鉴定,目的条带大小与预期一致,分别为 2 698 bp 和 1 515 bp[图 6-37(e)]。
将这 5 种质粒每种各送 5 管进行测序,序列分析表明 pMD18-T-CMAH/OX-
SR1/CD80/ASGR1/B4GALNT2(真核表达序列)为预期序列,质粒构建成功。

3. pIRES2-AcGFP1 质粒的鉴定

将提取的质粒,用 1%琼脂糖凝胶(1×TAE 配制)跑电泳并在凝胶成像系
统下观察(图 6-38),与预期结果相符,因此可确定通过卡那霉素抗性筛选,已经
正确保存了含有 pIRES2-AcGFP1 质粒的菌种。

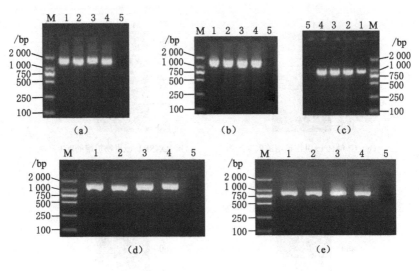

M—DL2000 Marker。

图 6-36　重组质粒 pMD18-T-CMAH、pMD18-T-OXSR1、pMD18-T-CD80、
pMD18-T-ASGR1 和 pMD18-T-B4GALNT2 菌液 PCR 产物琼脂糖凝胶电泳结果

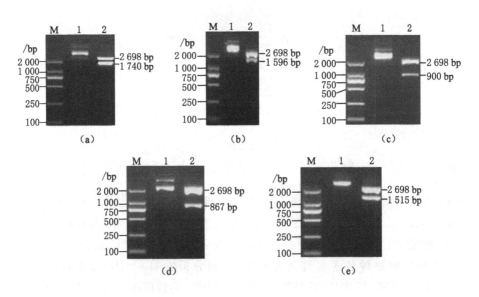

M—DNA 相对分子质量标准 DL2000。

图 6-37　重组质粒 pMD18-T-CMAH、pMD18-T-OXSR1、pMD18-T-CD80、
pMD18-T-ASGR1 和 pMD18-T-B4GALNT2 双限制性内切酶酶切鉴定结果

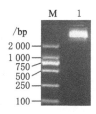

M—DNA 相对分子质量标准 DL2000；1—pIRES2-AcGFP1 质粒。

图 6-38　pIRES2-AcGFP1 质粒的鉴定

4. pIRES2-AcGFP1、pMD18-T-CMAH/OXSR1/CD80/ASGR1/B4GALNT2（真核表达序列）真核表达序列双酶切结果

将 pIRES2-AcGFP1 与前面提取的 pMD18-T-CMAH 分别用 Xho I 和 Sma I 双酶切［图 6-39（a）］，将 pIRES2-AcGFP1 与前面提取的 pMD18-T-OXSR1 分别用 Xho I 和 Sma I 双酶切［图 6-39（b）］，将 pIRES2-AcGFP1 与前面提取的 pMD18-T-CD80 分别用 Xho I 和 EcoR I 双酶切［图 6-39（c）］，将 pIRES2-AcGFP1 与前面提取的 pMD18-T-ASGR1 分别用 Xho I 和 EcoR I 双酶切［图 6-39（d）］，将 pIRES2-AcGFP1 与前面提取的 pMD18-T-B4GALNT2 分别用 EcoR I 和 BamH I 双酶切［图 6-39（e）］，条带与预期结果相符，因此可进行下一步的连接反应。

5. 真核表达重组质粒菌液 PCR 和双酶切鉴定结果

将 pIRES2-AcGFP1-CMAH、pIRES2-AcGFP1-OXSR1、pIRES2-AcGFP1-CD80、pIRES2-AcGFP1-ASGR1 和 pIRES2-AcGFP1-B4GALNT2 真核表达连接产物进行转化、复苏和培养的菌液进行 PCR 鉴定，电泳结果显示菌液中含有目的基因 CMAH、OXSR1、CD80、ASGR1 和 B4GALNT2 序列（图 6-40）。

提取重组质粒后，pIRES2-AcGFP1-CMAH 进行 Xho I 和 Sma I 双酶切鉴定，目的条带大小与预期一致，分别为 5 262 bp 和 1 761 bp［图 6-41（a）］；pIRES2-AcGFP1-OXSR1 进行 Xho I 和 Sma I 双酶切鉴定，目的条带大小与预期一致，分别为 5 262 bp 和 1 617 bp［图 6-41（b）］；pIRES2-AcGFP1-CD80 进行 Xho I 和 EcoR I 双酶切鉴定，目的条带大小与预期一致，分别为 5 291 bp 和 900 bp［图 6-41（c）］；pIRES2-AcGFP1-ASGR1 进行 Xho I 和 EcoR I 双酶切鉴定，目的条带大小与预期一致，分别为 5 291 bp 和 867 bp［图 6-41（d）］；pIRES2-AcGFP1-B4GALNT2 进行 EcoR I 和 BamH I 双酶切鉴定，目的条带大小与预期一致，分别为 5 291 bp 和 1 515 bp［图 6-41（e）］将这 5 种质粒各送 3 管进行测序，序列分析表明 pIRES2-AcGFP1-CMAH、pIRES2-AcGFP1-OXSR1、pIRES2-

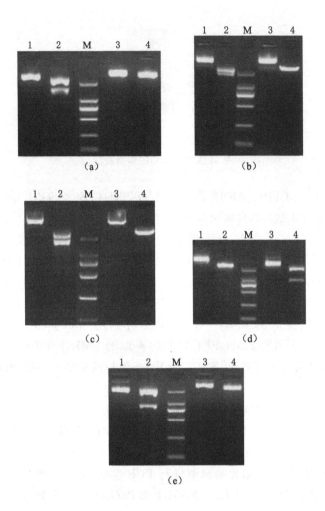

图 6-39　pIRES2-AcGFP1、pMD18-T-CMAH/OXSR1/CD80/ASGR1/B4GALNT2
真核表达产物双酶切鉴定

AcGFP1-CD80、pIRES2-AcGFP1-ASGR1 和 pIRES2-AcGFP1-B4GALNT2 为
预期序列,质粒构建成功,可用于真核细胞的转染。

6.真核表达重组质粒在真核细胞中的表达

将 BMI pIRES2-AcGFP1-CMAH、pIRES2-AcGFP1-OXSR1、pIRES2-AcG-
FP1-CD80、pIRES2-AcGFP1-ASGR1 和 pIRES2-AcGFP1-B4GALNT2 重组质粒以
及 pIRES2-AcGFP1 空质粒分别转染猪肾上皮细胞 PK15,同时以无转染的 PK15
细胞作空白对照,倒置荧光显微镜下观察,可见转染成功的绿色荧光(图 6-42)。

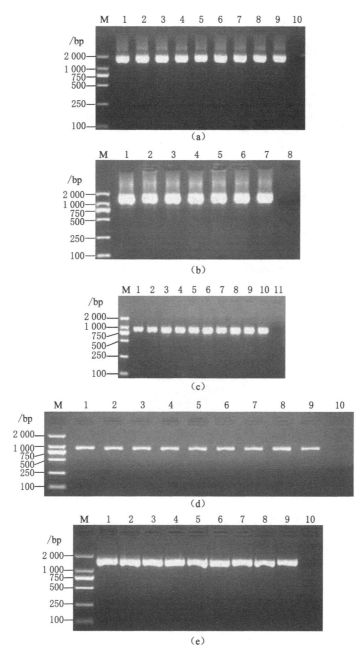

图 6-40　重组质粒 pIRES2-AcGFP1-CMAH、pIRES2-AcGFP1-OXSR1、pIRES2-AcGFP1-CD80、
pIRES2-AcGFP1-ASGR1 和 pIRES2-AcGFP1-B4GALNT2 菌液 PCR 产物电泳结果

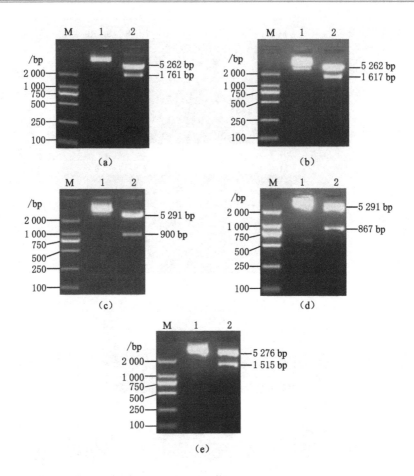

图 6-41　重组质粒 pIRES2-AcGFP1-CMAH、pIRES2-AcGFP1-OXSR1、pIRES2-AcGFP1-CD80、
pIRES2-AcGFP1-ASGR1 和 pIRES2-AcGFP1-B4GALNT2 双限制性内切酶酶切鉴定

7. 细胞总 RNA 电泳检测结果

提取细胞总 RNA 经紫外分光光度计测量浓度和纯度,琼脂糖凝胶电泳检测总 RNA 质量(图 6-43),合格的 RNA 样品反转录成 cDNA,－20 ℃保存备用,进行后续 BMI CMAH、OXSR1、CD80、ASGR1 和 B4GALNT2 的半定量分析。

8. CMAH、OXSR1、CD80、ASGR1 和 B4GALNT2 细胞 mRNA 表达分析结果

以转染了 BMI pIRES2-AcGFP1-CMAH 质粒、BMI pIRES2-AcGFP1-OX-SR1 质粒、BMI pIRES2-AcGFP1-CD80 质粒、BMI pIRES2-AcGFP1-ASGR1 质粒、BMI pIRES2-AcGFP1-B4GALNT2 质粒、pIRES2-AcGFP1 质粒和未转染质

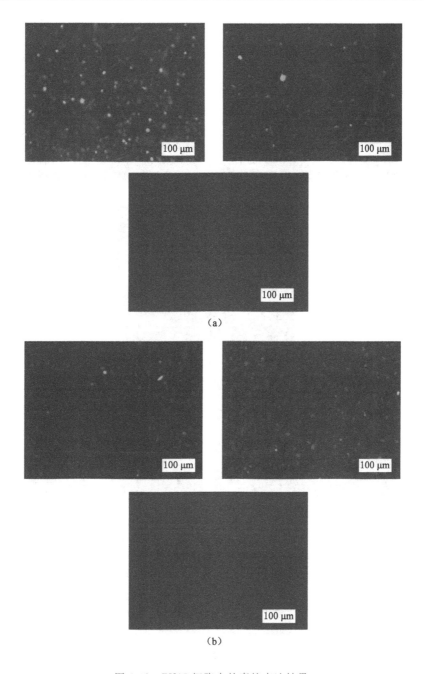

图 6-42　PK15 细胞中的真核表达结果

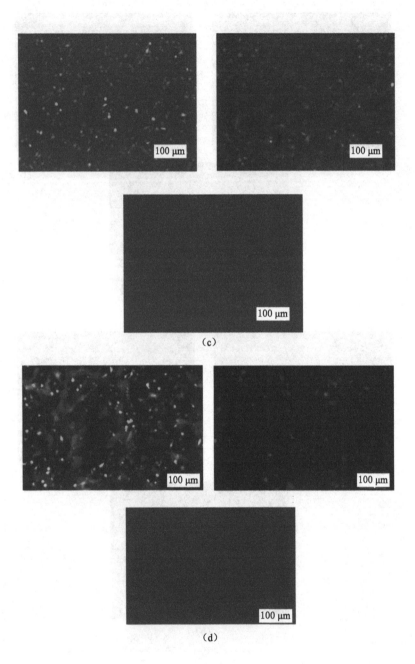

图 6-42 （续）

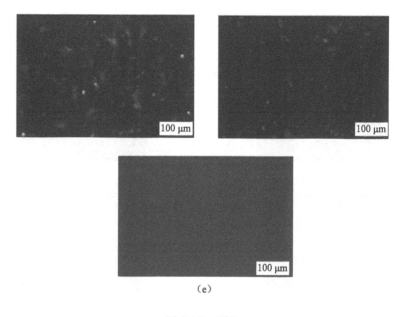

（e）

图 6-42 （续）

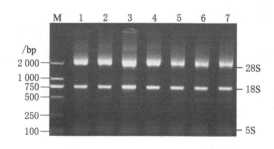

图 6-43 细胞总 RNA 琼脂凝胶电泳结果

粒的细胞 cDNA 为模板,检测 BMI CMAH、OXSR1、CD80、ASGR1 和 B4GALNT2
在各种细胞中的表达差异(图 6-44)。结果发现,转染了 BMI pIRES2-AcGFP1-
CMAH 质粒、BMI pIRES2-AcGFP1-OXSR1 质粒、BMI pIRES2-AcGFP1-CD80 质
粒、BMI pIRES2-AcGFP1-ASGR1 质粒、BMI pIRES2-AcGFP1-B4GALNT2 质粒的
细胞中都分别有 BMI CMAH、OXSR1、CD80、ASGR1 和 B4GALNT2 真核表达序
列的表达,且表达量都高于对照组,证明 BMI CMAH、OXSR1、CD80、ASGR1 和
B4GALNT2 已经成功转入细胞中且已经表达。

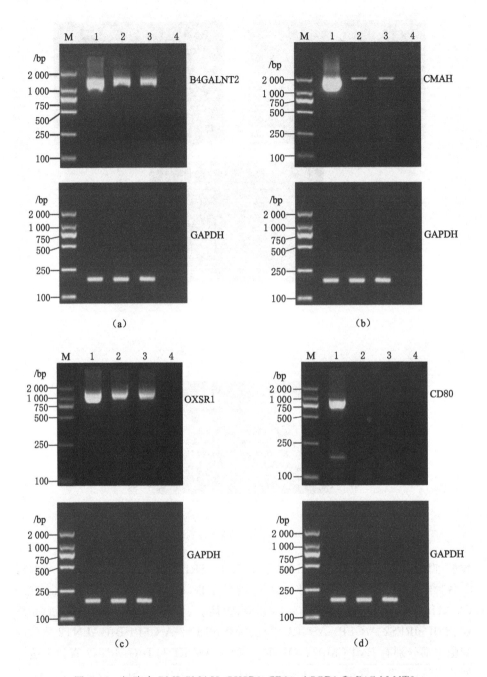

图 6-44　细胞中 BMI CMAH、OXSR1、CD80、ASGR1 和 B4GALNT2
真核表达 PCR 产物电泳结果

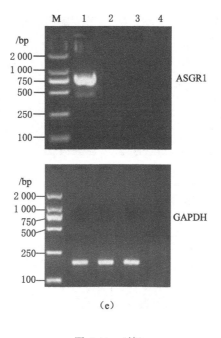

图 6-44　（续）

9. 真核表达重组质粒在真核细胞 HUVEC 中的表达

将 BMI pIRES2-AcGFP1-CMAH、pIRES2-AcGFP1-OXSR1、pIRES2-AcG-FP1-CD80、pIRES2-AcGFP1-ASGR1 和 pIRES2-AcGFP1-B4GALNT2 真核表达重组质粒以及 pIRES2-AcGFP1 空质粒分别转染 HUVEC 细胞,并以无转染任何载体的 HUVEC 细胞作为空白对照,48 h 后用蔡司倒置荧光显微镜进行拍摄,通过照片可以看到绿色荧光,证明转染成功(图 6-45)。

三、CMAH、OXSR1、CD80、ASGR1 和 B4GALNT2 蛋白质功能生物信息学分析

（一）CMAH 蛋白质功能生物信息学分析

1. CMAH 蛋白质序列的基本信息分析

利用 LaserGene 将 CMAH 基因完整编码序列翻译为 CMAH 蛋白质序列,CMAH 蛋白序列包含 577 个氨基酸(图 6-46),其中包含 72 个强碱性、77 个强酸性、189 个疏水性、131 个极性氨基酸。利用网站获得 CMAH 蛋白质的分子式为 $C_{3023}H_{4641}N_{797}O_{853}S_{26}$;分子量为 66.63 kD;理论等电点 pI 为 6.37;消光系数为 118 425;体内半衰期为 30 h;原子组成包含 C、H、N、O、S 五种元素;不稳定指数为 43.27;脂肪指数为 82.08;平均亲水系数为 -0.441。

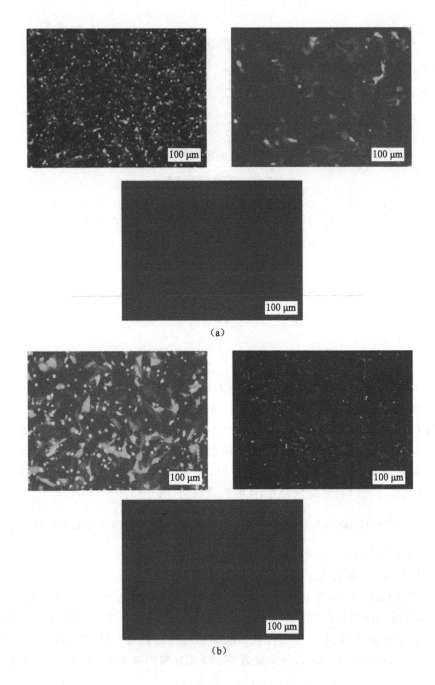

图 6-45　转染 HUVEC 后的真核表达情况

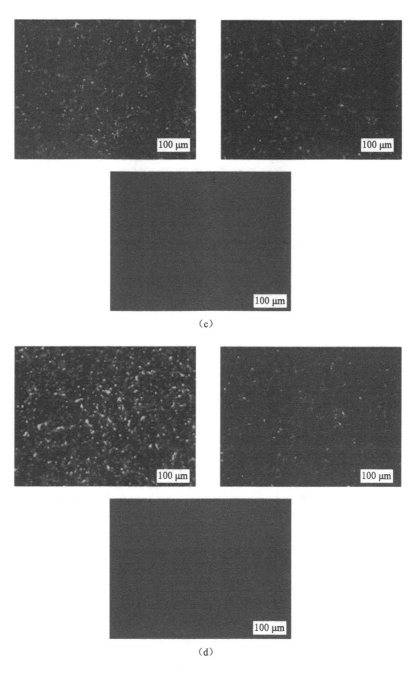

图 6-45　（续）

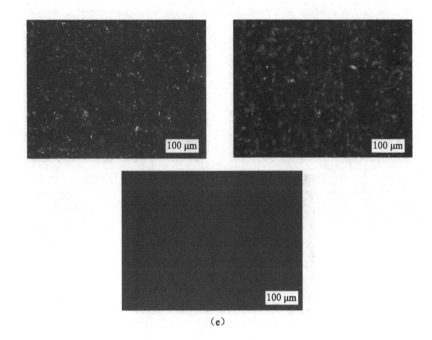

(e)

图 6-45 （续）

```
1    MSSIEQTTEILLCLSPAEAANLKEGINFVRNKSTGKDYILFKNKSRLKACKNMCKHQGGL    60
61   FIKDIEDLNGRSVKCTKHNWKLDVSSMKYINPPGSFCQDELVVEKDEENGVLLLELNPPN    120
121  PWDSEPRSPEDLAFGEVQITYLTHACMDLKLGDKRMVFDPWLIGPAFARGWWLLHEPPSD    180
181  WLERLSRADLIYISHMHSDHLSYPTLKKLAERRPDVPIYVGNTERPVFWNLNQSGVQLTN    240
241  INVVPFGIWQQVDKNLRFMILMDGVHPEMDTCIIVEYKGHKILNTVDCTRPNGGRLPMKV    300
301  ALMMSDFAGGASGFPMTFSGGKFTEEWKAQFIKTERKKLLNYKARLVKDLQPRIYCPFAG    360
361  YFVESHPADKYIKETNIKNDPNELNNLIKKNSEVVTWTPRPGATLDLGRMLKDPTDSKGI    420
421  VEPPEGTKIYKDSWDFGPYLNILNAAIGDEIFRHSSWIKEYFTWAGFKDYNLVVRMIETD    480
481  EDFSPLPGGYDYLVDFLDLSFPKERPSREHPYEEIRSRVDVIRHVVKNGLLWDDLYIGFQ    540
541  TRLQRDPDIYHHLFWNHFQIKLPLTPPDWKSFLMCSG*                        577
```

"＊"—终止密码子；"＿"—保守结构域：6～112AA(Rieske)和135～245AA(Lactamase_B)。

图 6-46　BMI CMAH 氨基酸序列

2. CMAH 蛋白质序列的特征信息分析

（1）CMAH 蛋白质的疏水性分析

利用 ExPASy 中的 ProtScale 程序分析 BMI CMAH 氨基酸疏水性（图 6-47），横坐标表示氨基酸所在位置，纵坐标表示分值，分值大于 0 表示疏水，分值越高疏水性越强，小于 0 表示亲水，分值越低亲水性越强。BMI CMAH 蛋白在第 14 位氨基酸处具有最大疏水值 1.589，在第 506 位和第 507 位具有最小疏水值－3.011。

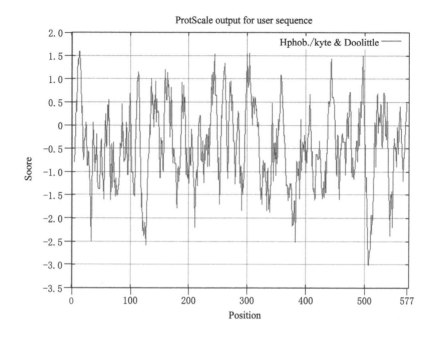

ProtScale output for user sequence

图 6-47 利用 ProtScale 程序预测的 BMI CMAH 蛋白疏水结构

（2）CMAH 蛋白质的跨膜结构分析

利用 TMHMM 2.0 程序预测 BMI CMAH 蛋白质跨膜结构（图 6-48），发现其没有跨膜螺旋结构，且都在膜外，说明 BMI CMAH 为膜外蛋白。

（3）CMAH 蛋白质的卷曲螺旋分析

通过网站预测 CMAH 蛋白质的卷曲螺旋结构（图 6-49）。当 Window width＝14 时预测出第一个蜷曲螺旋的位置在 19～32 个氨基酸，但大部分氨基酸的概率为 0.069，较低；第二个蜷曲螺旋的位置在 327～350 个氨基酸，但大部分氨基酸的概率为 0.001～0.12，也相对较低。当 Window width＝21 和 Window width＝28 时概率更低，可以忽略。

（4）CMAH 蛋白质的信号肽序列分析

通过 SignalP 4.1 程序对 BMI CMAH 蛋白质 N-末端信号肽序列进行分析，其中 C-score 代表原始剪切位点的分值，分值越高说明其作为剪切位点的可能性越高；S-score 代表信号肽的分值，分值越高说明该氨基酸序列作为信号肽的可能性越高；Y-score 代表综合剪切位点的分值，能够更准确定位剪切位点，分值最高处为剪切位点（图 6-50）。结果表明，BMI CMAH 蛋白质 N-末端没有信号肽序列。

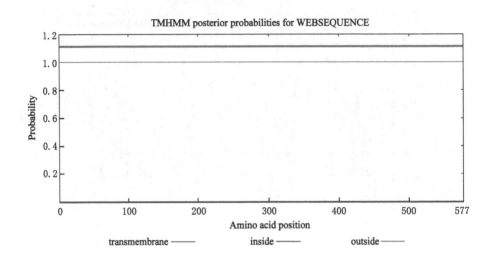

图 6-48　利用 TMHMM 程序预测的 BMI CMAH 蛋白的跨膜结构域

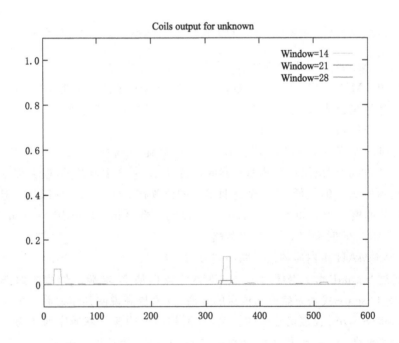

图 6-49　利用 COILS_form 程序预测的 BMI CMAH 蛋白质的卷曲螺旋结构

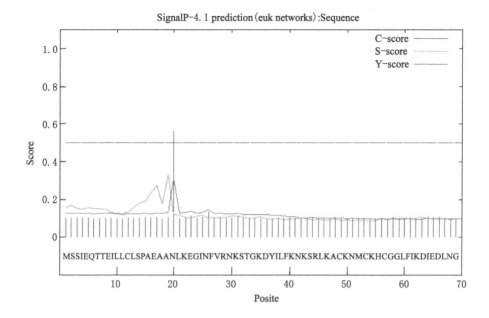

图 6-50　BMI CMAH 蛋白的信号肽分析

（5）CMAH 蛋白质的固有无序性分析

通过对 BMI CMAH 蛋白质固有无序性进行分析（图 6-51）。结果表明，577 residues，unfoldability 0.096（Charge：0.009，Phobic：0.451）。

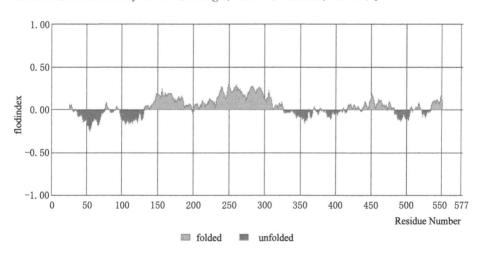

图 6-51　BMI CMAH 蛋白质固有无序性分析

（6）CMAH 蛋白质亮氨酸富集的核输出信号分析

利用 NetNES 1.1 Server 程序进行蛋白质亮氨酸富集的核输出信号预测，发现 BMI CMAH 存在 1 个亮氨酸富集的核输出信号（图 6-52）。

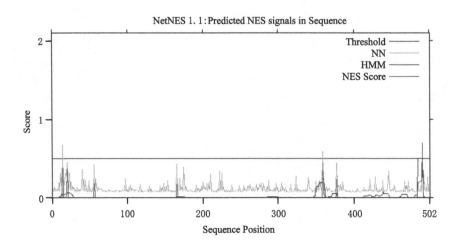

图 6-52　利用 NetNES 1.1 程序预测的猪 CMAH 蛋白亮氨酸富集的核输出信号

（7）CMAH 蛋白质的亚细胞定位分析

利用 PSORT Ⅱ Prediction 程序进行蛋白质亚细胞定位预测分析，发现 CMAH 蛋白质位于细胞质中的可能性为 89%。

3. CMAH 蛋白质的结构域和功能位点分析

（1）CMAH 蛋白质的结构域

通过美国国家生物技术信息中心 NCBI 服务器上的 Standard Protein BLAST 程序预测 BMI CMAH 蛋白的保守结构域（图 6-53），其中 6～112AA 属于 Rieske 超家族成员，135～245AA 属于 Lactamase_B 超家族成员。

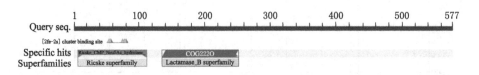

图 6-53　BMI CMAH 蛋白质保守结构域

（2）CMAH 蛋白质功能位点分析

① 磷酸化位点。

利用 NetPhos 3.1 程序预测的 BMI CMAH 氨基酸磷酸化位点（表 6-11 和图 6-54）。

表 6-11　预测的 BMI CMAH 氨基酸磷酸化位点

基因	磷酸化氨基酸	位置	分值	激酶	位置	分值	激酶	位置	分值	激酶
CMAH	丝氨酸	2	0.578	PKA	2	0.553	CKII	15	0.892	unsp
		15	0.517	CKII	33	0.987	unsp	33	0.615	PKA
		33	0.601	PSK	72	0.990	unsp	72	0.769	PKC
		86	0.688	PKC	86	0.529	unsp	95	0.898	unsp
		124	0.834	unsp	128	0.998	unsp	128	0.529	GSK3
		179	0.542	CKII	186	0.975	unsp	186	0.692	PKA
		194	0518	cdc2	198	0.687	unsp	198	0.500	CKII
		202	0.511	CKI	234	0.537	PKA	319	0.840	PKC
		365	0.548	PKC	365	0.541	CKII	392	0.594	PKA
		433	0.672	unsp	433	0.512	PKA	456	0.954	unsp
		456	0.649	PKA	456	0.577	PSK	484	0.972	unsp
		484	0.501	cdk5	500	0.506	cdc2	507	0.997	unsp
		507	0.604	PKA	507	0.544	PKG	517	0.764	unsp
	苏氨酸	8	0.504	CKII	34	0.719	PKC	34	0.673	unsp
		34	0.512	PKG	76	0.842	PKC	76	0.533	PKG
		140	0.522	cdc2	205	0.519	PKC	205	0.508	unsp
		223	0.971	unsp	285	0.635	PKC	334	0.911	unsp
		334	0.904	PKC	375	0.816	PKC	375	0.522	PKG
		398	0.960	unsp	398	0.539	p38MAPK	415	0.503	cdc2
		463	0.625	PKC	479	0.718	unsp	479	0.544	CKII
		565	0.580	p38MAPK	565	0.517	GSK3			
	酪氨酸	38	0.517	INSR	89	0.968	unsp	192	0.735	unsp
		219	0.877	unsp	371	0.913	unsp	371	0.514	INSR
		439	0.686	unsp	512	0.973	unsp			
		512	0.512	SRC	536	0.870	unsp			
		536	0.516	EGFR						

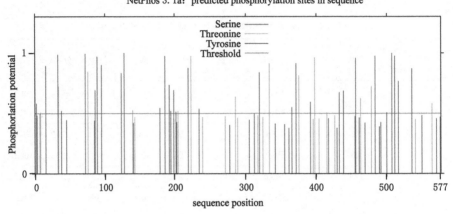

图 6-54　利用 NetPhos 3.1 程序预测的 BMI CMAH 氨基酸磷酸化位点

② 糖基化位点。

利用 NetGlycate 1.0 Server 程序预测的 BMI CMAH 氨基酸糖基化位点（表 6-12 和图 6-55）。

表 6-12　预测的 BMI CMAH 氨基酸糖基化位点

基因	位置	分值	位置	分值
CMAH	23	0.903	32	0.464
	36	0.940	42	0.453
	48	0.948	74	0.930
	81	0.913	88	0.857
	150	0.893	207	0.848
	281	0.849	299	0.744
	348	0.876	378	0.872
	428	0.936	503	0.863
	527	0.920	561	0.936
	570	0.786		

4. CMAH 蛋白质结构分析

（1）CMAH 蛋白质二级结构

利用 SOPMA 程序预测的 BMI CMAH 蛋白质二级结构（图 6-56）中含 α 螺

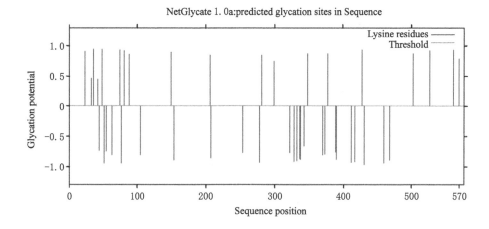

图 6-55 利用 NetGlycate 1.0 Server 程序预测的
BMI CMAH 氨基酸糖基化位点

旋 181AA(占 31.37%),延伸链结构 132AA(占 22.88%),β 转角 76AA(占 13.17%),无规则卷曲 188AA(占 32.58%)。

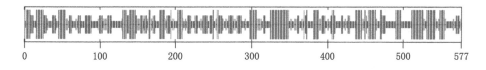

图 6-56 BMI CMAH 蛋白质二级结构

(2)CMAH 蛋白质三级结构

利用 SWISS-MODEL 程序,以人 2wyl.1.A 为模板,预测的 BMI CMAH 蛋白质三级结构(图 6-57)。

(二)OXSR1 蛋白质功能生物信息学分析

1. OXSR1 蛋白质序列的基本信息分析

利用 LaserGene 将 OXSR1 基因完整编码序列翻译为 OXSR1 蛋白质序列,OXSR1 蛋白序列包含 529 个氨基酸,其中包含 64 个强碱性、70 个强酸性、183 个疏水性、127 个极性氨基酸,如图 6-58 所示。利用网站获得 OXSR1 蛋白质的分子式为 $C_{2579}H_{4150}N_{706}O_{792}S_{16}$;分子量为 58.23 kD;理论等电点 pI 为 6.08;消光系数为 48 150;体内半衰期为 30 h;原子组成包含 C、H、N、O、S 五种元素;不稳定指数为 51.28;脂肪指数为 89.05;平均亲水系数为 -0.331。

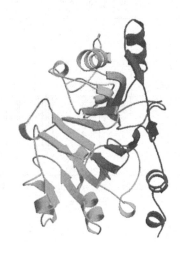

图 6-57　BMI CMAH 蛋白的三级结构

```
1    MSEDSSALPWSINKDDYELQEVIGSGATAVVQAAYCTPKKEKVAIKRINLEKCQTSMDEL    60
61   LKEIQAMSQCHHPNIVSYYTSFVVKDELWLVMKLLSGGSVLDIIKHIVAKGEHKSGVLDE    120
121  ATIATILREVLEGLEYLHKNGQIHRDVKAGNILLGEDGSVQIADFGVSAFLATGGDITRN    180
181  KVRKTFVGTPCWMAPEVMEQVRGYDFKADIWSFGITAIELATGAAPYHKYPPMKVLMLTL    240
241  QNDPPSLETGVQDKEMLKKYGKSFRKMISLCLQKDPEKRPTAAELLRHKFFQKAKNKEYL    300
301  QEKILQRAPTISERAKKVRRVPGSSGRLHKTEDGGWEWSDDEFDEESEEGKAAISOLRSP    360
361  RVKESLTNSELFSTTHPVGTLLQVPEQISAHLPQSAGQMPAQLTPVSLPPAAELAPVQAA    420
421  QAQSSGAGSQETKIPISLVLRLRNSKKELNDIRFEFTPGRDTAEGVSQELISAGLVDGRD    480
481  LVIVAANLQKIVEEPQSNRSVTFKLASGVEGSDIPDDSKLIGFAQLSIS*    529
```

图 6-58　BMI OXSR1 氨基酸序列

2. OXSR1 蛋白质序列的特征信息分析

（1）OXSR1 蛋白质的疏水性分析

利用 ExPASy 中的 ProtScale 程序分析 BMI OXSR1 氨基酸疏水性（图 6-59），横坐标代表氨基酸位置，纵坐标表示分值，分值大于 0 表示疏水，分值越高疏水性越强，小于 0 表示亲水，分值越低亲水性越强。BMI OXSR1 蛋白在第 438 位氨基酸处具有疏水最大值 1.967，在第 277 位氨基酸处具有疏水最小值−2.967。

（2）OXSR1 蛋白质的跨膜结构分析

利用 TMHMM 2.0 程序预测 BMI OXSR1 蛋白质跨膜结构（图 6-60），发现其没有跨膜螺旋结构，且都在膜外，说明 BMI OXSR1 为膜外蛋白。

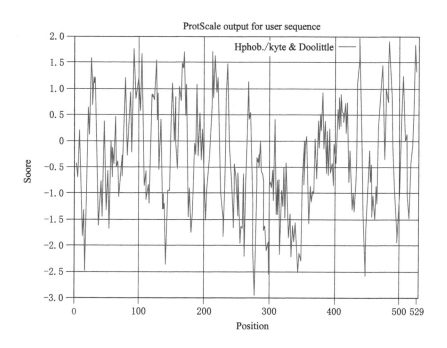

图 6-59　利用 ProtScale 程序预测的 BMI OXSR1 蛋白疏水结构

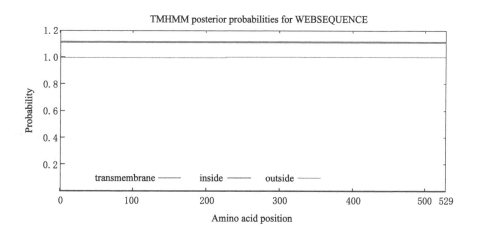

图 6-60　利用 TMHMM 程序预测的 BMI OXSR1 蛋白的跨膜结构域

（3）OXSR1 蛋白质的卷曲螺旋分析

通过网站预测 OXSR1 蛋白质的卷曲螺旋结构（图 6-61）。当 Window width＝14 时预测出第一个蜷曲螺旋的位置在 40～70 个氨基酸,氨基酸的概率为 0.002～0.618;当 Window width＝21 时预测出第一个蜷曲螺旋的位置在 43～70 个氨基酸,氨基酸的概率为 0.171～0.271;当 Window width＝28 时预测出第一个蜷曲螺旋的位置在 36～73 个氨基酸,氨基酸的概率为 0.002～0.066。当 Window width＝14 时预测出第二个蜷曲螺旋的位置在 436～455 个氨基酸,氨基酸的概率为 0.001～0.134。

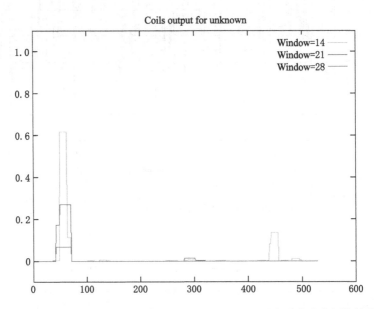

图 6-61　利用 COILS_form 程序预测的 BMI OXSR1 蛋白质的卷曲螺旋结构

（4）OXSR1 蛋白质的信号肽序列分析

通过 SignalP 4.1 程序对 BMI OXSR1 蛋白质 N-末端信号肽序列进行分析。其中,C-score 代表原始剪切位点的分值,分值越高说明其作为剪切位点的可能性越高;S-score 代表信号肽的分值,分值越高说明该氨基酸序列作为信号肽的可能性越高;Y-score 代表综合剪切位点的分值,能够更准确定位剪切位点,分值最高处为剪切位点（图 6-62）。结果表明,BMI OXSR1 蛋白质 N-末端没有信号肽序列。

（5）OXSR1 蛋白质的固有无序性分析

通过网站对 BMI OXSR1 蛋白质固有无序性进行分析（图 6-63）。结果表明,529 residues,unfoldability 0.128（Charge:0.011,Phobic:0.463）。

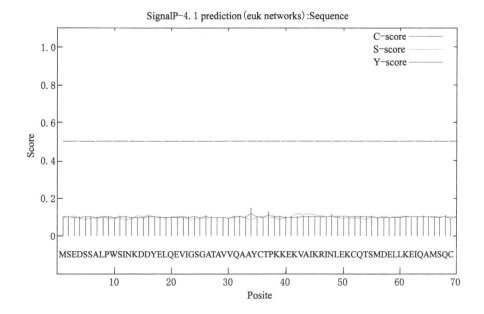

图 6-62　BMI OXSR1 蛋白的信号肽分析

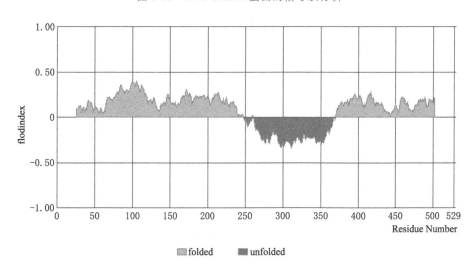

图 6-63　BMI OXSR1 蛋白质固有无序性分析

（6）OXSR1 蛋白质亮氨酸富集的核输出信号分析

利用 NetNES 1.1 Server 程序进行蛋白质亮氨酸富集的核输出信号预测，发现 BMI OXSR1 存在 1 个亮氨酸富集的核输出信号（图 6-64）。

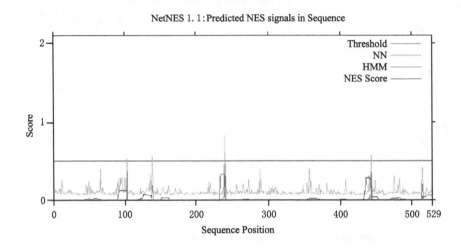

图 6-64　利用 NetNES 1.1 程序预测的猪 OXSR1 蛋白亮氨酸富集的核输出信号

（7）OXSR1 蛋白质的亚细胞定位分析

利用 PSORT Ⅱ Prediction 程序进行蛋白质亚细胞定位预测，发现 OXSR1 蛋白质位于细胞质中的可靠性为 55.5%。

3. OXSR1 蛋白质的结构域和功能位点分析

（1）OXSR1 蛋白质的结构域

通过美国国家生物技术信息中心 NCBI 服务器上的 Standard Protein BLAST 程序预测 BMI OXSR1 蛋白的保守结构域（图 6-65），其中 15～291AA 属于 PKc_like 超家族成员。

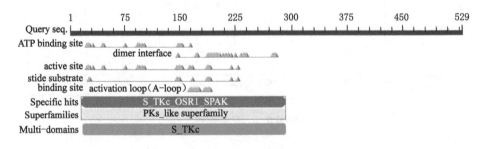

图 6-65　BMI OXSR1 蛋白质保守结构域

（2）OXSR1 蛋白质功能位点分析

① 磷酸化位点。

利用 NetPhos 3.1 程序预测的 BMI OXSR1 氨基酸磷酸化位点(表 6-13 和图 6-66)。

表 6-13 预测的 BMI OXSR1 氨基酸磷酸化位点

基因	磷酸化氨基酸	位置	分值	激酶	位置	分值	激酶	位置	分值	激酶
OXSR1	丝氨酸	56	0.974	unsp	56	0.591	CKII	68	0.637	unsp
		68	0.605	DNAPK	68	0.509	cdc2	99	0.588	unsp
		115	0.512	CKII	246	0.968	unsp	263	0.877	PKC
		269	0.619	PKA	312	0.860	unsp	312	0.746	PKC
		324	0.959	unsp	324	0.662	PKC	324	0.513	GSK3
		325	0.973	unsp	325	0.823	PKC	339	0.759	CKII
		339	0.514	CKI	347	0.848	unsp	347	0.633	CKII
		347	0.613	CKI	355	0.911	unsp	355	0.543	cdc2
		355	0.536	ATM	359	0.986	unsp	359	0.608	p38MAPK
		359	0.510	GSK3	365	0.968	unsp	365	0.671	PKA
		395	0.612	PKC	407	0.507	cdc2	425	0.575	PKC
		429	0.944	unsp	429	0.638	DNAPK	429	0.615	ATM
		437	0.693	PKA	445	0.996	unsp	445	0.671	PKA
		445	0.501	PKC	467	0.919	unsp	467	0.651	ATM
		467	0.524	DNAPK	500	0.760	unsp	500	0.524	cdc2
		507	0.978	unsp	512	0.548	CKII			
	苏氨酸	28	0.512	cdc2	37	0.956	unsp	37	0.559	PKC
		37	0.555	p38MAPK	55	0.850	unsp	80	0.550	PKC
		185	0.833	unsp	185	0.635	PKC	189	0.681	unsp
		222	0.599	PKC	249	0.531	PKC	281	0.707	unsp
		281	0.588	PKG	281	0.574	PKA	310	0.900	unsp
		310	0.538	PKG	331	0.556	CKII	367	0.546	CKII
		380	0.732	PKC	380	0.588	CKI	404	0.948	unsp
		404	0.666	cdk5	404	0.582	P38MAPK	432	0.611	PKC
		457	0.940	unsp	457	0.520	P38MAPK	462	0.973	unsp
		502	0.777	PKC	502	0.717	unsp			
	酪氨酸	17	0.958	unsp	17	0.572	INSR	17	0.538	EGFR
		136	0.591	unsp	299	0.505	unsp			

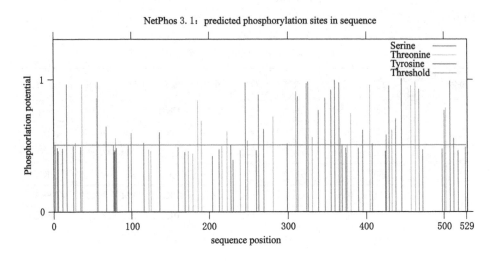

图 6-66　利用 NetPhos 3.1 程序预测的 BMI OXSR1 氨基酸磷酸化位点

② 糖基化位点。

利用 NetGlycate 1.0 Server 程序预测的 BMI OXSR1 氨基酸糖基化位点（表 6-14 和图 6-67）。

表 6-14　预测的 BMI OXSR1 氨基酸糖基化位点

基因	位置	分值	位置	分值
OXSR1	40	0.911	46	0.805
	62	0.930	114	0.751
	254	0.689	266	0.734
	278	0.848	289	0.940
	303	0.723	363	0.899
	446	0.877	447	0.864

4. OXSR1 蛋白质结构分析

（1）OXSR1 蛋白质二级结构

利用 SOPMA 程序预测的 BMI OXSR1 蛋白质二级结构（图 6-68）中含 α 螺旋 201AA（38.00%），延伸链结构 98AA（18.53%），β 转角 56AA（10.59%），无规则卷曲 174AA（32.89%）。

（2）OXSR1 蛋白质三级结构

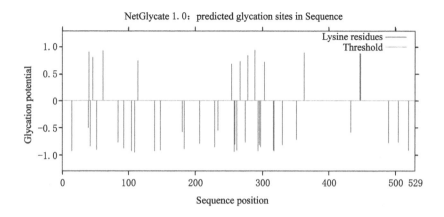

图 6-67　利用 NetGlycate 1.0 Server 程序预测的 BMI OXSR1 氨基酸糖基化位点

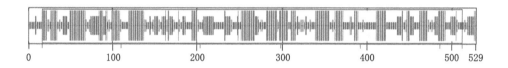

图 6-68　利用 SOPMA 程序预测的 BMI OXSR1 蛋白的二级结构

利用 SWISS-MODEL 程序,以人 2vwi.1.D 为模板,预测的 BMI OXSR1 蛋白质三级结构(图 6-69)。

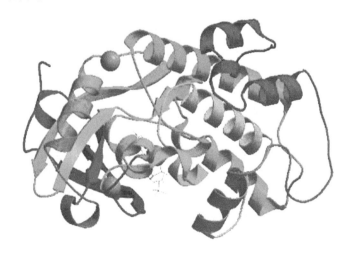

图 6-69　BMI OXSR1 蛋白的三级结构

（三）CD80 蛋白质功能生物信息学分析

1. CD80 蛋白质序列的基本信息分析

利用 LaserGene 将 CD80 基因完整编码序列翻译为 CD80 蛋白质序列，CD80 蛋白序列包含 297 个氨基酸（图 6-70），其中包含 33 个强碱性、27 个强酸性、98 个疏水性、92 个极性氨基酸。利用网站获得 CD80 蛋白质的分子式为 $C_{1484}H_{2368}N_{402}O_{435}S_{21}$；分子量为 33.47 kD；理论等电点 pI 为 8.81；消光系数为 41 410；体内半衰期为 30 h；原子组成包含 C、H、N、O、S 五种元素；不稳定指数为 42.47；脂肪指数为 87.24；平均亲水系数为－0.114。

```
1    MCHTLKWGTPLPKLFQLLVLVGLFDFCSGIVQVTKTVKEIAVLSCDYNISTEELTRVRIY    60
61   WQKDNEMVLAVMSGKVKVWPKYENRTFTDVTNNLCIVILALRLSDNGTYTCVVQKRERGS   120
121  YKLEHLTSVKLMVKADFPVPSITALGNPSPNIKRIRCSTSGGFPEPHLSWLENGEELNAT   180
181  NTMLSQDPETELYMISSELDFNVTGNHSFMCLVKYGGLTVSQTFNWGKSAKRETSSANQF   240
241  LLFTVIMSASACGIAMILIYRLCRSAAPRQRRRRNMESMEMERISPIYPGSVEGPGT*    297
```

图 6-70　BMI CD80 氨基酸序列

2. CD80 蛋白质序列的特征信息分析

（1）CD80 蛋白质的疏水性分析

利用 ExPASy 中的 ProtScale 程序分析 BMI CD80 氨基酸疏水性（图 6-71），横坐标代表氨基酸位置，纵坐标表示分值，分值大于 0 表示疏水，分值越高疏水性越强，小于 0 表示亲水，分值越低亲水性越强。BMI CD80 蛋白在第 255 位氨基酸处具有疏水最大值 3.056，在第 273 位氨基酸处具有疏水最小值－3.456。

（2）CD80 蛋白质的跨膜结构分析

利用 TMHMM 2.0 程序预测 BMI CD80 蛋白质跨膜结构（图 6-72），发现其在 240～262AA 位置处含有 1 个跨膜螺旋结构，说明 BMI CD80 为跨膜蛋白。

（3）CD80 蛋白质的卷曲螺旋分析

通过网站预测 CD80 蛋白质的卷曲螺旋结构（图 6-73）。当 Window width＝14 时预测出第一个蜷曲螺旋的位置在 267～284 个氨基酸，氨基酸的概率为 0.001～0.167。

（4）CD80 蛋白质的信号肽序列分析

通过 SignalP 4.1 程序对 BMI CD80 蛋白质 N-末端信号肽序列进行分析。其中，C-score 代表原始剪切位点的分值，分值越高说明其作为剪切位点的可能性越高；S-score 代表信号肽的分值，分值越高说明该氨基酸序列作为信号肽的可能性越高；Y-score 代表综合剪切位点的分值，能够更准确定位剪切位点，分值最高处为剪切位点（图 6-74）。结果表明，BMI CD80 蛋白质 N-末端前 1～29AA（MCHTLKWGTPLPKLFQLLVLVGLFDFCSG）为信号肽序列，切割位点位于第 29AA 与第 30AA 之间。

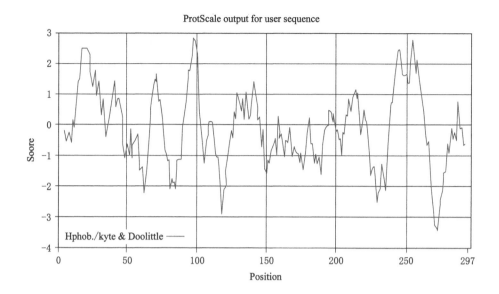

图 6-71 利用 ProtScale 程序预测的 BMI CD80 蛋白疏水结构

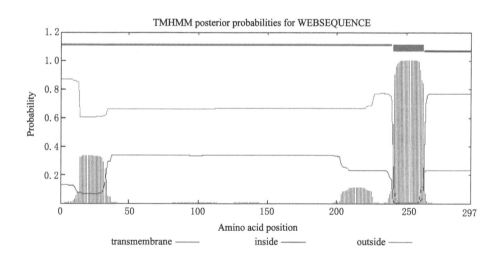

图 6-72 利用 TMHMM 程序预测的 BMI CD80 蛋白的跨膜结构域

（5）CD80 蛋白质的固有无序性分析

通过对 BMI CD80 蛋白质固有无序性进行分析（图 6-75）。结果表明，297 residues，unfoldability 0.186（Charge：0.020，Phobic：0.487）。

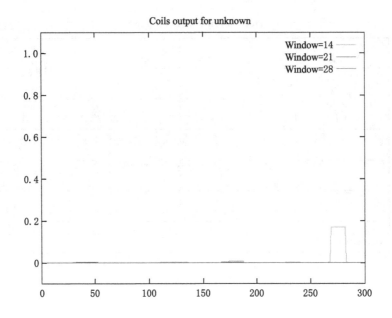

图 6-73　利用 COILS_form 程序预测的 BMI CD80 蛋白质的卷曲螺旋结构

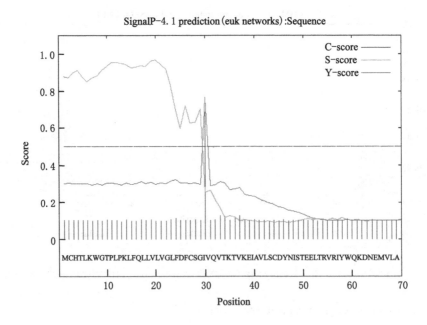

图 6-74　BMI CD80 蛋白的信号肽分析

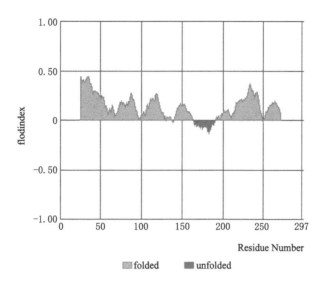

图 6-75　BMI CD80 蛋白质固有无序性分析

（6）CD80 蛋白质亮氨酸富集的核输出信号分析

利用 NetNES 1.1 Server 程序进行蛋白质亮氨酸富集的核输出信号预测，发现 BMI CD80 存在 1 个亮氨酸富集的核输出信号（图 6-76）。

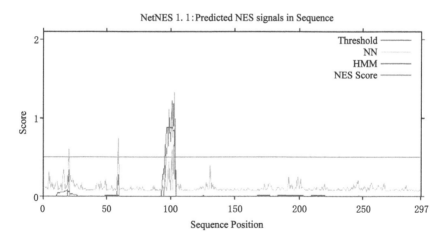

图 6-76　利用 NetNES 1.1 程序预测的猪 CD80 蛋白亮氨酸富集的核输出信号

（7）CD80 蛋白质的亚细胞定位分析

利用 PSORT Ⅱ Prediction 程序进行蛋白质亚细胞定位预测，发现 CD80 蛋白质位于细胞质中的可能性为 70.6%。

3. CD80 蛋白质的结构域和功能位点分析

(1) CD80 蛋白质的结构域

通过美国国家生物技术信息中心 NCBI 服务器上的 Standard Protein BLAST 程序预测 BMI CD80 蛋白的保守结构域(图 6-77),其中 41~113AA 和 136~222AA 属于 Ig 超家族成员。

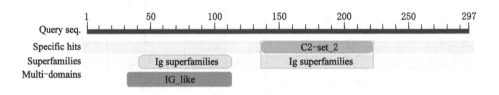

图 6-77　BMI CD80 蛋白质保守结构域

(2) CD80 蛋白质功能位点分析

① 磷酸化位点。

利用 NetPhos 3.1 程序预测的 BMI CD80 氨基酸磷酸化位点(表 6-15 和图 6-78)。

表 6-15　预测的 BMI CD80 氨基酸磷酸化位点

基因	磷酸化氨基酸	位置	分值	激酶	位置	分值	激酶	位置	分值	激酶
CD80	丝氨酸	50	0.630	CKII	50	0.582	unsp	73	0.713	PKC
		104	0.734	unsp	104	0.688	PKA	120	0.996	unsp
		120	0.844	PKC	120	0.789	PKA	128	0.514	PKC
		149	0.514	cdk5	158	0.981	unsp	158	0.769	PKA
		160	0.933	unsp	160	0.508	cdc2	169	0.803	unsp
		169	0.607	CKII	185	0.791	unsp	185	0.589	DNAPK
		185	0.582	CKII	196	0.550	CKII	197	0.504	cdc2
		221	0.617	DNAPK	221	0.602	ATM	229	0.989	unsp
		229	0.695	PKC	235	0.986	unsp	235	0.590	PKA
		235	0.589	PKG	235	0.578	RSK	265	0.545	PKG
		278	0.987	unsp	278	0.528	CKII	285	0.978	unsp
		285	0.544	cdk5	285	0.517	GSK5			

表 6-15(续)

基因	磷酸化氨基酸	位置	分值	激酶	位置	分值	激酶	位置	分值	激酶
CD80	苏氨酸	4	0.807	PKC	34	0.576	PKC	36	0.792	PKC
		36	0.701	unsp	108	0.538	PKC	127	0.567	unsp
		159	0.840	unsp	159	0.787	PKC	159	0.636	PKB
		190	0.512	CKII	219	0.700	PKC	219	0.681	unsp
		223	0.719	PKC	234	0.523	PKC			
	酪氨酸	82	0.924	unsp	109	0.860	unsp	109	0.541	SRC
		109	0.535	INSR	193	0.910	unsp			

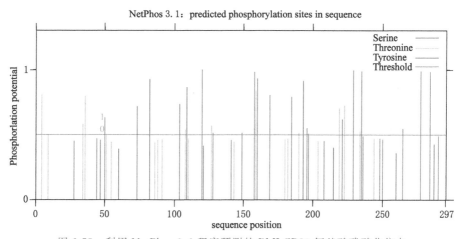

图 6-78　利用 NetPhos 3.1 程序预测的 BMI CD80 氨基酸磷酸化位点

② 糖基化位点

利用 NetGlycate 1.0 Server 程序预测的 BMI CD80 氨基酸糖基化位点(表 6-16 和图 6-79)。

表 6-16　预测的 BMI CD80 氨基酸糖基化位点

基因	位置	分值	位置	分值
CD80	6	0.970	13	0.879
	75	0.888	77	0.782
	122	0.941	130	0.732
	153	0.809	214	0.681

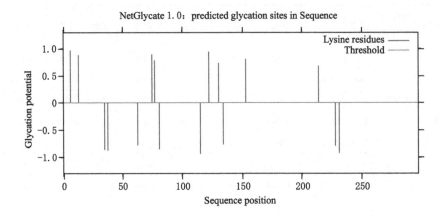

图 6-79　利用 NetGlycate 1.0 Server 程序预测的 BMI CD80 氨基酸糖基化位点

4. CD80 蛋白质结构分析

（1）CD80 蛋白质二级结构

利用 SOPMA 程序预测的 BMI CD80 蛋白质二级结构（图 6-80）中含 α 螺旋 60AA（20.20%），延伸链结构 96AA（32.32%），β 转角 26AA（8.75%），无规则卷曲 115AA（38.72%）。

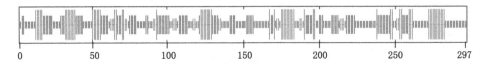

图 6-80　利用 SOPMA 程序预测的 BMI CD80 蛋白的二级结构

（2）CD80 蛋白质三级结构

利用 SWISS-MODEL 程序，以人 1i8l.1.A 为模板，预测的 BMI CD80 蛋白质三级结构（图 6-81）。

（四）ASGR1 蛋白质功能生物信息学分析

1. ASGR1 蛋白质序列的基本信息分析

利用 LaserGene 将 ASGR1 基因完整编码序列翻译为 ASGR1 蛋白质序列，ASGR1 蛋白序列包含 286 个氨基酸（图 6-82），其中包含 27 个强碱性、40 个强酸性、78 个疏水性、90 个极性氨基酸。利用网站获得 ASGR1 蛋白质的分子式为 $C_{1417}H_{2169}N_{403}O_{446}S_{16}$；分子量为 32.50 kD；理论等电点 pI 为 5.13；消光系数

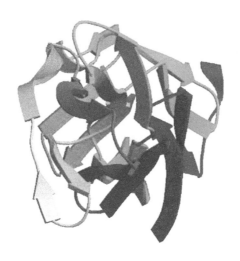

图 6-81 BMI CD80 蛋白的三级结构

为 71 555;体内半衰期为 30 h;原子组成包含 C、H、N、O、S 五种元素;不稳定指数为 47.28;脂肪指数为 68.08;平均亲水系数为-0.700。

```
  1   MTKEYQDLQHLDNEENDQQHRKGPPPQQSLFRRLCSGPCLLLISMGLSLLLLVVVCVIGS   60
 61   QNSKLQEELQALRETFSNLTASTDAKVKTLSMQGGNVGRKMKSLESQLEKQQQDLSEDHS  120
121   SLLLHVKQFVSDLRSLSCQMAVLQGNGSERTCCPVNWVDYEGSCYWFSRSGKPWPEAEKY  180
181   CQLENAHLVVVGSWEEQKFIQHHVGPVNSWIGLTDGSGPWKWVDGTDYESGFKNWRPEQP  240
241   DDWYGHGLGGGEDCAHFTEDGGWNDDVCQRPYRWVCETQRDRDSGS*               386
```

图 6-82 BMI ASGR1 氨基酸序列

2. ASGR1 蛋白质序列的特征信息分析

（1）ASGR1 蛋白质的疏水性分析

利用 ExPASy 中的 ProtScale 程序分析 BMI ASGR1 氨基酸疏水性（图 6-83），横坐标代表氨基酸位置，纵坐标表示分值，小于 0 表示亲水，分值越低亲水性越强，分值大于 0 表示疏水，分值越高疏水性越强。BMI ASGR1 蛋白在第 54 位氨基酸处具有最大疏水值 3.911，在第 18 位氨基酸处具有最小疏水值-3.622，N 端和 C 端均亲水。

（2）ASGR1 蛋白质的跨膜结构分析

利用 TMHMM 2.0 程序预测 BMI ASGR1 蛋白质跨膜结构（图 6-84），发现存在 1 个跨膜螺旋结构（39～61AA）。

（3）ASGR1 蛋白质的卷曲螺旋分析

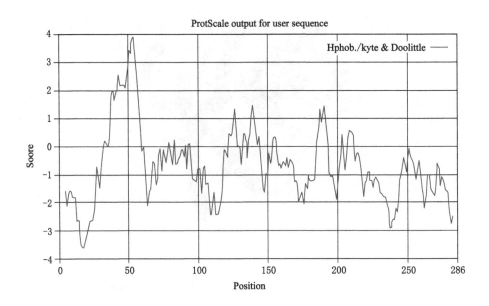

图 6-83　利用 ProtScale 程序预测的 BMI ASGR1 蛋白疏水结构

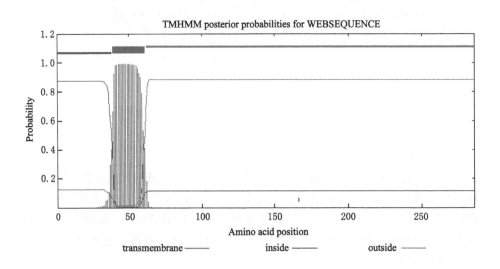

图 6-84　利用 TMHMM 程序预测的 BMI ASGR1 蛋白的跨膜结构域

　　通过网站预测 ASGR1 蛋白质的卷曲螺旋结构（图 6-85）。当 Window width＝14 时预测出第一个蜷曲螺旋的位置在 57～82 个氨基酸，氨基酸的概率为 0.001～0.994；当 Window width＝21 时预测出第一个卷曲螺旋的位置在 57～82 个氨基酸，氨基酸的概率为 0.001～0.972；当 Window width＝28 时预测出第一个蜷曲螺旋的位置在 58～114 个氨基酸，氨基酸的概率为 0.001～0.307。当 Window width＝14 时预测出第二个蜷曲螺旋的位置在 94～146 个氨基酸，氨基酸的概率为 0.001～0.995；当 Window width＝21 时预测出第二个卷曲螺旋的位置在 94～146 个氨基酸，氨基酸的概率为 0.016～0.54。

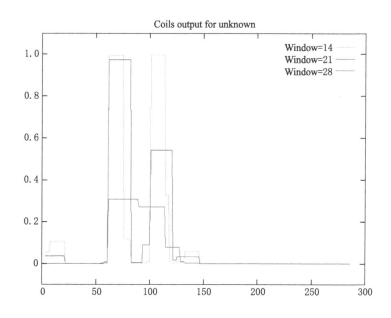

图 6-85　利用 COILS_form 程序预测的 BMI ASGR1 蛋白质的卷曲螺旋结构

（4）ASGR1 蛋白质的信号肽序列分析

通过 SignalP 4.1 程序对 BMI ASGR1 蛋白质 N-末端信号肽序列进行分析。其中，C-score 代表原始剪切位点的分值，分值越高说明其作为剪切位点的可能性越高；S-score 代表信号肽的分值，分值越高说明该氨基酸序列作为信号肽的可能性越高；Y-score 代表综合剪切位点的分值，能够更准确定位剪切位点，分值最高处为剪切位点（图 6-86）。结果表明，BMI ASGR1 蛋白质 N-末端没有信号肽序列。

（5）ASGR1 蛋白质的固有无序性分析

通过对 BMI ASGR1 蛋白质固有无序性进行分析（图 6-87）。结果表明：286 residues，unfoldability −0.021（Charge：0.045，Phobic：0.422）。

（6）ASGR1 蛋白质亮氨酸富集的核输出信号分析

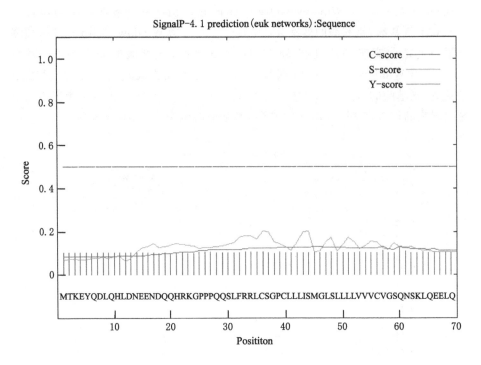

图 6-86　BMI ASGR1 蛋白的信号肽分析

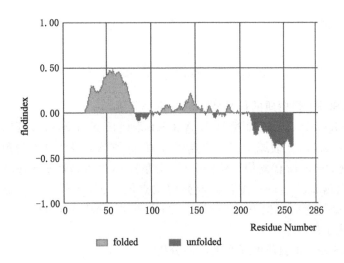

图 6-87　BMI ASGR1 蛋白质固有无序性分析

利用 NetNES 1.1 Server 程序进行蛋白质亮氨酸富集的核输出信号预测，发现 BMI ASGR1 存在 1 个亮氨酸富集的核输出信号（图 6-88）。

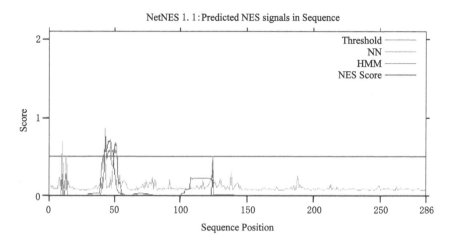

图 6-88　利用 NetNES 1.1 程序预测的猪 ASGR1 蛋白亮氨酸富集的核输出信号

（7）ASGR1 蛋白质的亚细胞定位分析

利用 PSORT Ⅱ Prediction 程序进行蛋白质亚细胞定位预测，发现 ASGR1 蛋白质位于细胞核的可能性为 55.5%。

3. ASGR1 蛋白质的结构域和功能位点分析

（1）ASGR1 蛋白质的结构域

通过美国国家生物技术信息中心 NCBI 服务器上的 Standard Protein BLAST 程序预测 BMIASGR1 蛋白的保守结构域（图 6-89），其中 6～143AA 属于 Lectin_N 超家族成员，153～278AA 属于 CLECT 超家族成员。

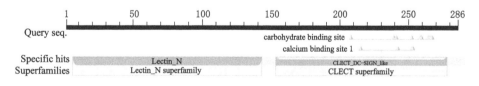

图 6-89　BMI ASGR1 蛋白质保守结构域

（2）ASGR1 蛋白质功能位点分析

① 磷酸化位点。

利用 NetPhos 3.1 程序预测的 BMI ASGR1 氨基酸磷酸化位点（表 6-17 和图 6-90）。

表 6-17　预测的 BMI ASGR1 氨基酸磷酸化位点

基因	磷酸化氨基酸	位置	分值	激酶	位置	分值	激酶	位置	分值	激酶
ASGR1	丝氨酸	29	0.517	cdc2	29	0.512	PKA	36	0.806	PKA
		36	0.528	RSK	48	0.758	PKA	60	0.651	DNAPK
		60	0.588	ATM	60	0.550	PKC	63	0.567	unsp
		82	0.615	PKC	103	0.987	unsp	103	0.516	PKA
		106	0.902	unsp	106	0.671	PKC	116	0.537	cdc2
		116	0.516	CKII	135	0.516	PKA	137	0.814	unsp
		137	0.566	PKA	168	0.611	PKC	170	0.672	unsp
		170	0.671	PKC	193	0.995	unsp	193	0.520	CKII
		230	0.531	CKII	284	0.974	unsp	284	0.736	PKA
	苏氨酸	75	0.752	PKA	75	0.549	cdc2	80	0.507	CKI
		83	0.779	PKC	151	0.772	unsp	226	0.687	unsp
		226	0.598	CKII	258	0.599	CKI	258	0.573	CKII
		278	0.882	unsp	278	0.675	PKC			
	酪氨酸	160	0.638	unsp	180	0.942	unsp	228	0.901	unsp
		228	0.510	INSR	244	0.581	INSR			

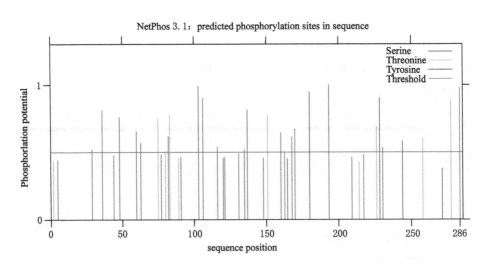

图 6-90　利用 NetPhos 3.1 程序预测的 BMI ASGR1 氨基酸磷酸化位点

② 糖基化位点。

利用 NetGlycate 1.0 Server 程序预测的 BMI ASGR1 氨基酸糖基化位点
（表 6-18 和图 6-91）。

表 6-18 预测的 BMI ASGR1 氨基酸糖基化位点

基因	位置	分值	位置	分值
ASGR1	3	0.756	86	0.689
	100	0.870	110	0.887
	172	0.958	198	0.568
	221	0.756		

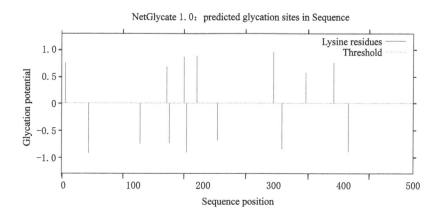

图 6-91 利用 NetGlycate 1.0 Server 程序预测的 BMI CD80 氨基酸糖基化位点

4. ASGR1 蛋白质结构分析

（1）ASGR1 蛋白质二级结构

利用 SOPMA 程序预测的 BMI ASGR1 蛋白质二级结构（图 6-92）中含 α 螺
旋 99AA（34.62%），延伸链结构 59AA（20.63%），β 转角 25AA（8.74%），无规
则卷曲 103AA（36.01%）。

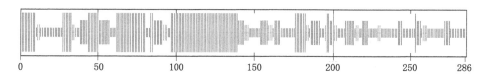

图 6-92 利用 SOPMA 程序预测的 BMI ASGR1 蛋白的二级结构

（2）ASGR1 蛋白质三级结构

利用 SWISS-MODEL 程序，以人 1dv8.1.A 为模板，预测的 BMI ASGR1 蛋白质三级结构（图 6-93）。

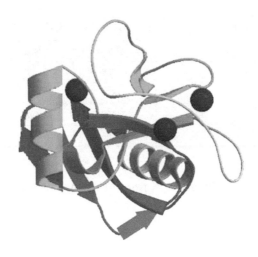

图 6-93　BMI ASGR1 蛋白的三级结构

（五）B4GALNT2 蛋白质功能生物信息学分析

1. B4GALNT2 蛋白质序列的基本信息分析

利用 LaserGene 将 B4GALNT2 基因完整编码序列翻译为 B4GALNT2 蛋白质序列，B4GALNT2 蛋白序列包含 502 个氨基酸（图 6-94），其中包含 45 个强碱性、55 个强酸性、180 个疏水性、127 个极性氨基酸。利用网站获得 B4GALNT2 蛋白质的分子式为 $C_{2586}H_{4012}N_{670}O_{733}S_{16}$；分子量为 56.73 kD；理论等电点 pI 为 5.98；消光系数为 39 685；体内半衰期为 30 h；原子组成包含 C、H、N、O、S 五种元素；不稳定指数为 37.71；脂肪指数为 95.84；平均亲水系数为 -0.096。

2. B4GALNT2 蛋白质序列的特征信息分析

（1）B4GALNT2 蛋白质的疏水性分析

利用 ExPASy 中的 ProtScale 程序分析 BMI B4GALNT2 氨基酸疏水性（图 6-95），横坐标代表氨基酸位置，纵坐标表示分值，小于 0 表示亲水，分值越低亲水性越强，分值大于 0 则表示疏水，分值越高疏水性越强。BMI B4GALNT2 蛋白在第 18 位氨基酸处具有最大疏水值 3.244，在第 116 位氨基酸处具有最小疏水值 -2.256，N 端亲水，C 端疏水。

（2）B4GALNT2 蛋白质的跨膜结构分析

利用 TMHMM 2.0 程序预测 BMI B4GALNT2 蛋白质跨膜结构（图 6-96），

```
  1  MTSYSPRCLSILKILMVLLVLSVGLFMFQSVFLHTDFSLLNSPIPSPTLDAQTLKLLPEK   60
 61  PDFYGENGLFPKNQCQCDAFGHGESYNLEDAYDPRDLPAVNLRRGAELEHFGRREGLPRP  120
121  PPLLAQPNLPFGYPVHGVEVMPLHTIPIPGLRFEGPDTPIYEVTLTASLGTLNTLADVPD  180
181  NVVKGIGONHLNILTSTRELLNFILQHVTYTSTEYHLHRVDVVSLESKSSVAKFPVTIRY  240
241  PVMPKLYDPGPERKLRDLVTIATKTFLRPHKLMTMLRSVREYYPDLTVIVADDSKEPLKI  300
301  TDSHVEYYTMPFGKGWFAGRNLAISQVTTKYVLWVDDDFIFNSKTSIEALVDVLEKTELD  360
361  VVGGSVIENTFQFKLLLEQGKNGDCLHQQPGFFRPVDGFPDCVVTSGVVNFFLAHTERLQ  420
421  RIGFDPRLQRVAHSEFFIDGLGSLLVGSCPHVIIGHQPHLPVMDPELATLEGNYTSYRAN  480
481  TEAQIKFKLALHYFKNYLQCVT*                                       502
```

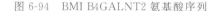

图 6-94　BMI B4GALNT2 氨基酸序列

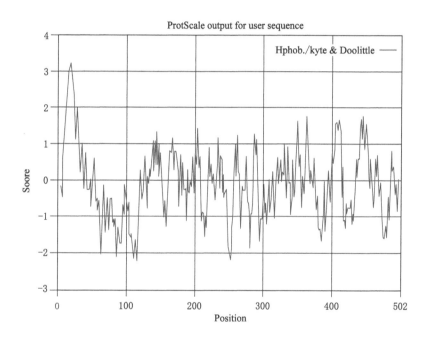

图 6-95　利用 ProtScale 程序预测的 BMI B4GALNT2 蛋白疏水结构

发现存在 1 个跨膜螺旋结构。

（3）B4GALNT2 蛋白质的卷曲螺旋分析

通过网站预测 OXSR1 蛋白质的卷曲螺旋结构（图 6-97）。当 Window width＝14 时预测出第一个蜷曲螺旋的位置在 343～360 个氨基酸，氨基酸的概率为 0.001～0.148 当 Window width＝14 时预测出第二个蜷曲螺旋的位置在 467～491 个氨基酸，氨基酸的概率为 0.007～0.099。

（4）B4GALNT2 蛋白质的信号肽序列分析

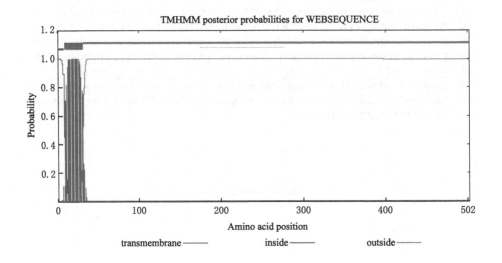

图 6-96　利用 TMHMM 程序预测的 BMI B4GALNT2 蛋白的跨膜结构域

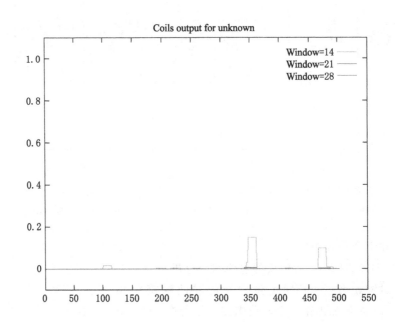

图 6-97　利用 COILS_form 程序预测的 BMI B4GALNT2 蛋白质的卷曲螺旋结构

通过 SignalP 4.1 程序对 BMI B4GALNT2 蛋白质 N-末端信号肽序列进行分析。其中,C-score 代表原始剪切位点的分值,分值越高说明其作为剪切位点的可能性越高;S-score 代表信号肽的分值,分值越高说明该氨基酸序列作为信号肽的可能性越高;Y-score 代表综合剪切位点的分值,能够更准确定位剪切位点,分值最高处为剪切位点(图 6-98)。结果表明,BMI B4GALNT2 蛋白质 N-末端没有信号肽序列。

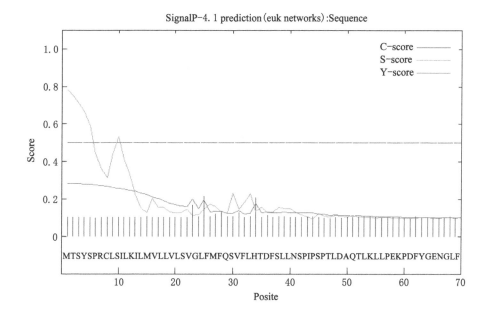

图 6-98　BMI B4GALNT2 蛋白的信号肽分析

(5) B4GALNT2 蛋白质的固有无序性分析

通过对 BMI B4GALNT2 蛋白质固有无序性进行分析(图 6-99)。结果表明,502 residues, unfoldability 0.192(Charge:0.020,Phobic:0.489)

(6) B4GALNT2 蛋白质亮氨酸富集的核输出信号分析

利用 NetNES 1.1 Server 程序进行蛋白质亮氨酸富集的核输出信号预测,发现 BMI B4GALNT2 存在 1 个亮氨酸富集的核输出信号(图 6-100)。

(7) B4GALNT2 蛋白质的亚细胞定位分析

利用 PSORT Ⅱ Prediction 程序进行蛋白质亚细胞定位预测,发现 B4GALNT2 蛋白质位于细胞质的可能性为 94.1%。

3. B4GALNT2 蛋白质的结构域和功能位点分析

(1) B4GALNT2 蛋白质的结构域

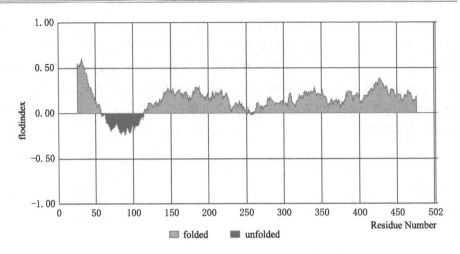

图 6-99　BMI B4GALNT2 蛋白质固有无序性分析

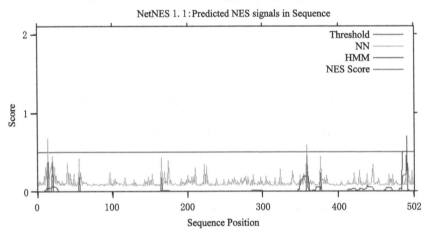

图 6-100　利用 NetNES 1.1 程序预测的猪 B4GALNT2 蛋白亮氨酸富集的核输出信号

通过美国国家生物技术信息中心 NCBI 服务器上的 Standard Protein BLAST 程序预测 BMI B4GALNT2 蛋白的保守结构域（图 6-101），其中 272～364AA 属于 Glyco_tranf_GTA_type 超家族成员。

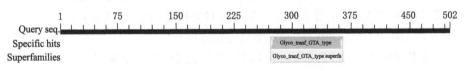

图 6-101　BMI B4GALNT2 蛋白质保守结构域

（2）B4GALNT2 蛋白质功能位点分析

① 磷酸化位点。

利用 NetPhos 3.1 程序预测的 BMI B4GALNT2 氨基酸磷酸化位点（表 6-19 和图 6-102）。

表 6-19　预测的 BMI B4GALNT2 氨基酸磷酸化位点

基因	磷酸化氨基酸	位置	分值	激酶	位置	分值	激酶	位置	分值	激酶
B4GALNT2	丝氨酸	3	0.534	cdc2	5	0.841	unsp	10	0.581	PKA
		10	0.527	RSK	10	0.505	cdc2	22	0.501	PKA
		30	0.548	PKA	30	0.533	PKC	38	0.586	PKC
		38	0.574	CKI	42	0.898	unsp	42	0.566	cdk5
		42	0.636	GSK3	42	0.503	p38MAPK	46	0.603	cdk5
		46	0.508	GSK3	85	0.563	CKII	168	0.695	PKA
		196	0.958	unsp	196	0.551	PKC	212	0.553	unsp
		224	0.958	unsp	224	0.515	PKC	227	0.523	CKI
		229	0.592	unsp	230	0.858	PKC	278	0.975	unsp
		278	0.765	PKC	278	0.503	PKG	294	0.992	unsp
		303	0.731	unsp	303	0.535	PKA	325	0.949	unsp
		325	0.504	ATM	346	0.993	unsp	365	0.971	unsp
		365	0.772	PKC	365	0.548	PKA	365	0.536	CKII
		434	0.753	unsp	476	0.834	PKC	476	0.600	unsp
	苏氨酸	2	0.557	unsp	53	0.681	PKC	53	0.657	unsp
		158	0.670	unsp	158	0.515	p38MAPK	158	0.508	GSK3
		171	0.503	CKI	174	0.533	CKI	211	0.576	PKC
		211	0.539	PKG	237	0.757	PKC	260	0.683	PKC
		265	0.874	PKC	274	0.735	PKC	287	0.591	unsp
		301	0.504	cdc2	328	0.833	PKC	329	0.755	unsp
		345	0.522	CKII	481	0.623	unsp			
	酪氨酸	64	0.867	unsp	64	0.515	INSR	64	0.503	EGFR
		92	0.755	unsp	161	0.845	unsp	283	0.587	unsp
		307	0.785	unsp	307	0.529	INSR	308	0.508	INSR
		474	0.619	unsp						

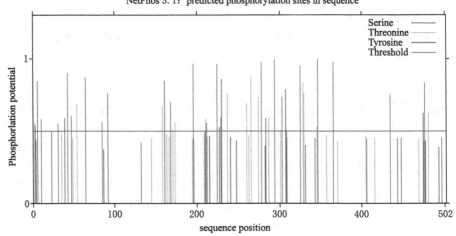

图 6-102　利用 NetPhos 3.1 程序预测的 BMI B4GALNT2 氨基酸磷酸化位点

② 糖基化位点。

利用 NetGlycate 1.0 Server 程序预测的 BMI B4GALNT2 氨基酸糖基化位点（表 6-20 和图 6-103）。

表 6-20　预测的 BMI B4GALNT2 氨基酸糖基化位点

基因	位置	分值	位置	分值
B4GALNT2	55	0.924	72	0.858
	233	0.916	330	0.918
	374	0.795	381	0.626

4. B4GALNT2 蛋白质结构分析

（1）AB4GALNT2 蛋白质二级结构

利用 SOPMA 程序预测的 BMI B4GALNT2 蛋白质二级结构（图 6-104）中含 α 螺旋 167AA（33.27%），延伸链结构 96AA（19.12%），β 转角 50AA（9.96%），无规则卷曲 189AA（37.65%）。

（2）B4GALNT2 蛋白质三级结构

利用 SWISS-MODEL 程序，以人 4fiy.1.A 为模板，预测的 BMI B4GALNT2 蛋白质三级结构（图 6-105）。

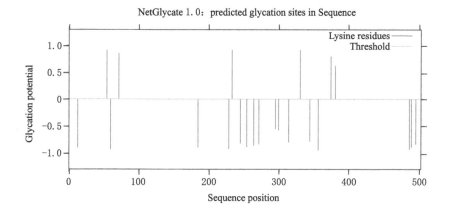

图 6-103 利用 NetGlycate 1.0 Server 程序预测的 BMI CD80 氨基酸糖基化位点

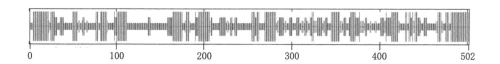

图 6-104 利用 SOPMA 程序预测的 BMI B4GALNT2 蛋白的二级结构

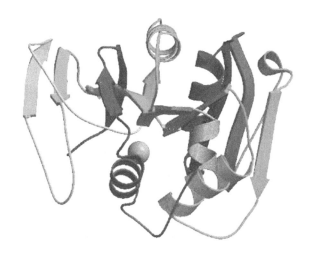

图 6-105 BMI B4GALNT2 蛋白的三级结构

第四节 讨 论

一、所研究基因 mRNA 水平的多组织表达差异分析

利用多组织转录表达分析来确定某个基因在哪个组织中起重要的作用,是研究基因功能的常规方法,以前常通过 RT-PCR 和琼脂糖凝胶电泳来确定组织的转录表达水平,这种技术可以通过基因的全长表达来确定基因在一个或多个组织中的表达水平,是定性观察,有很大的误差。随着生物技术突飞猛进的发展,现在 qPCR 荧光定量检测技术已普通应用,这种技术定量准确,但是只能用部分长度,比如 $100 \sim 250$ bp 长度的 mRNA 表达来代替全长的表达,这时就出现了表达过程是否受基因组 DNA 的污染,导致定量不准确的问题。一般来讲,在提取 RNA 的过程中,会带有基因组 DNA 的污染,所以对于原核生物必须经过 DNaseⅠ酶消化去除 DNA,而真核生物由于内含子的存在,可以分别在两个不同的外显子上设计引物,即跨内含子引物。这两个外显子所对应的基因组 DNA 序列被内含子或其他外显子隔开,这样 DNA 因为引物中间加了一个很大的内含子,常常无法扩增出条带或者预计大小的条带,而 RNA 反转录后的目的条带是预期的,这样就可以免去 DNA 消化的步骤,通过设计这种跨内含子引物可以排除 DNA 的干扰。因为外显子和内含子组成了真核生物的基因,断裂基因就是由外显子和内含子交替排列构成的。外显子被内含子隔开,经过转录过程,外显子被加工且连接在一起,从而生成成熟的 RNA 分子。我们提取的组织RNA 经过反转录生成的 cDNA,内含子已经被剪切掉了,理论上只剩下由外显子组成的序列。但是假如提取的 RNA 被基因组 DNA 污染了,因为基因组 DNA 中含有内含子,而基因组 DNA 也可以被同时扩增,就会影响 qPCR 定量的精确性,造成解析结果不准确。为了避免这种情况发生,本实验中我们采取了如下两种措施:一种是在提取 RNA 时避免 DNA 的污染,严格按照 RNA 提取的说明进行,所有器具都进行灭 RNA 酶处理,提取出的 RNA 利用不含 RNA酶的 DNaseⅠ进行处理去除基因组 DNA。另一种就是在设计引物时避免基因组 DNA 扩增。荧光定量 PCR 引物跨内含子的设计方法分为三种:① 上下游引物都跨越内含子,这是一种比较可靠的选择;② 上游引物跨越内含子,下游引物没有跨越内含子;③ 上游引物没有跨越内含子,下游引物跨越内含子。单引物跨内含子并不能完全避免基因组序列的扩增,毕竟上游引物 3′端还是有几个碱基能和内含子之后的外显子序列配对,有些情况下仅仅几个 3′端碱基配对就能有效引发扩增,而且这样得到的产物和以 cDNA 为模板得到的产物完全一样,

不能区分。因此,上下游引物同时跨越内含子是一种比较可靠的选择。在设计引物时,将引物设计在内含子前后的外显子上,使基因组 DNA 得不到扩增,但是此方法不适合具有单个外显子的基因或两个外显子之间跨越的内含子过小的基因。同时当基因组上有伪基因存在时,或设计引物对基因组有非特异性扩增时,以及基因信息没被完全解析的生物种等也不适合于此方法。本研究中的 5 个基因都不属于单个外显子的基因或两个外显子之间跨越的内含子过小的基因范畴,但是在实验过程中,我们首先提取的 RNA 用 DNaseⅠ,其次我们采取了上游引物跨越内含子分两段,每段都分别位于一个外显子上,同理下游引物也跨越内含子分两段,每段都分别位于一个外显子上的引物设计方法。

为了筛选合适的内参基因,本研究对高频报道的甘油醛-3-磷酸脱氢酶(GAPDH)、β 肌动蛋白(β-actin)、β 微管蛋白(β-tubulin)、细胞色素 b(cytb)等内参基因进行了筛选验证,研究的参数包括扩增效率、相关系数 R^2、退火温度的范围、多组织的恒定表达程度、生物学重复的平均数及标准差等。最后确定 GAP-DH 更适合使用在我们的实验中,可用来校正目的基因的表达量,本研究以 GAPDH 看家基因为内参,采用荧光定量 qPCR 分析这 5 个基因在 BMI 15 个不同组织中的表达差异。首先,我们分别针对各目的基因和内参基因设计一对特异性引物。其次,我们分别对各目的基因样品和对应的内参基因样品设计了 3 个生物学重复(经过相同方式处理的相同样品)。生物学重复是消除实验中个体差异影响最有效的一种手段,通过求平均值,可减少实验误差,避免偶然性的发生。最后分别对各目的基因和对应的内参基因设置了阴性对照(零模板),检验引物是否被模板污染。通过这几方面的设置,来提高实验数据的可靠性乃至实验结果分析的合理性。一旦有引物效果不好,比如熔解曲线、扩增曲线以及 NTC 效果不理想,我们就重新设计合成新的引物,直到要求的参数均满足才认为是合格的实验数据。

有学者研究发现,猪 CMAH 在小肠中最高表达,在直肠、舌头、脾、睾丸、肝脏和结肠中中度表达。然而,在大脑、胃、肌肉、肾脏、脊髓和心脏中表达最少。CMAH 有两个 UTR 区的表达异构体,在 CMAH 5′-UTR 选择性剪接形式的组织特异性表达模式中,5′-UTR-1 主要在小肠和结肠中表达。然而,5′-UTR-2 主要在脾、舌头、睾丸、肾脏和肝脏中表达。本研究结果中 CMAH mRNA 在颌下腺中表达最高,在脾中表达较高,在肝、淋巴结、回肠和扁桃体等组织中中度表达,在肺等组织中表达较低,在心、肾、脊髓、皮肤、盲肠、大脑、脊髓、肾上腺和甲状腺等组织中表达极弱。BMI CMAH mRNA 研究结果与上述已有研究结果存在一定的差异,是否是实验动物品种不同造成的基因表达差异,还是什么原因,需要我们进一步的探索和验证。

　　BMIOXSR1 mRNA 在颌下腺中表达最高,在肝、脾、肺和脊髓等组织中表达较高,在肾、淋巴结、颌下腺、回肠、肾上腺、甲状腺和扁桃体等组织中中度表达,在大脑、盲肠和皮肤等组织中表达较低,在心脏组织中不表达。以往的报道中并没有关于猪 OXSR1 基因多组织表达差异的研究,我们通过美国国家生物技术信息中心 NCBI 服务器上的 GEO Profiles 和 UniGene 进行搜索,发现其在人和模式动物小鼠中在各组织中均有不同程度表达,但在颌下腺中高表达,表达趋势与我们在猪中的研究基本一致。

　　BMICD80 mRNA 在脾中表达最高,在淋巴结和扁桃体等组织中表达较高,在脊髓、颌下腺、回肠等组织中中度表达,在肝、肺、大脑和甲状腺等组织表达较低,在心、肾、皮肤、盲肠和肾上腺等组织中不表达。CD80 是一种非常重要的共刺激分子,在病原感染和免疫应答过程中发挥重要作用。但多数学者都集中在 CD80 与恶性肿瘤发生的相关性研究方面,并没有关于猪 CD80 基因多组织表达差异的研究,我们通过美国国家生物技术信息中心 NCBI 服务器上的 GEO Profiles 进行搜索,发现其在人和模式动物小鼠中在各组织中均有不同程度表达,表达趋势与我们在猪中的研究基本一致。

　　BMIASGR1 mRNA 在肝脏中特异性表达最高,在其他组织中表达极弱。ASGR1 基因在 BMI 肝脏组织中特异表达,在其他组织中表达极弱,与之前帕瑞斯在猪中的研究一致,说明 ASGR1 只在肝窦内皮细胞中起作用。巴特勒等通过 CRISPR/Cas9 技术制备了敲除了 ASGR1 基因的猪,发现 ASGR1 基因敲除猪的肝脏中没有 ASGR1 的表达,进一步证明该基因主要在猪的肝脏中表达。我们通过美国国家生物技术信息中心 NCBI 服务器上的 GEO Profiles 进行搜索,发现其在人和模式动物小鼠也主要在肝脏中表达,该基因的组织特异性表达分析可以为以后猪→人肝脏移植排斥反应提供重要的参考价值。异种器官移植供体肝脏的缺乏是限制肝移植的主要瓶颈,利用猪的肝脏进行异种肝移植是解决人类供肝短缺的途径之一,因此,敲除猪 ASGR1 基因将有望为解决猪→人异种肝移植提供参考资料。

　　BMIB4GALNT2 mRNA 在扁桃体中表达最高,在脾脏、肺脏和淋巴结等组织中表达较高,在肝脏、回肠、盲肠、脊髓和颌下腺等组织中中度表达,在肾脏、皮肤、大脑、肾上腺和甲状腺等组织中表达较低,在心脏中表达极弱。B4GALNT2 的表达量在不同组织中差异现象有可能和该基因在不同的组织中所发挥的生理作用有关。以往的报道中并没有关于 B4GALNT2 基因猪多组织表达差异的研究,我们通过美国国家生物技术信息中心 NCBI 服务器上的 GEO Profiles 进行搜索,发现其在人和模式动物小鼠中在各组织中均有不同程度表达,但也主要在免疫相关重要组织中表达,表达趋势与我们在猪中的研究基本一致。刘霜等研究了家养动物山羊 B4GALNT2 基因的组织表达情况,发现主要在山羊的卵巢、子宫、输卵管、垂体、肝脏中均有不同程度的表达,由于我们和刘霜等研究的侧重点不同,我们主要研究免疫排斥方面,她主要研究繁殖方面,但整体说明 B4GALNT2 基因在动物组织中广泛表达。我们也进一步可以推定 B4GALNT2 基因也是除 GGTA1 基因外影响猪→人异种器官移植免疫排斥方面的重要基因。

基因的组织表达研究能够为该基因的功能研究提供重要参考信息,广泛表达的基因和具有组织特异表达的基因在功能上显然具有显著的差异。广泛表达的基因在不同组织的表达丰度的不同也能间接说明基因作用组织的功能差异。在我们的研究中,CMAH mRNA 在颌下腺中表达最高,OXSR1 mRNA 在颌下腺中表达最高,CD80 mRNA 在脾中表达最高,ASGR1 mRNA 在肝脏中特异性表达最高,B4GALNT2 mRNA 在扁桃体中表达最高,揭示同一基因在不同组织和不同基因在相同组织中差异表达的现象,也说明基因主要在哪些组织发挥重要的功能,为下一步深入研究基因的功能以及确定靶组织提供了线索,这些重要组织将是我们后续研究该基因功能以及进行基因敲除和基因修饰研究的靶组织。ASGR1 mRNA 在肝脏中特异性表达最高,说明该基因可能是一个组织特异性基因或奢侈基因,基因的组织特异性对于研究组织内的生命活动过程和蛋白质功能具有重要意义,下一步我们将针对肝脏组织进行深入研究该基因的功能。

二、所研究基因对应蛋白质的组织表达分析

荧光定量 qPCR 是从转录水平上检测目的基因,而 Western Blot 是从蛋白水平检测与目的基因对应的目的蛋白的表达,从转录到翻译还有许多复杂的过程,包括编辑、加工、修饰以及合成场所的转移等都会影响基因相对应蛋白质的表达水平,因此基因的表达量与蛋白的表达量可能会有所偏差,不一定呈正相关关系。

对 BMI 固有免疫系统占主导的器官组织蛋白进行 Western Blot 验证:CMAH 蛋白在颌下腺、脾、肝、淋巴结、回肠、肺和扁桃体等组织中均表达,但心、肾、脊髓、皮肤、盲肠、大脑、脊髓、肾上腺和甲状腺等组织在 mRNA 水平基本没有检测到 CMAH 基因的表达,造成这种结果的原因还有待进一步研究。

OXSR1 蛋白在颌下腺、肝、肺、脊髓、淋巴结、回肠、肾上腺、甲状腺、扁桃体、大脑、盲肠和皮肤组织中均表达,与同组织 OXSR1 mRNA 水平的表达结果基本一致,但是脾和肾等组织 mRNA 水平可以检测到 OXSR1 基因,而 Western Blot 却没有检测到 OXSR1 蛋白表达,导致这两种组织中 OXSR1 基因没有成功翻译

为蛋白质的原因需要进一步去探究。

CD80蛋白在脾、淋巴结、脊髓、颌下腺、回肠、肝、肺、大脑和甲状腺等组织中均表达,与同组织CD80 mRNA水平的表达结果基本一致,但是扁桃体组织的mRNA水平可以检测到CD80基因,而Western Blot却没有检测到CD80蛋白,导致扁桃体组织中CD80基因没有成功翻译为蛋白质的原因也需要进一步去探究。

Western Blot检测结果表明ASGR1在肝脏组织中特异表达,在其他组织中不表达,与荧光定量PCR检测的基因表达水平完全一致。从而说明ASGR1是一个具有在肝脏中存在特异作用的基因,在其他组织中基本不发挥作用,以后我们将可以针对它在肝脏中特异性表达的特性进行肝脏基因敲除和基因修饰的研究。

Western Blot检测结果表明B4GALNT2蛋白在肾脏、皮肤、回肠、盲肠、淋巴结、扁桃体、肾上腺中表达较高,在其他组织中表达较低,与荧光定量qPCR检测的水平存在一定的差异,造成这种问题的原因有可能是基因mRNA合成蛋白质后,mRNA快速降解了,或者蛋白质合成后持续在原靶细胞发挥作用或被运送到其他部位发挥作用了,也可能与取样时猪的生理状态有关,甚至可能是我们在提取组织蛋白的过程中存在某些问题,造成了蛋白的降解,究竟是何种原因还需要进一步去研究。

由于利用蛋白水平进行Western Blot分析属于近几年发展起来的新技术,以往对于CMAH、OXSR1、CD80、ASGR1和B4GALNT2在蛋白水平的组织表达差异相关报道很少,美国国家生物技术信息中心NCBI服务器也没有相关蛋白的数据分析链接,我们的实验结果可为后续进行CMAH、OXSR1、CD80、AS-GR1和B4GALNT2蛋白质的功能研究和功能验证提供实验基础和依据。

三、所研究基因细胞水平的真核表达分析

外源基因导入靶细胞即基因转染是基因治疗的基础和关键步骤,目前可分为病毒感染和非病毒感染两类方法,本研究采用的是非病毒感染中的脂质体介导法。脂质体是一种人造膜,即采用人工方法将磷脂在水溶液中形成一种脂质双层包围水溶液的脂质微球。脂质分子在水溶液中形成脂质微球时,能将生物大分子或小分子物质包入微球中,使其带正电或表现为中性,便于与带负电的细胞膜接近,同时脂质体的脂性部分能促进脂质体和细胞膜融合或被细胞吞噬,从而可顺利将DNA带入细胞内部。

绿色荧光蛋白(GFP)是提取自发光水母中的一种特殊的蛋白质,在紫外光或者蓝光的激发下会产生绿色荧光,由于其检测方法简单、操作方便、灵敏度高,

已作为一种新型报告基因被广泛应用在各个领域，其非常适合对活细胞和蛋白进行实时定位和观察。AcGFP1 是增强型荧光蛋白，是 GFP 的升级版，相对荧光密度增强了数倍，很稳定，激发光为 475 nm，发射光为 505 nm，是目前细胞生物学示踪研究中应用的重要标记物，被广泛用于真核细胞的功能研究中。

本研究中利用 pIRES2-AcGFP1 为骨架载体，分别连接 CMAH、OXSR1、CD80、ASGR1、B4GALNT2 的编码区序列，构成一个完整的可用于细胞转染的 pIRES2-AcGFP1-CMAH、pIRES2-AcGFP1-OXSR1、pIRES2-AcGFP1-CD80、pIRES2-AcGFP1-ASGR1 和 pIRES2-AcGFP1-B4GALNT2 重组载体，这 5 个基因绿色荧光蛋白真核表达载体的成功构建为 CMAH、OXSR1、CD80、ASGR1 和 B4GALNT2 基因功能等的进一步研究奠定了基础，也为其他基因的真核表达研究积累了经验。首先将 pIRES2-AcGFP1-CMAH、pIRES2-AcGFP1-OXSR1、pIRES2-AcGFP1-CD80、pIRES2-AcGFP1-ASGR1 和 pIRES2-AcGFP1-B4GALNT2 等 5 个重组载体成功转染猪肾上皮 PK15，均观察到了较强的荧光，表明 CMAH、OXSR1、CD80、ASGR1 和 B4GALNT2 均表达，表明转染成功，并提取了细胞 RNA 进行半定量分析，转染了目的基因的细胞中目的基因的表达量明显高于对照组，说明我们已经得到了稳定转染的细胞。进一步为了确定 CMAH、OXSR1、CD80、ASGR1 和 B4GALNT2 基因和猪→人免疫排斥反应的关系，我们将 pIRES2-AcGFP1-CMAH、pIRES2-AcGFP1-OXSR1、pIRES2-AcGFP1-CD80、pIRES2-AcGFP1-ASGR1 和 pIRES2-AcGFP1-B4GALNT2 等 5 个重组载体转染到了人脐静脉内皮细胞 HUVEC 中进行稳定表达，观察其对内皮细胞形态、生长等的影响，最后检测到了 CMAH、OXSR1、CD80、ASGR1 和 B4GALNT2 的表达，细胞生长状态良好，荧光强度较强，表明 CMAH、OXSR1、CD80、ASGR1 和 B4GALNT2 基因与猪→人异种器官免疫排斥反应相关。随着 CRISPR/Cas9 基因敲除新技术在近两三年内突飞猛进地发展和应用，也已有研究人员研究报道证明 CMAH、ASGR1 和 B4GALNT2 基因与猪→人异种器官移植免疫排斥相关，与我们的研究一致。

四、所研究基因编码蛋白质的功能生物信息学分析

随着生命科学的高速发展，分子生物学数据快速增加，2001 年公布了人类基因组图谱，标志着人类基因组计划的初步完成。由美国 NIH 管理维护的 GenBank 数据库收集了大约 2 亿条已测序的核酸序列，伴随人类基因组计划的完成，生物信息学获得了巨大的发展机遇，为获取和挖掘核酸、蛋白质的生物学数据提供了必要的方法和工具。蛋白质是生命功能的执行体，一切生命活动都与蛋白质有关。遗传信息的传递和表达需要特定蛋白质酶的催化，并且在各种

蛋白质的调节控制下进行,因此对于蛋白质序列数据分析和核酸序列数据分析同样重要。随着各种模式生物基因组测序工作的全面展开,分子数据的数量急剧增加,生物信息学的研究也迈入了新的阶段,逐渐由基因组阶段转向了后基因组阶段,开始转向研究组织或机体中所有基因或蛋白质的生物学功能,这是后基因组阶段生物信息学的主要发展方向。

蛋白质的结构分为一级结构与空间结构,空间结构决定蛋白质的功能。对蛋白质的序列特征进行分析,可以帮助准确了解蛋白质的基本信息,如蛋白质的氨基酸组成、分子式、分子量、等电点、消光系数、体内半衰期、原子组成、不稳定指数、脂肪指数等。本实验中我们利用瑞士生物信息研究院维护的数据库 Ex-PASy 进行蛋白质理化性质分析。CMAH 编码 577 个氨基酸,其中包含 72 个强碱性氨基酸、77 个强酸性氨基酸、189 个疏水性氨基酸、131 个极性氨基酸,分子式为 $C_{3023}H_{4641}N_{797}O_{853}S_{26}$,分子量为 66.63 kD,理论等电点 pI 为 6.37,消光系数为 118 425,体内半衰期为 30 h,原子组成包含 C、H、N、O、S 五种元素,不稳定指数为 43.27,脂肪指数为 82.08。OXSR1 编码 529 个氨基酸,其中包含 64 个强碱性氨基酸、70 个强酸性氨基酸、183 个疏水性氨基酸、127 个极性氨基酸,分子式为 $C_{2579}H_{4150}N_{706}O_{792}S_{16}$,分子量为 58.23 kD,理论等电点 pI 为 6.08,消光系数为 48 150,体内半衰期为 30 h,原子组成包含 C、H、N、O、S 五种元素,不稳定指数为 51.28,脂肪指数为 89.05。CD80 编码 297 个氨基酸,其中包含 33 个强碱性氨基酸、27 个强酸性氨基酸、98 个疏水性氨基酸、92 个极性氨基酸,分子式为 $C_{1484}H_{2368}N_{402}O_{435}S_{21}$,分子量为 33.47 kD,理论等电点 pI 为 8.81,消光系数为 41 410,体内半衰期为 30 h,原子组成包含 C、H、N、O、S 五种元素,不稳定指数为 42.47,脂肪指数为 87.24。ASGR1 编码 286 个氨基酸其中包含 27 个强碱性氨基酸、40 个强酸性氨基酸、78 个疏水性氨基酸、90 个极性氨基酸,分子式为 $C_{1417}H_{2169}N_{403}O_{446}S_{16}$,分子量为 32.50 kD,理论等电点 pI 为 5.13,消光系数为 71 555,体内半衰期为 30 h,原子组成包含 C、H、N、O、S 五种元素,不稳定指数为 47.28,脂肪指数为 68.08。B4GALNT2 编码 502 个氨基酸,其中包含 45 个强碱性氨基酸、55 个强酸性氨基酸、180 个疏水性氨基酸、127 个极性氨基酸,分子式为 $C_{2586}H_{4012}N_{670}O_{733}S_{16}$,分子量为 56.73 kD,理论等电点 pI 为 5.98,消光系数为 39 685,体内半衰期为 30 h,原子组成包含 C、H、N、O、S 五种元素,不稳定指数为 37.71,脂肪指数为 95.84。

组成蛋白质的 20 种氨基酸具有亲水性或疏水性的特征。疏水性氨基酸具有相互聚合且隐藏于蛋白质分子内部的自然趋势,这种结合力称为疏水键,它是维持蛋白质三级结构最主要稳定的力量。氨基酸侧链的(亲)疏水性是蛋白质的重要特性之一。不同性质的蛋白质其亲(疏)水性残基的分布不同,对蛋白质亲、疏水性模式的分析可以揭示某些蛋白质的空间结构和折叠信息。我们预测了 BMI CMAH、OXSR1、CD80、ASGR1 和 B4GALNT2 五种氨基酸序列的亲、疏水性特征。其中，BMI CMAH 氨基酸 N 端表现出较强的亲水性，C 端表现出较强的疏水性；BMI OXSR1 氨基酸 N 端表现出较强的亲水性，C 端表现出较强的疏水性；BMI CD80、BMI ASGR1 氨基酸 N 端和 C 端均表现出较强的亲水性；BMI B4GALNT2 氨基酸表现出 N 端亲水性、C 端疏水性，说明 BMI CMAH、BMI OXSR1 和 BMI B4GALNT2 氨基酸 N 端以及 BMI CD80 和 BMI ASGR1 氨基酸的 N 端和 C 端溶剂可及性（即溶剂暴露性）较强。

膜蛋白是存在于生物膜上的一种特殊蛋白，负责细胞及组织内外环境的信息和物质交换，在细胞和生物体的生命活动中具有重要的作用，目前市场上销售的药物有 50% 以上是以跨膜蛋白为药物靶点的。膜蛋白具有独特的结构，在各种细胞中普遍存在，是生物膜功能的主要承担者。有的膜蛋白贯穿整个脂质双分子层，两端暴露于膜的内外表面，这种类型的蛋白又被称为跨膜蛋白。由于实验技术的限制，目前仅有少数膜蛋白的结构可以通过实验测得，因此从理论上预测这类蛋白质的结构具有非常重要的意义。跨膜螺旋结构预测结果表明，CD80 蛋白质在 240～262AA 处含有 1 个跨膜螺旋结构，ASGR1 蛋白在 39～61AA 处含有 1 个跨膜螺旋结构，B4GALNT2 蛋白在 9～31AA 处含有 1 个跨膜螺旋结构，说明 CD80、ASGR1 和 B4GALNT2 为跨膜蛋白。

蜷曲螺旋是一种蛋白质的超二级结构形式，是由 2～7 个 α 螺旋相互缠绕而形成的超螺旋结构，含有卷曲螺旋的蛋白质具有重要的生物学功能。分析表明 CMAH 蛋白含有两个卷曲螺旋，但概率相对较低；OXSR1 蛋白含有两个卷曲螺旋，第一个概率相对较高；CD80 蛋白含有一个概率相对较低的卷曲螺旋；AS-GR1 蛋白含有两个卷曲螺旋，且概率均相对较高；B4GALNT2 蛋白含有两个卷曲螺旋，且概率均相对较高。

信号肽是指新合成多肽链中用于指导蛋白质跨膜转移的末端（通常为 N 末端）氨基酸序列。信号肽假说认为，分泌蛋白的 mRNA 在翻译成蛋白质时，首先合成带有疏水氨基酸残基的 N 末端信号肽，然后被存在于内质网膜上的受体识别并与之结合。信号肽通过内质网膜孔道到达内质网内腔，然后被内质网腔表面的信号肽酶水解，在信号肽的正确引导下，新合成的多肽可通过内质网膜进入内质网腔内，最后被分泌到细胞外。信号肽预测结果表明，BMI CD80 蛋白质 N-末端前 1～29AA 为信号肽序列，说明它是分泌蛋白。

蛋白质结构域属于蛋白质构象中二级结构与三级结构之间的一个层次。对于较大的蛋白质分子，由于位于多肽链上相邻近的超二级结构紧密联系在一起，形成两个或多个局部区域空间，称为结构域。这些特殊的结构常与蛋白质的某种生物学功能相关,根据结构与功能的关系,可以将具有相同基序或结构域的蛋白质归为一大类,称为超家族。蛋白保守结构域预测 CMAH 的 6~112AA 属于 Rieske 超家族保守结构,135~245AA 属于 Lactamase_B 超家族保守结构;OXSR1 的 15~291AA 属于 PKc_like 超家族保守结构;CD80 的 41~113AA 和 136~222AA 均属于 Ig 超家族保守结构;ASGR1 的 6~143AA 属于 Lectin_N 超家族保守结构,153~278AA 属于 CLECT 超家族保守结构。BMI B4GALNT2 的 272~364AA 属于 Glyco_tranf_GTA_type 超家族保守结构。

基于氨基酸序列信息还可以预测蛋白质的二阶结构、空间结构,空间结构信息氨基酸序列决定蛋白质的高级结构,也决定其功能。空间结构的解析对于挖掘蛋白质的功能具有重要的价值。二级结构是氨基酸序列和三维构象之间的桥梁,对蛋白质二级结构的预测有时能了解到蛋白质很多重要的结构信息。预测发现 CMAH、OXSR1 蛋白以 α 螺旋为主,CD80、ASGR1、AB4GALNT2 蛋白以无规则卷曲为主。同时我们预测了 CMAH、OXSR1、CD80、ASGR1 和 B4GALNT2 蛋白质三级结构,CMAH 蛋白的三级结构与人的 2wyl.1 结构相似;OXSR1 蛋白的三级结构与人的 2vwi.1.D 结构相似;CD80 蛋白的三级结构与人的 1i8l.1.A 结构相似;ASGR1 蛋白的三级结构与人的 1dv8.1.A 结构相似;B4GALNT2 蛋白的三级结构与人的 4fiy.1.A 结构相似。这些三级结构的预测为进一步了解蛋白质的功能奠定了基础。

猪→人异种器官移植目前还在探索阶段,要解决移植后所面临的免疫排斥反应还存在诸多困难,是一个复杂的过程,我们的研究只是基础性工作,从理论到实践还需要很长时间去研究。但是,本研究中 BMI CMAH、OXSR1、CD80、ASGR1 和 B4GALNT2 基因的初步研究无疑为将来的猪→人异种器官移植研究方向:① 基因改造猪,如敲除异种抗原基因或增加保护基因;② 开发针对天然免疫系统和 B 淋巴细胞的新型免疫抑制剂;③ 探索诱导供者特异免疫耐受的方法提供了有效、可靠的数据,为早日实现猪→人异种器官移植奠定基础。

第五节　本章小结

一、主要研究结果

① 克隆并鉴定了版纳微型猪近交系 BMI CMAH、OXSR1、CD80、ASGR1 和 B4GALNT2 五个基因的完整编码区序列,并提交到 GenBank,获得了认证。

② 从 mRNA 水平进行了 BMI CMAH、OXSR1、CD80、ASGR1 和 B4GALNT2 五个基因免疫相关多组织转录表达水平的 qPCR 检测分析,获得了其在 mRNA

水平的表达情况；然后采用 Western Blot 方法从蛋白水平进一步对相同组织进行了验证。CMAH mRNA 和 OXSR1 mRNA 均在颌下腺组织中表达最高；CD80 mRNA 在脾组织中表达最高；ASGR1 mRNA 在肝脏中特异表达，在其他组织中不表达；B4GALNT2 mRNA 在扁桃体中表达最高。揭示同一基因在不同组织和不同基因在相同组织中差异表达的现象，也说明基因主要在哪些组织发挥重要的功能，为下一步深入研究提供了线索，这些重要组织将是我们后续研究该基因功能以及进行基因敲除和基因修饰研究的靶组织。

③ 成功构建了 BMI CMAH、OXSR1、CD80、ASGR1 和 B4GALNT2 五个目的基因和绿色荧光报告基因 GFP 的融合表达载体，转染示踪并进行细胞水平的验证。首先转染猪肾内皮细胞 PK15，检测到了 CMAH、OXSR1、CD80、ASGR1 和 B4GALNT2 的表达，进一步转染了人脐静脉内皮细胞 HUVEC 进行稳定表达，检测到了 CMAH、OXSR1、CD80、ASGR1 和 B4GALNT2 的表达，表明 CMAH、OXSR1、CD80、ASGR1 和 B4GALNT2 基因与猪→人异种器官免疫排斥反应相关。

④ 对 BMI CMAH、OXSR1、CD80、ASGR1 和 B4GALNT2 五个目的蛋白进行了功能生物信息学分析，包括基本信息、特征信息、结构域、功能位点、高级结构等。分别确定了其氨基酸组成、分子式、分子量、等电点、消光系数、半衰期、原子组成、不稳定系数、脂肪指数、亲水系数、疏水性、跨膜结构、卷曲螺旋、信号肽、固有无序性、亮氨酸富集的核输出信号、亚细胞定位、保守结构域、磷酸化和糖基化功能位点、二级结构和三级结构等信息，为 CMAH、OXSR1、CD80、ASGR1 和 B4GALNT2 五个蛋白质的进一步功能研究奠定了基础。

二、本研究的创新点

① 本研究以潜在的异种器官移植供体猪——版纳微型猪近交系为研究材料，相比使用其他非近交系猪进行研究，获得的数据将更精确可信，说服力更强，为进一步猪→人异种器官移植的深入研究奠定了基础。

② 本研究从潜在相关的非 α-1,3-GT 基因 CMAH、OXSR1、CD80、ASGR1 和 B4GALNT2CMAH 入手，从分子、蛋白、细胞等层次系统、全面、多视角地研究这五个基因与猪→人异种器官移植排斥反应的相关性，并分析其蛋白质功能，为异种器官移植排斥反应的预防和治疗提供实验依据，为进一步建立适用于异种器官移植的版纳微型猪近交系猪模型奠定基础。

参考文献

[1] 蔡曼波,冯启胜,陈丽珍,等.共刺激分子 CD80 和 CD86 表达对鼻咽癌进展及预后的影响研究[J].中国全科医学,2016,19(22):2686-2690.

[2] 曹春雨,韩钰,任玉珊,等.缺失内质网驻留信号肽的小鼠钙网蛋白在 B16-F1 细胞中的表达[J].第四军医大学学报,2009,30(23):2718-2721.

[3] 曹龙凯,郭春华.标准化实时荧光定量 PCR 技术流程[J].饲料博览,2012(4):13-17.

[4] 陈昌友,郭静雅,陈永井,等.抗人 CD80 单链抗体的构建、表达及与抗原结合的特性分析[J].中国免疫学杂志,2011,27(2):153-157.

[5] 陈鸿军,丁铲.N-羟乙酰神经氨酸研究进展[J].动物医学进展,2009,30(4):64-68.

[6] 陈时强,胡兴昌.实验研究设计中变量的分析与控制[J].教育与教学研究,2009,23(3):119-121.

[7] 陈实.移植学前沿[M].武汉:湖北科学技术出版社,2002.

[8] 陈婷婷,杨橙.异种移植,前路漫漫,乐观与谨慎并行[J].世界科学,2022(5):35-37.

[9] 陈旭,齐凤坤,康立功,等.实时荧光定量 PCR 技术研究进展及其应用[J].东北农业大学学报,2010,41(8):148-155.

[10] 陈一曲.pIRES2-AcGFP1-CD 真核表达载体的构建及其在 MSCs 中的表达[D].大连:大连理工大学,2007.

[11] 褚启龙,杨克敌,王爱国.氧化应激与细胞凋亡关系的研究进展[J].卫生研究,2003,32(3):276-279.

[12] 邓超,黄大昉,宋福平.绿色荧光蛋白及其应用[J].中国生物工程杂志,2011,31(1):96-102.

[13] 杜玉梅,左正宏.基因功能研究方法的新进展[J].生命科学,2008,20(4):589-592.

[14] 冯宝刚,朱超,卢晟盛,等.转基因猪异种器官移植应用前景[J].现代生物医学进展,2009,9(10):1967-1969.

[15] 冯天悦,KAMAL SHAH,张文立,等.猪内源性逆转录病毒在 3 种不同品系猪中的分布及序列特征研究[J].中国预防兽医学报,2022,44(11):1141-1148.

[16] 葛进.T 细胞分为活泼与不活泼两类[N].科技日报,2009-05-23(2).

[17] 韩萍,俞诗源.人类基因组计划研究进展[J].西北师范大学学报(自然科学版),2005,41(5):102-107.

[18] 胡为民.猪到人异种移植排斥反应相关候选基因的克隆和鉴定[D].成都:四川大学,2003.

[19] 胡为民,程惊秋,曾令宇,等.猪内皮细胞与血清作用后表达上调基因的初步鉴定[J].川北医学院学报,2004,19(1):7-10.

[20] 胡为民,李幼平,卢晓风,等.猪-人移植细胞性排斥反应相关候选基因 pOSR1 的克隆和鉴定[J].现代免疫学,2004,24(4):268-271.

[21] 霍金龙.版纳微型猪近交系 13 个种质遗传特性候选基因的克隆、表达及功能预测[D].昆明:云南大学,2012.

[22] 霍金龙,王配,成文敏,等.版纳微型猪近交系性别决定基因(SRY)原核表达载体的构建及蛋白高效表达[J].云南农业大学学报(自然科学),2012,27(2):198-202.

[23] 姜道亮.急性应激后大鼠肠功能紊乱模型中树突状细胞以及协同刺激分子 CD80、CD86 的表达[D].合肥:安徽医科大学,2010.

[24] 金聪,陈慰峰.膜蛋白结构研究方法新进展[J].生命科学,2003,15(5):312-316.

[25] 阚士锋.共刺激分子 CD80 和 CD86 在宫颈癌及癌前病变组织中的表达研究[D].济南:山东大学,2009.

[26] 黎松庆,叶朗光,黎旭宇,等.实时定量 PCR 试验设计原则及应用[J].畜牧与饲料科学,2009,30(1):43-44.

[27] 李传印,李盈甫,史荔,等.云南汉族人群 CD80 基因多态性位点与肺癌的相关性[J].贵州医科大学学报,2016,41(9):1015-1020.

[28] 李丽红,仪慧兰,姜林.SO$_2$ 熏气导致拟南芥基因转录和翻译水平改变[C]// 中国细胞生物学学会第九次会员代表大会暨青年学术大会论文摘要集.广州,2007:179.

[29] 李孟彬.猪血管内皮细胞对人血清适应状态的建立及发生机理的研究[D].西安:第四军医大学,2006.

[30] 李涛,李幼平,杨志明.猪到人异种移植抗原与移植免疫研究[J].中国修复重建外科杂志,1998,12(1):42-48.

[31] 李西睿,冯冲,龙川,等.CRISPR/Cas9 介导的 ASGR1 基因敲除猪制备[J].农业生物技术学报,2016,24(8):1243-1250.

[32] 李雄,卢光琇.人类胚胎干细胞外源基因转染方法及其应用进展[J].现代生物医学进展,2009,9(8):1542-1544.

[33] 李幼平,何秋明,蔡绍晖,等.异种移植与中国地方猪种资源的利用[J].中国修复重建外科杂志,1999,13(1):43-47.

[34] 李再禹,郑冬.蛋白免疫印迹技术在常见畜禽疫病病原检测中的研究进展[J].上海畜牧兽医通讯,2011(1):15-16.

[35] 梁燕,阚红卫,杨士友.膜蛋白与膜蛋白组学[J].中国临床药理学与治疗学,2009,14(11):1313-1320.

[36] 廖涛,杨哲,张燕楠,等.小鼠心脏移植急性抗体介导的排斥反应模型的建立和分析[J].器官移植,2020,11(3):362-368.

[37] 林亚静,刘志杰,龚为民.蛋白质结构研究[J].生命科学,2007,19(3):289-293.

[38] 刘波.猪到人异种心脏移植超急性排斥反应的研究[D].杭州:浙江大学,2007.

[39] 刘龙,黎鉴泉,向军.肾移植超急性排斥反应 13 例次分析[J].临床泌尿外科杂志,1997,12(2):73-74.

[40] 刘琪,陈钟强,王保华,等.跨膜蛋白拓扑结构预测的研究进展[J].国外医学·生物医学工程分册,2001,24(5):197-201.

[41] 刘姗姗,岳素文,江洪,等.PCR 的优化与发展[J].临床检验杂志,2014,3(2):610-617.

[42] 刘霜,卢建远,马力,等.山羊 B4GALNT2 基因的 cDNA 克隆及组织表达研究[J].畜牧与兽医,2016,48(1):47-51.

[43] 刘伟,孙志强,谢红卫.基因组织特异性相关研究进展[J].生物化学与生物物理进展,2016,43(1):5-13.

[44] 刘稳,李杨,段新源,等.豆壳过氧化物酶的序列联配、二级结构预测及疏水性分析[J].纤维素科学与技术,2001,9(1):8-16.

[45] 刘晓惠.我国器官移植中供体的法律保护[D].合肥:安徽大学,2005.

[46] 刘雪莉,胡雪峰.猪-人异种器官移植研究现状[J].中国生物化学与分子生物学报,2023,39(11):1562-1568.

[47] 马俊彦,林俊.Real time RT-qPCR 检测规范化[J].中国生物工程杂志,

2010,30(10):55-59.

[48] 缪海帆.异种移植相关法律问题研究[D].南昌:南昌大学,2014.

[49] 乔录新,张世杰,石英,等.基于同尾酶技术构建 CCL3L1 基因串联重组质粒的方法[J].现代生物医学进展,2012,12(2):239-241.

[50] 秦彩艳,霍金龙,王淑燕,等.版纳微型猪近交系 CD46 基因克隆、序列及组织表达分析[J].生物信息学,2014,12(4):249-256.

[51] 邱莫寒,俞宁.RNA 的可变剪接[J].畜牧与饲料科学,2010,31(5):13-15.

[52] 邱玉华,季玉红,郭玲,等.鼠抗人 B7-1 分子功能性单克隆抗体的制备及生物学特性[J].中国免疫学杂志,2000,16(11):589-593.

[53] 盛利."基因猪"为人类提供器官移植成为可能[N].科技日报,2010-09-02(1).

[54] 施建宇,雷朝霞,方智裕.利用灰度纹理分析方法识别蛋白质空间结构[J].计算机工程与应用,2011,47(20):151-154.

[55] 石海英.我国器官移植相关问题研究[D].济南:山东大学,2009.

[56] 孙炳剑,陈清清,袁虹霞,等.SYBR Green I 实时荧光定量 PCR 检测小麦纹枯病菌体系的建立和应用[J].中国农业科学,2015,48(1):55-62.

[57] 孙卫涛.蛋白质结构动力学研究进展[J].力学进展,2009,39(2):129-153.

[58] 田长富,李殿俊,刘旭,等.腺病毒 CD-80 基因转导 B16-F10 细胞的体外生物学特征[J].哈尔滨医科大学学报,2002,36(4):263-266.

[59] 万群.绿色荧光蛋白在神经前体细胞研究中的应用[J].国外医学(神经病学神经外科学分册),2003,30(4):323-326.

[60] 王东梅,宋长兴,张志欣.克服异种移植免疫排斥的研究进展[J].中国修复重建外科杂志,2009,23(1):106-110.

[61] 王晗.跨膜蛋白折叠识别方法研究[D].长春:吉林大学,2012.

[62] 王洪振,程焉平.细胞核内肌动蛋白参与基因转录的研究进展[J].吉林师范大学学报(自然科学版),2005,26(2):34-36.

[63] 王婧.寻常型银屑病患者外周淋巴细胞中 CD80、CD86 的表达[D].石家庄:河北医科大学,2009.

[64] 王举,王兆月,田心,等.生物信息学:基础及应用[M].北京:清华大学出版社,2014.

[65] 王琼.异种移植的伦理法律问题探析[J].医学与哲学(A),2017,38(12):62-65.

[66] 王显贵,郭萍,田云龙,等.利用 qPCR 定量检测水体中猪源拟杆菌特异性生物标记的研究[J].农业环境科学学报,2013,32(11):2302-2308.

[67] 王晓凤,辛秀娟.基因表达与 mRNA 结构的关系[J].中国比较医学杂志,

2010,20(6):69-74.

[68] 王永强,张敬礼,陈智周,等.蛋白免疫印迹技术[J].国外医学,1992,13(3):101-105.

[69] 魏香,曾宪纲,周海梦.蛋白质结构中卷曲螺旋的研究进展[J].中国生物化学与分子生物学报,2004,20(5):565-571.

[70] 魏运歆.我国人体器官捐献管理体系建设研究[D].昆明:云南大学,2010.

[71] 魏周文,孙超,姜东凤,等.DHA 对小鼠脂肪组织和肝脏脂及脂解基因转录表达的影响[J].西北农林科技大学学报(自然科学版),2008,36(7):1-8.

[72] 肖笑.定量 PCR 和 Western blot 结合检测转基因大豆植物组织和商业化大豆相关食品中 CP4-EPSPS 成分[D].南京:南京农业大学,2012.

[73] 徐建华,朱家勇.生物信息学在蛋白质结构与功能预测中的应用[J].医学分子生物学杂志,2005,27(3):227-232.

[74] 徐耀瑜,胡玲玲,陈永井,等.CD80 鼠-人嵌合抗体的 CHO 细胞表达及体外生物学功能的初步研究[J].中国免疫学杂志,2009,25(2):114-117.

[75] 杨彤.新型脂质体的研究进展[J].医药导报,2009,28(3):336-338.

[76] 叶雷,李红,魏红江,等.成年版纳微型猪近交系克隆猪的制备[J].畜牧兽医学报,2012,43(9):1491-1498.

[77] 尹稳,伏旭,李平.蛋白质组学的应用研究进展[J].生物技术通报,2014(1):32-38.

[78] 尤超,赵大球,梁乘榜,等.PCR 引物设计方法综述[J].现代农业科技,2011(17):48-51.

[79] 于立新,徐健,白喜文,等.移植肾超急性排斥反应临床探讨[J].临床泌尿外科杂志,1995,10(2):71-73.

[80] 俞波,吴涛,倪银华,等.生物钟的转录后与翻译后水平调控进展[J].生命科学,2011,23(5):470-476.

[81] 曾令宇,李幼平.猪到人异种移植超急性排斥反应的靶抗原[J].中国普外基础与临床杂志,2003,10(4):422-425.

[82] 张春霆.蛋白质结构分类与结构类预测研究[J].中国科学基金,2000,14(5):298-300.

[83] 张立.猪内源性逆转录病毒分子特性的研究及抗病毒位点的选择[D].成都:四川大学,2007.

[84] 张伟,应大君,曾养志,等.中国版纳小型猪近交系动脉异种移植靶抗原研究[J].中国实验动物学报,2002,10(3):139-165.

[85] 张伟,应大君,孙建森,等.版纳微型猪近交系心脏的解剖观察[J].中国修复重建外科杂志,2003,17(1):69-72.

[86] 张伟,应大君,朱楚洪,等.中国版纳近交系小型猪心脏异种抗原表位 α-1,3-Gal 的分布[J].第三军医大学学报,2002,24(3):258-260.

[87] 张行,叶景佳,魏群,等.利用 TaqMan 技术定量检测基因表达的引物探针设计[J].全科医学临床与教育,2007,5(6):468-471.

[88] 张艳君,朱志峰,陆融,等.基因表达转录分析中内参基因的选择[J].生物化学与生物物理进展,2007,34(5):546-550.

[89] 张燕婉,叶珏,时那,等.蛋白质免疫印迹技术的实验研究[J].实验技术与管理,2008,25(10):35-37.

[90] 赵慧,郑文岭,马文丽.信号肽对外源蛋白分泌效率的影响[J].生物学杂志,2003,20(5):1-3.

[91] 赵屹,谷瑞升,杜生明.生物信息学研究现状及发展趋势[J].医学信息学杂志,2012,33(5):2-6.

[92] 郑斌,詹希美.信号肽序列及其在蛋白质表达中的应用[J].生物技术通讯,2005,16(3):296-298.

[93] 郑景生,吕蓓.PCR 技术及实用方法[J].分子植物育种,2003,1(3):381-394.

[94] 周光炎,孙方臻.异种移植[M].上海:上海科学技术出版社,2006.

[95] 周健.猪体细胞 α-1,3-半乳糖基转移酶基因的敲除并敲入 HLA-G1 基因的研究[D].北京:中国农业大学,2004.

[96] 周双海,郭鑫,杨汉春,等.猪 CD80 mRNA 定量检测方法的建立[J].北京农学院学报,2005,20(4):9-11.

[97] 周松,彭龙开,谢续标,等.异种器官移植的研究进展[J].中国组织工程研究与临床康复,2010,14(44):8283-8287.

[98] 朱圣明,王艳萍,郑鸿,等.中国近交系版纳微型猪 α-1,3-半乳糖基转移酶基因的克隆及其真核表达载体的构建[J].生物医学工程学杂志,2009,26(2):360-365.

[99] 朱有华,贺宗理,闵志廉,等.肾移植超急排异 12 例临床分析[J].第二军医大学学报,1989,10(3):237-239.

[100] ADAMS D H,KADNER A,CHEN R H,et al. Human membrane cofactor protein (MCP,CD46) protects transgenic pig hearts from hyperacute rejection in Primates[J]. Xenotransplantation,2001,8(1):36-40.

[101] ASHTON-CHESS J,MEURETTE G,KARAM G,et al. The study of

mitoxantrone as a potential immunosuppressor in transgenic pig renal xenotransplantation in baboons: comparison with cyclophosphamide[J]. Xenotransplantation,2004,11(2):112-122.

[102] ASHWELL G,HARFORD J. Carbohydrate-specific receptors of the liver [J]. Annual review of biochemistry,1982,51:531-554.

[103] BACH F H,ROBSON S C,FERRAN C,et al. Endothelial cell activation and thromboregulation during xenograft rejection[J]. Immunological reviews,1994,141:5-30.

[104] AZOFRA M J,CASABONA C M R. Some ethical,social,and legal considerations of xenotransplantation[J]. Methods in molecular biology, 2012,885:307-329.

[105] BACH F H,ROBSON S C,FERRAN C,et al. Endothelial cell activation and thromboregulation during xenograft rejection[J]. Immunological reviews,1994,141:5-30.

[106] BARTH R N,YAMAMOTO S,LAMATTINA J C,et al. Xenogeneic thymokidney and thymic tissue transplantation in a pig-to-baboon model: I. Evidence for pig-specific T-cell unresponsiveness[J]. Transplantation, 2003,75(10):1615-1624.

[107] BAUMANN B C,FORTE P,HAWLEY R J,et al. Lack of galactose-alpha-1,3-galactose expression on porcine endothelial cells prevents complement-induced lysis but not direct xenogeneic NK cytotoxicity[J]. Journal of immunology,2004,172(10):6460-6467.

[108] BECK M A. Selenium and host defence towards viruses[J]. The proceedings of the nutrition society,1999,58(3):707-711.

[109] BENSON B A,VERCELLOTTI G M,DALMASSO A P. IL-4 and IL-13 induce protection from complement and melittin in endothelial cells despite initial loss of cytoplasmic proteins: membrane resealing impairs quantifying cytotoxicity with the lactate dehydrogenase permeability assay [J]. Xenotransplantation,2015,22(4):295-301.

[110] BENTLEY D. The mRNA assembly line: transcription and processing machines in the same factory[J]. Current opinion in cell biology,2002,14 (3):336-342.

[111] BIRD G W G,WINGHAM J. Cad(super sda) in a British family with eastern connections: a note on the specificity of the dolichos biflorus lec-

tin[J]. International journal of immunogenetics,1976,3(5):297-302.

[112] BLACK S M,GREHAN J F,RIVARD A L,et al. Porcine endothelial cells and iliac arteries transduced with AdenoIL-4 are intrinsically protected,through Akt activation,against immediate injury caused by human complement[J]. Journal of immunology,2006,177(10):7355-7363.

[113] BOUHOURS D,POURCEL C,BOUHOURS J F. Simultaneous expression by porcine aorta endothelial cells of glycosphingolipids bearing the major epitope for human xenoreactive antibodies (Galα-1,3-Gal),blood group H determinant and N-glycolylneuraminic acid[J]. Glycoconjugate journal,1996,13(6):947-953.

[114] BUSTIN S A,BENES V,GARSON J A,et al. The MIQE guidelines: minimum information for publication of quantitative real-time PCR experiments[J]. Clinical chemistry,2009,55(4):611-622.

[115] BUTLER J R,MARTENS G R,ESTRADA J L,et al. Silencing porcine genes significantly reduces human-anti-pig cytotoxicity profiles:an alternative to direct complement regulation[J]. Transgenic research,2016,25(5):751-759.

[116] BUTLER J R,PARIS L L,BLANKENSHIP R L,et al. Silencing porcine CMAH and GGTA1 genes significantly reduces xenogeneic consumption of human platelets by porcine livers[J]. Transplantation,2016,100(3):571-576.

[117] BYRNE G W,DU Z J,STALBOERGER P,et al. Cloning and expression of porcine β1,4 N-acetylgalactosaminyl transferase encoding a new xenoreactive antigen[J]. Xenotransplantation,2014,21(6):543-554.

[118] BYRNE G W,MCGREGOR C G A. Cardiac xenotransplantation:progress and challenges[J]. Current opinion in organ transplantation,2012,17(2):148-154.

[119] BYRNE G W,STALBOERGER P G,DAVILA E,et al. Proteomic identification of non-Gal antibody targets after pig-to-primate cardiac xenotransplantation[J]. Xenotransplantation,2008,15(4):268-276.

[120] CARNEY D F,LANG T J,SHIN M L. Multiple signal messengers generated by terminal complement complexes and their role in terminal complement complex elimination[J]. The journal of immunology,1990,145(2):623-629.

[121] CARRINGTON C A, RICHARDS A C, VAN DEN BOGAERDE J, et al. Complement activation, its consequences, and blockade by gene transfer[J]. World journal of surgery, 1997, 21(9): 907-912.

[122] CASCALHO M, OGLE B M, PLATT J L. Xenotransplantation and the future of renal replacement[J]. Journal of the American society of nephrology, 2004, 15(5): 1106-1112.

[123] CHAMBERS C A, KUHNS M S, EGEN J G, et al. CTLA-4-mediated inhibition in regulation of T cell responses: mechanisms and manipulation in tumor immunotherapy[J]. Annual review of immunology, 2001, 19: 565-594.

[124] CHATURVEDI S, BRODSKY R A, MCCRAE K R. Complement in the pathophysiology of the antiphospholipid syndrome[J]. Frontiers in immunology, 2019, 10: 449.

[125] CHIHARA R K, PARIS L L, REYES L M, et al. Primary porcine Kupffer cell phagocytosis of human platelets involves the CD18 receptor [J]. Transplantation, 2011, 92(7): 739-744.

[126] CHITILIAN H V, LAUFER T M, STENGER K, et al. The strength of cell-mediated xenograft rejection in the mouse is due to the $CD4^+$ indirect response[J]. Xenotransplantation, 1998, 5(1): 93-98.

[127] CHOU H H, TAKEMATSU H, DIAZ S, et al. A mutation in human CMP-sialic acid hydroxylase occurred after the Homo-Pan divergence [J]. Proceedings of the national academy of sciences of the United States of America, 1998, 95(20): 11751-11756.

[128] CHUNG T W, KIM K S, KANG S K, et al. Remodeling of the major mouse xenoantigen, Galα1-3Galβ1-4GIcNAc-R, by N-acetylglucosaminyl-transferase-Ⅲ[J]. Molecules and cells, 2003, 16(3): 343-353.

[129] CHUNG T W, KIM K S, KIM C H. Reduction of the Gal-alpha1,3-Gal epitope of mouse endothelial cells by transfection with the N-acetylglucosaminyltransferase Ⅲ gene[J]. Molecules and cells, 2003, 16(3): 368-376.

[130] CIUBOTARIU R, LI J, COLOVAI A I, et al. Human xenospecific T suppressor cells inhibit T helper cell proliferation to porcine aortic endothelial cells, and NF-kappaB activity in porcine APC[J]. Human immunology, 2001, 62(5): 470-478.

[131] COLVIN R B. Antibody-mediated renal allograft rejection:diagnosis and pathogenesis[J]. Journal of the American society of nephrology,2007,18 (4):1046-1056.

[132] COOPER D K,GOOD A H,KOREN E,et al. Identification of alpha-galactosyl and other carbohydrate epitopes that are bound by human anti-pig antibodies:relevance to discordant xenografting in man[J]. Transplant immunology,1993,1(3):198-205.

[133] COOPER D K. Xenotransplantation:the road ahead[J]. Current opinion in organ transplantation,2006,11(2):151-153.

[134] COWAN P J,AMINIAN A,BARLOW H,et al. Renal xenografts from triple-transgenic pigs are not hyperacutely rejected but cause coagulopathy in non-immunosuppressed baboons[J]. Transplantation, 2000, 69 (12):2504-2515.

[135] CREW M D,CANNON M J,PHANAVANH B,et al. An HLA-E single chain trimer inhibits human NK cell reactivity towards porcine cells[J]. Molecular immunology,2005,42(10):1205-1214.

[136] CUSICK J K,XU L G,BIN L H,et al. Identification of RELT homologues that associate with RELT and are phosphorylated by OSR1[J]. Biochemical and biophysical research communications,2006,340(2):535-543.

[137] DALMASSO A P,VERCELLOTTI G M,FISCHEL R J,et al. Mechanism of complement activation in the hyperacute rejection of porcine organs transplanted into primate recipients[J]. The American journal of pathology,1992,140(5):1157-1166.

[138] DELIKOURAS A,FAIRBANKS L D,SIMMONDS A H,et al. Endothelial cell cytoprotection induced in vitro by allo- or xenoreactive antibodies is mediated by signaling through adenosine A2 receptors[J]. European journal of immunology,2003,33(11):3127-3135.

[139] DENG G L,ZHOU L S,WANG B L,et al. Targeting cathepsin B by cycloastragenol enhances antitumor immunity of CD8 T cells via inhibiting MHC- I degradation[J]. Journal for immunotherapy of cancer,2022,10 (10):e004874.

[140] DENNER J. Is porcine endogenous retrovirus (PERV) transmission still relevant? [J]. Transplantation proceedings,2008,40(2):587-589.

[141] DIAMOND L E,QUINN C M,MARTIN M J,et al. A human CD46 transgenic pig model system for the study of discordant xenotransplantation[J]. Transplantation,2001,71(1):132-142.

[142] DIECKHOFF B,PETERSEN B,KUES W A,et al. Knockdown of porcine endogenous retrovirus (PERV) expression by PERV-specific shRNA in transgenic pigs[J]. Xenotransplantation,2008,15(1):36-45.

[143] DISWALL M,ANGSTRÖM J,SCHUURMAN H J,et al. Studies on glycolipid antigens in small intestine and pancreas from alpha1,3-galactosyltransferase knockout miniature swine[J]. Transplantation,2007,84 (10):1348-1356.

[144] DUCKERS H J,BOEHM M,TRUE A L,et al. Heme oxygenase-1 protects against vascular constriction and proliferation[J]. Nature medicine, 2001,7(6):693-698.

[145] EKSER B,GRIDELLI B,TECTOR A J,et al. Pig liver xenotransplantation as a bridge to allotransplantation:which patients might benefit? [J]. Transplantation,2009,88(9):1041-1049.

[146] EKSER B,LONG C,ECHEVERRI G J,et al. Impact of thrombocytopenia on survival of baboons with genetically modified pig liver transplants:clinical relevance[J]. American journal of transplantation:official journal of the American society of transplantation and the American society of transplant surgeons,2010,10(2):273-285.

[147] EKSER B,RIGOTTI P,GRIDELLI B,et al. Xenotransplantation of solid organs in the pig-to-primate model[J]. Transplant immunology,2009,21 (2):87-92.

[148] ELLIES L G,DITTO D,LEVY G G,et al. Sialyltransferase ST3Gal-IV operates as a dominant modifier of hemostasis by concealing asialoglycoprotein receptor ligands[J]. Proceedings of the national academy of sciences of the United States of America,2002,99(15):10042-10047.

[149] EUN K,HONG N,JEONG Y W,et al. Transcriptional activities of human elongation factor-1α and cytomegalovirus promoter in transgenic dogs generated by somatic cell nuclear transfer[J]. PLoS one,2020,15 (6):e0233784.

[150] FREEMAN G J,FREEDMAN A S,SEGIL J M,et al. B7,a new member of the Ig superfamily with unique expression on activated and neoplastic

B cells[J]. Journal of immunology,1989,143(8):2714-2722.

[151] FREEMAN G J,GRIBBEN J G,BOUSSIOTIS V A,et al. Cloning of B7-2:a CTLA-4 counter-receptor that costimulates human T cell proliferation[J]. Science,1993,262(5135):909-911.

[152] FUJITA T,MIYAGAWA S,EZOE K,et al. Skin graft of double transgenic pigs of N-acetylglucosaminyltransferase Ⅲ (GnT-Ⅲ) and DAF (CD55) genes survived in cynomolgus monkey for 31 days[J]. Transplant immunology,2004,13(4):259-264.

[153] GALILI U,ISHIDA H,TANABE K,et al. Anti-gal A/B,a novel anti-blood group antibody identified in recipients of abo-incompatible kidney allografts[J]. Transplantation,2002,74(11):1574-1580.

[154] GALILI U,RACHMILEWITZ E A,PELEG A,et al. A unique natural human IgG antibody with anti-alpha-galactosyl specificity[J]. The journal of experimental medicine,1984,160(5):1519-1531.

[155] GALILI U,SHOHET S B,KOBRIN E,et al. Man,apes,and Old World monkeys differ from other mammals in the expression of alpha-galactosyl epitopes on nucleated cells[J]. The journal of biological chemistry, 1988,263(33):17755-17762.

[156] GALILI U. Significance of the evolutionary α-1,3-galactosyltransferase (GGTA1) gene inactivation in preventing extinction of apes and old world monkeys[J]. Journal of molecular evolution,2015,80(1):1-9.

[157] GALILI U. Xenotransplantation and ABO incompatible transplantation: the similarities they share[J]. Transfusion and apheresis science:official journal of the world apheresis association:official journal of the European society for haemapheresis,2006,35(1):45-58.

[158] GAME D S,LECHLER R I. Pathways of allorecognition:implications for transplantation tolerance[J]. Transplant immunology,2002,10(2/3): 101-108.

[159] GARCES F,FERNÁNDEZ F J,MONTELLÀ C,et al. Molecular architecture of the Mn^{2+}-dependent lactonase UlaG reveals an RNase-like metallo-beta-lactamase fold and a novel quaternary structure[J]. Journal of molecular biology,2010,398(5):715-729.

[160] GOLLACKNER B,GOH S K,QAWI I,et al. Acute vascular rejection of xenografts:roles of natural and elicited xenoreactive antibodies in activa-

tion of vascular endothelial cells and induction of procoagulant activity [J]. Transplantation,2004,77(11):1735-1741.

[161] GOOD A H,COOPER D K,MALCOLM A J,et al. Identification of carbohydrate structures that bind human antiporcine antibodies: implications for discordant xenografting in humans[J]. Transplantation proceedings,1992,24(2):559-562.

[162] GREWAL P K,UCHIYAMA S,DITTO D,et al. The Ashwell receptor mitigates the lethal coagulopathy of sepsis[J]. Nature medicine,2008, 14:648-655.

[163] GREY S T,LONGO C,SHUKRI T,et al. Genetic engineering of a suboptimal islet graft with A20 preserves beta cell mass and function[J]. Journal of immunology,2003,170(12):6250-6256.

[164] GRIESEMER A D, OKUMI M, SHIMIZU A, et al. Upregulation of CD59:potential mechanism of accommodation in a large animal model [J]. Transplantation,2009,87(9):1308-1317.

[165] GROZOVSKY R, HOFFMEISTER K M, FALET H. Novel clearance mechanisms of platelets[J]. Current opinion in hematology,2010,17(6): 585-589.

[166] GRUBBS B C,BENSON B A,DALMASSO A P. Characteristics of CD59 up-regulation induced in porcine endothelial cells by alphaGal ligation and its association with protection from complement[J]. Xenotransplantation,2003,10(5):387-397.

[167] HARNDEN I, KIERNAN K, KEARNS-JONKER M. The anti-nonGal xenoantibody response to alpha1,3-galactosyltransferase gene knockout pig xenografts[J]. Current opinion in organ transplantation, 2010, 15 (2):207-211.

[168] HASSLER J,TANRIOVER B,ARIYAMUTU V,et al. 2013 Banff criteria for acute antibody-mediated rejection are superior to 2007 Banff criteria in the diagnosis and assessment of renal allograft outcomes[J]. Transplantation proceedings,2019,51(6):1791-1795.

[169] HSIAO L L,DANGOND F,YOSHIDA T,et al. A compendium of gene expression in normal human tissues[J]. Physiological genomics,2001,7 (2):97-104.

[170] HU W,CHENG J,LU X,et al. The novel molecule porcine OSR1 up-

regulated expression on porcine endothelial cell by human peripheral blood mononuclear cell activation[J]. Transplantation proceedings,2004,36 (8):2475-2477.

[171] HUANG S,YAN Y L,SU F,et al. Research progress in gene editing technology[J]. Frontiers in bioscience (landmark edition),2021,26(10): 916-927.

[172] HWANG P I,WU H B,WANG C D,et al. Tissue-specific gene expression templates for accurate molecular characterization of the normal physiological states of multiple human tissues with implication in development and cancer studies[J]. BMC genomics,2011,12(1):439.

[173] IGAZ P. Recent strategies to overcome the hyperacute rejection in pig to human xenotransplantation[J]. The yale journal of biology and medicine,2001,74(5):329-340.

[174] JENKINS M K,ASHWELL J D,SCHWARTZ R H. Allogeneic non-T spleen cells restore the responsiveness of normal T cell clones stimulated with antigen and chemically modified antigen-presenting cells[J]. Journal of immunology,1988,140(10):3324-3330.

[175] JINDRA P T,ZHANG X H,MULDER A,et al. Anti-HLA antibodies can induce endothelial cell survival or proliferation depending on their concentration[J]. Transplantation,2006,82(1):33-35.

[176] JOZIASSE D H,SHAPER N L,KIM D,et al. Murine alpha 1,3-galactosyltransferase. A single gene locus specifies four isoforms of the enzyme by alternative splicing[J]. Journal of biological chemistry,1992,267(8): 5534-5541.

[177] KELM S,SCHAUER R. Sialic acids in molecular and cellular interactions[J]. International review of cytology,1997,175:137-240.

[178] KIERNAN K,HARNDEN I,GUNTHART M,et al. The anti-non-gal xenoantibody response to xenoantigens on gal knockout pig cells is encoded by a restricted number of germline progenitors[J]. American journal of transplantation:official journal of the American society of transplantation and the American society of transplant surgeons,2008,8(9):1829-1839.

[179] KIM H,CHEE H K,YANG J,et al. Outcomes of alpha 1,3-GT-knockout porcine heart transplants into a preclinical nonhuman primate model

[J]. Transplantation proceedings,2013,45(8):3085-3091.

[180] KIM J W,KIM H M,LEE S M,et al. Porcine knock-in fibroblasts expressing hDAF on α-1,3-galactosyltransferase (GGTA1) gene locus[J]. Asian-Australasian journal of animal sciences,2012,25(10):1473-1480.

[181] KLYMIUK N,AIGNER B,BREM G,et al. Genetic modification of pigs as organ donors for xenotransplantation[J]. Molecular reproduction and development,2010,77(3):209-221.

[182] KLYMIUK N,KE? LER B,KUROME M,et al. Transgenic strategies to overcome cell-mediated and acute vascular rejection of pig-to-human xenografts[J]. Xenotransplantation,2010,17(2):106-107.

[183] KNOSALLA C,YAZAWA K,BEHDAD A,et al. Renal and cardiac endothelial heterogeneity impact acute vascular rejection in pig-to-baboon xenotransplantation [J]. American journal of transplantation: official journal of the American society of transplantation and the American society of transplant surgeons,2009,9(5):1006-1016.

[184] KOMODA H,MIYAGAWA S,KUBO T,et al. A study of the xenoantigenicity of adult pig islets cells[J]. Xenotransplantation,2004,11(3):237-246.

[185] KOMODA H,MIYAGAWA S,OMORI T,et al. Survival of adult islet grafts from transgenic pigs with N-acetylglucosaminyltransferase-Ⅲ (GnT-Ⅲ) in cynomolgus monkeys[J]. Xenotransplantation,2005,12(3):209-216.

[186] KOULMANDA M,LAUFER T M,AUCHINCLOSS H Jr,et al. Prolonged survival of fetal pig islet xenografts in mice lacking the capacity for an indirect response[J]. Xenotransplantation,2004,11(6):525-530.

[187] KOZUTSUMI Y,KAWANO T,YAMAKAWA T,et al. Participation of cytochrome b5 in CMP-N-acetylneuraminic acid hydroxylation in mouse liver cytosol[J]. Journal of biochemistry,1990,108(5):704-706.

[188] KU K H,DUBINSKY M K,SUKUMAR A N,et al. In vivo function of flow-responsive cis-DNA elements of eNOS gene:a role for chromatin-based mechanisms[J]. Circulation,2021,144(5):365-381.

[189] KUMAR-SINGH R. The role of complement membrane attack complex in dry and wet AMD - From hypothesis to clinical trials[J]. Experimental eye research,2019,184:266-277.

[190] KUWAKI K,TSENG Y L,DOR F J M F,et al. Heart transplantation in baboons using alpha1,3-galactosyltransferase gene-knockout pigs as donors:initial experience[J]. Nature medicine,2005,11(1):29-31.

[191] LAI L X,KOLBER-SIMONDS D,PARK K W,et al. Production of alpha-1,3-galactosyltransferase knockout pigs by nuclear transfer cloning [J]. Science,2002,295(5557):1089-1092.

[192] LEE R S,YAMADA K,WOMER K L,et al. Blockade of CD28-B7,but not CD40-CD154,prevents costimulation of allogeneic porcine and xenogeneic human anti-porcine T cell responses[J]. Journal of immunology, 2000,164(6):3434-3444.

[193] LEHMAN R,GERBER P A. Der nierenkranke patient mit typ 1-diabetes mellitus - nierentransplantation allein Oder mit insel- Oder pankreas-transplantation? [J]. Therapeutische umschau,2011,68(12):699-706.

[194] LI S Q,WAER M,BILLIAU A D. Xenotransplantation:role of natural immunity[J]. Transplant immunology,2009,21(2):70-74.

[195] LI S Z,QU Y C,LIU B Q,et al. Synergistic effects of alpha-1,2-fucosyl-transferase,DAF,and CD59 in suppression of xenogenic immunological responses[J]. Xenotransplantation,2009,16(1):27-33.

[196] LI Z,PING Y,SHENGFU L,et al. In vivo screening of porcine endogenous retrovirus in Chinese Banna minipig inbred[J]. Transplantation proceedings,2006,38(7):2261-2263.

[197] LIN C C,COOPER D K C,DORLING A. Coagulation dysregulation as a barrier to xenotransplantation in the primate[J]. Transplant immunology,2009,21(2):75-80.

[198] LIN C C,EZZELARAB M,SHAPIRO R,et al. Recipient tissue factor expression is associated with consumptive coagulopathy in pig-to-primate kidney xenotransplantation[J]. American journal of transplantation:official journal of the American society of transplantation and the American society of transplant surgeons,2010,10(7):1556-1568.

[199] LIN S S,HANAWAY M J,GONZALEZ-STAWINSKI G V,et al. The role of anti-galα-1-3gal antibodies in acute vascular rejection and accommodation of xenografts1[J]. Transplantation,2000,70(12):1667-1674.

[200] LIN Y,SOARES M P,SATO K,et al. Accommodated xenografts survive in the presence of anti-donor antibodies and complement that precipitate

rejection of naive xenografts[J]. Journal of immunology,1999,163(5):
2850-2857.

[201] LIN Y,SOBIS H,VANDEPUTTE M,et al. Natural killer cells,antibody-dependent cellular cytotoxicity,and complement synthesis by the xenograft itself play a role in xenograft rejection[J]. Transplantation proceedings,1995,27(1):286-287.

[202] LISITSYN N,LISITSYN N,WIGLER M. Cloning the differences between two complex genomes[J]. Science,1993,259(5097):946-951.

[203] LIU X B,WANG Y Y,BAUER A T,et al. Neutrophils activated by membrane attack complexes increase the permeability of melanoma blood vessels[J]. Proceedings of the national academy of sciences of the United States of America,2022,119(33):e2122716119.

[204] LIVAK K J,SCHMITTGEN T D. Analysis of relative gene expression data using real-time quantitative PCR and the $2^{-\Delta\Delta CT}$ method[J]. Methods,2001,25(4):402-408.

[205] LOVELAND B E,MILLAND J,KYRIAKOU P,et al. Characterization of a CD46 transgenic pig and protection of transgenic kidneys against hyperacute rejection in non-immunosuppressed baboons [J]. Xenotransplantation,2004,11(2):171-183.

[206] LU T Y,YANG B C,WANG R L,et al. Xenotransplantation:current status in preclinical research[J]. Frontiers in immunology,2020,10:3060.

[207] LUAN N M,TERAMURA Y,IWATA H. Immobilization of the soluble domain of human complement receptor 1 on agarose-encapsulated islets for the prevention of complement activation[J]. Biomaterials,2010,31(34):8847-8853.

[208] LUO Y,WEN J,LUO C,et al. Pig xenogeneic antigen modification with green coffee bean α-galactosidase[J]. Xenotransplantation,1999,6(4):238-248.

[209] LUTZ A J,LI P,ESTRADA J L,et al. Double knockout pigs deficient in N-glycolylneuraminic acid and galactose α-1,3-galactose reduce the humoral barrier to xenotransplantation[J]. Xenotransplantation,2013,20(1):27-35.

[210] MACLAREN L,LEE T D G,ANDERSON D,et al. Variation in porcine red blood cell α-galactosyl expression and agglutination by human serum

[J]. Transplantation proceedings,1998,30(5):2468.

[211] MAGNUSSON S,HALLBERG E,MÂNSSON J,et al. Ganglioside xe-noantigens in pig lymphocytes and aorta[J]. Transplantation proceed-ings,2000,32(5):848-850.

[212] MAGNUSSON S,MÅNSSON J E,STROKAN V,et al. Release of pig leukocytes during pig kidney perfusion and characterization of pig lym-phocyte carbohydrate xenoantigens[J]. Xenotransplantation, 2003, 10 (5):432-445.

[213] MAHER S E,KARMANN K,MIN W,et al. Porcine endothelial CD86 is a major costimulator of xenogeneic human T cells:cloning,sequencing, and functional expression in human endothelial cells[J]. Journal of im-munology,1996,157(9):3838-3844.

[214] MANNHERZ H G,PEITSCH M C,ZANOTTI S,et al. A new function for an old enzyme:the role of DNase I in apoptosis[M]//GRIFFITHS GM,TSCHOPP J. Pathways for Cytolysis. Berlin,Heidelberg:Springer, 1995:161-174.

[215] MANZI L,MONTAÑO R,ABAD M J,et al. Expression of human solu-ble complement receptor 1 by a pig endothelial cell line inhibits lysis by human serum[J]. Xenotransplantation,2006,13(1):75-79.

[216] MARIGLIANO M,BERTERA S,GRUPILLO M, et al. Pig-to-nonhu-man Primates pancreatic islet xenotransplantation:an overview[J]. Cur-rent diabetes reports,2011,11(5):402-412.

[217] MARIN-ACEVEDO J A,KIMBROUGH E O,LOU Y Y. Next genera-tion of immune checkpoint inhibitors and beyond[J]. Journal of hematol-ogy and oncology,2021,14(1):45.

[218] MARTIN S F. Adaptation in the innate immune system and heterolo-gous innate immunity[J]. Cellular and molecular life sciences,2014,71 (21):4115-4130.

[219] MASON J C,LIDINGTON E A,YARWOOD H,et al. Induction of en-dothelial cell decay-accelerating factor by vascular endothelial growth factor:a mechanism for cytoprotection against complement-mediated in-jury during inflammatory angiogenesis[J]. Arthritis and rheumatism, 2001,44(1):138-150.

[220] MATSUNARI H,NAGASHIMA H. Application of genetically modified

and cloned pigs in translational research[J]. The journal of reproduction and development,2009,55(3):225-230.

[221] MCGREGOR C G A,RICCI D,MIYAGI N,et al. Human CD55 expression blocks hyperacute rejection and restricts complement activation in Gal knockout cardiac xenografts[J]. Transplantation ,2012,93(7):686-692.

[222] MEIER M,BIDER M D,MALASHKEVICH V N,et al. Crystal structure of the carbohydrate recognition domain of the H1 subunit of the asialoglycoprotein receptor[J]. Journal of molecular biology,2000,300(4):857-865.

[223] MÉNORET S,PLAT M,BLANCHO G,et al. Characterization of human CD55 and CD59 transgenic pigs and kidney xenotransplantation in the pig-to-baboon combination[J]. Transplantation,2004,77(9):1468-1471.

[224] MIAO H S,YU L Y,HUI G Z,et al. Antiapoptotic effect both in vivo and in vitro of A20 gene when transfected into rat hippocampal neurons [J]. Acta pharmacologica sinica,2005,26(1):33-38.

[225] MILLAND J,CHRISTIANSEN D,SANDRIN M S. Alpha1,3-galactosyltransferase knockout pigs are available for xenotransplantation: are glycosyltransferases still relevant? [J]. Immunology and cell biology, 2005,83(6):687-693.

[226] MIWA Y,KOBAYASHI T,NAGASAKA T,et al. Are N-glycolylneuraminic acid (Hanganutziu-Deicher) antigens important in pig-to-human xenotransplantation? [J]. Xenotransplantation,2004,11(3):247-253.

[227] MIYAGAWA S,MAEDA A,TOYAMA C,et al. Aspects of the complement system in new era of xenotransplantation[J]. Frontiers in immunology,2022,13:860165.

[228] MIYARA M, YOSHIOKA Y, KITOH A, et al. Functional delineation and differentiation dynamics of human CD4$^+$ T cells expressing the FoxP3 transcription factor[J]. Immunity,2009,30(6):899-911.

[229] MOHIUDDIN M M,SINGH A K,CORCORAN P C,et al. One-year heterotopic cardiac xenograft survival in a pig to baboon model[J]. American journal of transplantation:official journal of the American society of transplantation and the American society of transplant surgeons,2014, 14(2):488-489.

[230] MONTGOMERY R A,STERN J M,LONZE B E,et al. Results of two cases of pig-to-human kidney xenotransplantation[J]. The New England

journal of medicine,2022,386(20):1889-1898.

[231] MORGAN M A,BÜNING H,SAUER M,et al. Use of cell and genome modification technologies to generate improved "off-the-shelf" CAR T and CAR NK cells[J]. Frontiers in immunology,2020,11:1965.

[232] MORTON J A,PICKLES M M,VANHEGAN R I. The Sda antigen in the human kidney and colon[J]. Immunological investigations,1988,17(3):217-224.

[233] MUCHMORE E A,MILEWSKI M,VARKI A,et al. Biosynthesis of N-glycolyneuraminic acid[J]. Journal of biological chemistry,1989,264(34):20216-20223.

[234] MURAKAMI H,NAGASHIMA H,TAKAHAGI Y,et al. Transgenic pigs expressing human decay-accelerating factor regulated by porcine MCP gene promoter[J]. Molecular reproduction and development,2002,61(3):302-311.

[235] NAIKI M,HIGASHI H. Detection of antibodies to gangliosides in pathologic human sera. Serum-sickness type heterophile antibodies[J]. Advances in experimental medicine and biology,1980,125:359-367.

[236] NESHEIM M. Thrombin and fibrinolysis[J]. Chest,2003,124(3):33-39.

[237] NGUYEN D H,TANGVORANUNTAKUL P,VARKI A. Effects of natural human antibodies against a nonhuman sialic acid that metabolically incorporates into activated and malignant immune cells[J]. Journal of immunology,2005,175(1):228-236.

[238] NIEMANN H,VERHOEYEN E,WONIGEIT K,et al. Cytomegalovirus early promoter induced expression of hCD59 in porcine organs provides protection against hyperacute rejection[J]. Transplantation,2001,72(12):1898-1906.

[239] NONAKA M,KADOKURA M,KUNIMURA T,et al. Organ perfusion combined with platelet aggregation inhibitor reduce IgM deposition and hyperacute xenorejection in a guinea pig-to-rat lung transplantation model[J]. Transplantation proceedings,2002,34(7):2749-2751.

[240] NOWAK R. Xenotransplants set to resume[J]. Science,1994,266(5188):1148-1151.

[241] OGAWA H,YIN D P,GALILI U. Induction of immune tolerance to a transplantation carbohydrate antigen by gene therapy with autologous

lymphocytes transduced with adenovirus containing the corresponding glycosyltransferase gene[J]. Gene therapy,2004,11(3):292-301.

[242] OLLINGER R,WANG H J,YAMASHITA K,et al. Therapeutic applications of bilirubin and biliverdin in transplantation[J]. Antioxidants and redox signaling,2007,9(12):2175-2185.

[243] OOSTINGH G J,DAVIES H F S,ARCH B N,et al. Potential implications of ABO blood group for vascular rejection in pig to human kidney xenotransplantation[J]. Xenotransplantation,2003,10(3):278-284.

[244] OZAKI M,DESHPANDE S S,ANGKEOW P,et al. Inhibition of the Rac1 GTPase protects against nonlethal ischemia/reperfusion-induced necrosis and apoptosis in vivo[J]. FASEB journal:official publication of the federation of American societies for experimental biology,2000,14 (2):418-429.

[245] OZAKI M,IWANAMI A,NAGOSHI N,et al. Evaluation of the immunogenicity of human iPS cell-derived neural stem/progenitor cells in vitro[J]. Stem cell research,2017,19:128-138.

[246] PARIS L L,CHIHARA R K,REYES L M,et al. ASGR1 expressed by porcine enriched liver sinusoidal endothelial cells mediates human platelet phagocytosis in vitro[J]. Xenotransplantation,2011,18(4):245-251.

[247] PARK H M,KIM Y W,KIM K J,et al. Comparative N-linked glycan analysis of wild-type and α-1,3-galactosyltransferase gene knock-out pig fibroblasts using mass spectrometry approaches[J]. Molecules and cells, 2015,38(1):65-74.

[248] PARK J Y,PARK M R,BUI H T,et al. α-1,3-galactosyltransferase deficiency in germ-free miniature pigs increases N-glycolylneuraminic acids as the xenoantigenic determinant in pig-human xenotransplantation[J]. Cellular reprogramming,2012,14(4):353-363.

[249] PARKER W,SAADI S,LIN S S,et al. Transplantation of discordant xenografts:a challenge revisited[J]. Immunology today,1996,17(8): 373-378.

[250] PARSONS R F,VIVEK K,REDFIELD R R 3rd,et al. B-lymphocyte homeostasis and BLyS-directed immunotherapy in transplantation [J]. Transplantation reviews,2010,24(4):207-221.

[251] PENG Q,YEH H,WEI L L,et al. Mechanisms of xenogeneic baboon

platelet aggregation and phagocytosis by porcine liver sinusoidal endothelial cells[J]. PLoS one,2012,7(10):e47273.

[252] PETERSEN B,RAMACKERS W,TIEDE A,et al. Pigs transgenic for human thrombomodulin have elevated production of activated protein C [J]. Xenotransplantation,2009,16(6):486-495.

[253] PHELPS C J,KOIKE C,VAUGHT T D,et al. Production of alpha 1,3-galactosyltransferase-deficient pigs[J]. Science,2003,299(5605):411-414.

[254] PLATT J L,FISCHEL R J,MATAS A J,et al. Immunopathology of hyperacute xenograft rejection in a swine-to-primate model[J]. Transplantation,1991,52(2):214-220.

[255] PLATT J L. Current status of xenotransplantation:research and technology[J]. Transplantation proceedings,1998,30(5):1630-1633.

[256] PUGA YUNG G L,LI Y S,BORSIG L,et al. Complete absence of the α-Gal xenoantigen and isoglobotrihexosylceramide in α-1, 3-galactosyltransferase knock-out pigs[J]. Xenotransplantation,2012,19(3):196-206.

[257] RAMIREZ P,CHAVEZ R,MAJADO M,et al. Life-supporting human complement regulator decay accelerating factor transgenic pig liver xenograft maintains the metabolic function and coagulation in the nonhuman primate for up to 8 days[J]. Transplantation,2000,70(7):989-998.

[258] RAMSLAND P A,FARRUGIA W,YURIEV E,et al. Evidence for structurally conserved recognition of the major carbohydrate xenoantigen by natural antibodies[J]. Cellular and molecular biology,2003,49(2):307-317.

[259] REARDON S. New life for pig-to-human transplants[J]. Nature,2015, 527:152-154.

[260] REEMTSMA K,MCCRACKEN B H,SCHLEGEL J U,et al. Heterotransplantation of the kidney:two clinical experiences[J]. Science,1964, 143(3607):700-702.

[261] REISER H,STADECKER M J. Costimulatory B7 molecules in the pathogenesis of infectious and autoimmune diseases[J]. The New England journal of medicine,1996,335(18):1369-1377.

[262] RIA F,VAN DEN ELZEN P,MADAKAMUTIL L T,et al. Molecular characterization of the T cell repertoire using immunoscope analysis and its possible implementation in clinical practice[J]. Current molecular medicine,2001,1(3):297-304.

[263] ROGERS N J,MIRENDA V,JACKSON I,et al. Costimulatory blockade by the induction of an endogenous xenospecific antibody response[J]. Nature immunology,2000,1(2):163-168.

[264] ROOD P P M,TAI H C,HARA H,et al. Late onset of development of natural anti-nonGal antibodies in infant humans and baboons:implications for xenotransplantation in infants[J]. Transplant international:official journal of the European society for organ transplantation,2007,20(12):1050-1058.

[265] ROUSSEL J C,MORAN C J,SALVARIS E J,et al. Pig thrombomodulin binds human thrombin but is a poor cofactor for activation of human protein C and TAFI[J]. American journal of transplantation:official journal of the American society of transplantation and the American society of transplant surgeons,2008,8(6):1101-1112.

[266] SACHS D H,GALLI C. Genetic manipulation in pigs[J]. Current opinion in organ transplantation,2009,14(2):148-153.

[267] SAETHRE M,BAUMANN B C,FUNG M,et al. Characterization of natural human anti-non-gal antibodies and their effect on activation of porcine gal-deficient endothelial cells[J]. Transplantation,2007,84(2):244-250.

[268] SALERNO C T,KULICK D M,YEH C G,et al. A soluble chimeric inhibitor of C3 and C5 convertases,complement activation blocker-2,prolongs graft survival in pig-to-rhesus monkey heart transplantation[J]. Xenotransplantation,2002,9(2):125-134.

[269] SANDUSKY G,BERG D T,RICHARDSON M A,et al. Modulation of thrombomodulin-dependent activation of human protein C through differential expression of endothelial smads[J]. Journal of biological chemistry,2002,277(51):49815-49819.

[270] SATO K,BALLA J,OTTERBEIN L,et al. Carbon monoxide generated by heme oxygenase-1 suppresses the rejection of mouse-to-rat cardiac transplants[J]. Journal of immunology,2001,166(6):4185-4194.

[271] SCHMOECKEL M,BHATTI F N,ZAIDI A,et al. Orthotopic heart transplantation in a transgenic pig-to-primate model[J]. Transplantation,1998,65(12):1570-1577.

[272] SELVAKUMAR A,MOHANRAJ B K,EDDY R L,et al. Genomic or-

ganization and chromosomal location of the human gene encoding the B-lymphocyte activation antigen B7[J]. Immunogenetics,1992,36(3): 175-181.

[273] SEMAAN M,KAULITZ D,PETERSEN B,et al. Long-term effects of PERV-specific RNA interference in transgenic pigs[J]. Xenotransplantation,2012,19(2):112-121.

[274] SHAW L,SCHAUER R. The biosynthesis of N-glycoloylneuraminic acid occurs by hydroxylation of the CMP-glycoside of N-acetylneuraminic acid[J]. Biological chemistry hoppe-seyler,1988,369(6):477-486.

[275] SHIMIZU A,YAMADA K. Histopathology of xenografts in pig to non-human primate discordant xenotransplantation[J]. Clinical transplantation,2010,24(22):11-15.

[276] SHIMIZU A,YAMADA K. Pathology of renal xenograft rejection in pig to non-human primate transplantation[J]. Clinical transplantation,2006, 20(15):46-52.

[277] SHIMIZU I,SMITH N R,ZHAO G L,et al. Decay-accelerating factor prevents acute humoral rejection induced by low levels of anti-alphaGal natural antibodies[J]. Transplantation,2006,81(1):95-100.

[278] SHIRAISHI M,OSHIRO T,NOZATO E,et al. Adenovirus-mediated gene transfer of triple human complement regulating proteins (DAF, MCP and CD59) in the xenogeneic porcine-to-human transplantation model[J]. Transplant international,2002,15(5):212-219.

[279] SHO M,SANDNER S E,NAJAFIAN N,et al. New insights into the interactions between T-cell costimulatory blockade and conventional immunosuppressive drugs[J]. Annals of surgery,2002,236(5):667-675.

[280] SINGH N,PIRSCH J,SAMANIEGO M. Antibody-mediated rejection: treatment alternatives and outcomes[J]. Transplantation reviews,2009, 23(1):34-46.

[281] SONG K H,KANG Y J,JIN U H,et al. Cloning and functional characterization of pig CMP-N-acetylneuraminic acid hydroxylase for the synthesis of N-glycolylneuraminic acid as the xenoantigenic determinant in pig-human xenotransplantation[J]. The biochemical journal, 2010, 427 (1):179-188.

[282] SØRENSEN A L,RUMJANTSEVA V,NAYEB-HASHEMI S,et al.

Role of sialic acid for platelet life span: exposure of beta-galactose results in the rapid clearance of platelets from the circulation by asialoglycoprotein receptor-expressing liver macrophages and hepatocytes[J]. Blood, 2009,114(8):1645-1654.

[283] STAMPER C C, ZHANG Y, TOBIN J F, et al. Crystal structure of the B7-1/CTLA-4 complex that inhibits human immune responses[J]. Nature,2001,410:608-611.

[284] STARZL T E, MARCHIORO T L, PETERS G N, et al. Renal heterotransplantation from baboon to man: experience with 6 cases[J]. Transplantation,1964,2:752-776.

[285] STASTNY P, ZOU Y Z, FAN Y S, et al. The emerging issue of MICA antibodies: antibodies to MICA and other antigens of endothelial cells [J]. Contributions to nephrology,2009,162:99-106.

[286] STIEGLER P, SEREINIGG M, PUNTSCHART A, et al. Oxidative stress and apoptosis in a pig model of brain death (BD) and living donation (LD)[J]. Journal of translational medicine,2013,11:244.

[287] SUBRAMANIAN V, RAMACHANDRAN S, KLEIN C, et al. ABO-incompatible organ transplantation[J]. International journal of immunogenetics,2012,39(4):282-290.

[288] TADAKI D K, CRAIGHEAD N, SAINI A, et al. Costimulatory molecules are active in the human xenoreactive T-cell response but not in natural killer-mediated cytotoxicity[J]. Transplantation, 2000, 70 (1): 162-167.

[289] TANABE T, ISHIDA H, HORITA S, et al. Endothelial chimerism after ABO-incompatible kidney transplantation[J]. Transplantation,2012,93 (7):709-716.

[290] TANG A H, PLATT J L. Accommodation of grafts: implications for health and disease[J]. Human immunology,2007,68(8):645-651.

[291] TANIMOTO Y, YAMASAKI T, NAGOSHI N, et al. In vivo monitoring of remnant undifferentiated neural cells following human induced pluripotent stem cell-derived neural stem/progenitor cells transplantation [J]. Stem cells translational medicine,2020,9(4):465-477.

[292] TECTOR A J, FRIDELL J A, ELIAS N, et al. Aberrations in hemostasis and coagulation in untreated discordant hepatic xenotransplantation:

studies in the dog-to-pig model[J]. Liver transplantation: official publication of the American association for the study of liver diseases and the international liver transplantation society,2002,8(2):153-159.

[293] TIAN M,LV Y,ZHAI C,et al. Alternative immunomodulatory strategies for xenotransplantation:CD80/CD86-CTLA4 pathway-modified immature dendritic cells promote xenograft survival[J]. PLoS one,2013,8(7):e69640.

[294] TOZAWA R,ISHIBASHI S,OSUGA J,et al. Asialoglycoprotein receptor deficiency in mice lacking the major receptor subunit. Its obligate requirement for the stable expression of oligomeric receptor[J]. The journal of biological chemistry,2001,276(16):12624-12628.

[295] TRANI J L,SONG H K,LERNER S M,et al. Comparison of activation requirements and activation phenotype of allogeneic and xenogeneic rodent responses in vivo and in vitro[J]. Transplantation,2001,72(3):485-491.

[296] TRAVING C,SCHAUER R. Structure,function and metabolism of sialic acids[J]. Cellular and molecular life sciences CMLS,1998,54(12):1330-1349.

[297] TU Z D,WANG L,XU M,et al. Further understanding human disease genes by comparing with housekeeping genes and other genes[J]. BMC genomics,2006,7:31.

[298] LLEN A,SINGEWALD E,KONYA V,et al. Myeloperoxidase-derived oxidants induce blood-brain barrier dysfunction in vitro and in vivo[J]. PLoS one,2013,8(5):e64034.

[299] VAUGHAN A N,MALDE P,ROGERS N J,et al. Porcine CTLA4-Ig lacks a MYPPPY motif,binds inefficiently to human B7 and specifically suppresses human CD4$^+$ T cell responses costimulated by pig but not human B7[J]. Journal of immunology,2000,165(6):3175-3181.

[300] VILLA F,DEAK M,ALESSI D R,et al. Structure of the OSR1 kinase,a hypertension drug target[J]. Proteins,2008,73(4):1082-1087.

[301] WADA M,AMAE S,SASAKI H,et al. The functional roles of porcine CD80 molecule and its ability to stimulate and regulate human anti-pig cellular response[J]. Transplantation,2003,75(11):1887-1894.

[302] WANG H,ARP J,LIU W H,et al. Inhibition of terminal complement

components in presensitized transplant recipients prevents antibody-mediated rejection leading to long-term graft survival and accommodation [J]. Journal of immunology,2007,179(7):4451-4463.

[303] WANG Z Y,BURLAK C,ESTRADA J L,et al. Erythrocytes from GG-TA1/CMAH knockout pigs:implications for xenotransfusion and testing in non-human Primates[J]. Xenotransplantation,2014,21(4):376-384.

[304] WEILER H,ISERMANN B H. Thrombomodulin[J]. Journal of thrombosis and haemostasis,2003,1(7):1515-1524.

[305] WHEATLEY R W,ZHENG R B,RICHARDS M R,et al. Tetrameric structure of the GlfT2 galactofuranosyltransferase reveals a scaffold for the assembly of mycobacterial Arabinogalactan[J]. The journal of biological chemistry,2012,287(33):28132-28143.

[306] WILLIAMS J M,HOLZKNECHT Z E,PLUMMER T B,et al. Acute vascular rejection and accommodation:divergent outcomes of the humoral response to organ transplantation[J]. Transplantation,2004,78(10):1471-1478.

[307] WU G S,KORSGREN O,SUN S B,et al. Effect of plasma exchange in combination with deoxyspergualin on the survival of guinea-pig hearts in macrophage-depleted C6-deficient rats[J]. Xenotransplantation,2003,10(3):214-222.

[308] YAMADA K,SACHS D H,DERSIMONIAN H. Human anti-porcine xenogeneic T cell response. Evidence for allelic specificity of mixed leukocyte reaction and for both direct and indirect pathways of recognition [J]. The journal of immunology,1995,155(11):5249-5256.

[309] YAMADA K,TASAKI M,SEKIJIMA M,et al. Porcine cytomegalovirus infection is associated with early rejection of kidney grafts in a pig to baboon xenotransplantation model[J]. Transplantation ,2014,98(4):411-418.

[310] YAMADA K,YAZAWA K,SHIMIZU A,et al. Marked prolongation of porcine renal xenograft survival in baboons through the use of α-1,3-galactosyltransferase gene-knockout donors and the cotransplantation of vascularized thymic tissue[J]. Nature medicine,2005,11:32-34.

[311] YANG Y G,SYKES M. Xenotransplantation:current status and a perspective on the future[J]. Nature reviews immunology,2007,7:519-531.

[312] YASUDA T,KISHI K,YANAGAWA Y,et al. Structure of the human

deoxyribonuclease I (DNase I) gene:identification of the nucleotide substitution that generates its classical genetic polymorphism[J]. Annals of human genetics,1995,59(1):1-15.

[313] YIN J,HASHIMOTO A,IZAWA M,et al. Hypoxic culture induces expression of sialin,a sialic acid transporter,and cancer-associated gangliosides containing non-human sialic acid on human cancer cells[J]. Cancer research,2006,66(6):2937-2945.

[314] YU L Y,LIN B,ZHANG Z L,et al. Direct transfer of A20 gene into pancreas protected mice from streptozotocin-induced diabetes[J]. Acta pharmacologica sinica,2004,25(6):721-726.

[315] YU P B,HOLZKNECHT Z E,BRUNO D,et al. Modulation of natural IgM binding and complement activation by natural IgG antibodies:a role for IgG anti-Gal alpha1-3Gal antibodies[J]. Journal of immunology, 1996,157(11):5163-5168.

[316] YU P,ZHANG L,LI S,et al. Screening and analysis of porcine endogenous retrovirus in Chinese Banna minipig inbred line[J]. Transplantation proceedings,2004,36(8):2485-2487.

[317] YU P B,PARKER W,NAYAK J V,et al. Sensitization with xenogeneic tissues alters the heavy chain repertoire of human anti-Galalpha1-3Gal antibodies[J]. Transplantation,2005,80(1):102-109.

[318] ZAHORSKY-REEVES J L,KEARNS-JONKER M K,LAM T T,et al. The xenoantibody response and immunoglobulin gene expression profile of cynomolgus monkeys transplanted with hDAF-transgenic porcine hearts[J]. Xenotransplantation,2007,14(2):135-144.

[319] ZAIDI A,SCHMOECKEL M,BHATTI F,et al. Life-supporting pig-to-primate renal xenotransplantation using genetically modified donors[J]. Transplantation,1998,65(12):1584-1590.

[320] ZENG R,ZENG Y Z. Molecular cloning and characterization of SLA-DR genes in the 133-family of the Banna mini-pig inbred line[J]. Animal genetics,2005,36(3):267-269.

[321] ZHANG L,LI Y P,CHENG J Q,et al. Banna minipig inbred line (bmi) liver-derived clotting factors and plasminogen could activate human coagulation and fibrinolysis system[J]. Transplantation,2004,78:187.

[322] ZHANG L,LI Y P,JIANG H,et al. Comparison of hepatic coagulant,fi-

brinolytic, and anticoagulant functions between banna minipig inbred line and humans[J]. Transplantation,2005,79(9):1128-1131.

[323] ZHANG L,YU P,LI S F,et al. Variation of host cell tropism of porcine endogenous retroviruses expressed in Chinese Banna minipig inbred[J]. Intervirology,2006,49(4):185-191.

[324] ZHANG Z L,SHEN S X,LIN B,et al. Intramuscular injection of inter-leukin-10 plasmid DNA prevented autoimmune diabetes in mice[J]. Acta pharmacologica sinica,2003,24(8):751-756.

[325] ZHOU C Y,MCINNES E,PARSONS N,et al. Production and character-ization of a pig line transgenic for human membrane cofactor protein[J]. Xenotransplantation,2002,9(3):183-190.

[326] ZHOU Q,LI T,WANG K W,et al. Current status of xenotransplanta-tion research and the strategies for preventing xenograft rejection[J]. Frontiers in immunology,2022,13:928173.

[327] ZHU X C,DOR F J M F,COOPER D K C. Pig-to-non-human primate heart transplantation:immunologic progress over 20 years[J]. The jour-nal of heart and lung transplantation:the official publication of the inter-national society for heart transplantation,2007,26(3):210-218.

附　　录

英汉缩略语名词对照

英文缩写	英文全称	中文全称
ASGR1	asialoglycoprotein receptor 1	去唾液酸糖蛋白受体 1
B4GALNT2	beta-1,4-N-acetyl-galactosaminyl transferase 2	β1,4-N-乙酰半乳糖氨基转移酶 2
BMI	Banna Mini-pig Inbred Line	版纳微型猪近交系
bp	base pair	碱基对
CD80	costimulatory molecules CD80	协同共刺激分子 CD80
cDNA	complementary DNA	互补 DNA
CDS	coding sequence	编码区序列
CMAH	CMP-N-acetylneuraminic acid hydroxylase	胞苷磷酸-N-乙酰神经氨酸羟化酶
DNA	deoxyribonucleic acid	脱氧核糖核酸
dNTP	deoxyribonucleoside triphosphate	三磷酸脱氧核糖核苷
kD	1 000 da	千道尔顿
mRNA	messenger ribonucleic acid	信使核糖核酸
ORF	open reading frame	开放阅读框
OXSR1	oxidative-stress responsive 1	氧化应激反应 1
PCR	polymerase chain reaction	聚合酶链反应
Real-time PCR（qPCR）	quantitative real-time PCR	实时荧光定量 PCR
RNA	ribonucleic acid	核糖核酸
RT-PCR	reverse-transcription	逆转录 PCR
UTR	untranslated region	非翻译区
WB	Western Blot	蛋白质免疫印迹